中医治癌实践录

治疗37种癌病212例的选方用药和追踪观察

陈炳忠　田应芳◇编著

人民卫生出版社

图书在版编目（CIP）数据

中医治癌实践录 / 陈炳忠，田应芳编著 . —北京：人民卫生出版社，2018

ISBN 978-7-117-27269-8

Ⅰ . ①中… Ⅱ . ①陈…②田… Ⅲ . ①癌 – 中医治疗法 Ⅳ . ①R273

中国版本图书馆 CIP 数据核字（2018）第 191568 号

| 人卫智网 | www.ipmph.com | 医学教育、学术、考试、健康，购书智慧智能综合服务平台 |
| 人卫官网 | www.pmph.com | 人卫官方资讯发布平台 |

中医治癌实践录

编　　著：陈炳忠　田应芳
出版发行：人民卫生出版社（中继线 010-59780011）
地　　址：北京市朝阳区潘家园南里 19 号
邮　　编：100021
E - mail：pmph @ pmph.com
购书热线：010-59787592　010-59787584　010-65264830
印　　刷：三河市博文印刷有限公司
经　　销：新华书店
开　　本：710×1000　1/16　　印张：14　　插页：2
字　　数：259 千字
版　　次：2018 年 8 月第 1 版　2020 年 5 月第 1 版第 2 次印刷
标准书号：ISBN 978-7-117-27269-8
定　　价：40.00 元

打击盗版举报电话：010-59787491　E-mail：WQ @ pmph.com
（凡属印装质量问题请与本社市场营销中心联系退换）

作者简介

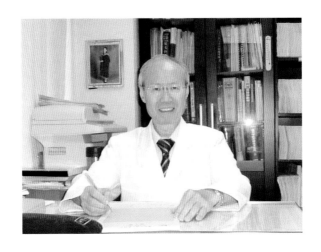

　　陈炳忠，20 世纪 60 年代毕业于贵阳中医学院（五年制中医本科），1978 年考取首批西医心血管研究生，获医学硕士学位。其后通过国家教育委员会选拔考试作为访问学者赴澳大利亚留学，获得世界著名学府之一墨尔本大学医学院医学博士学位。

　　陈炳忠教授大学毕业至今近 50 年来一直从事临床实践、研究和教学工作，曾经担任贵阳医学院西医专科医师及讲师，贵阳中医学院内科教研室副主任兼第一附属医院内科副主任，墨尔本皇家理工大学中医部创始主任、研究生导师，澳大利亚维多利亚州卫生部长中医立法顾问，维多利亚州中医注册委员会小组委员（经卫生部长提名和总督任命），香港大学中医药学院创院副教授、学术委员会副主席和博士研究生导师，香港中医药管理委员会中医组考试小组委员。在国际权威医学杂志如美国的 *Journal of Cardiovascular Pharmacology*（《心血管药理杂志》）、英国的 *Neuropharmacology*（《神经药理》）、*Genetic Hypertension*（《遗传性高血压》），以及中国大陆和香港的医学杂志上均有多篇论文发表。现为香港注册中医师，香港中文大学医学院香港中西医结合医学研究所客座教授，《香港中医杂志》编委。

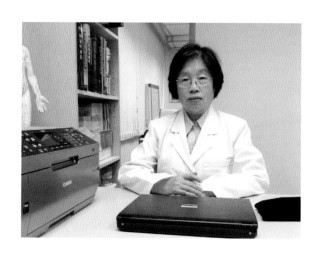

　　田应芳,20 世纪 70 年代毕业于贵阳中医学院,并于 1981 年考取中医研究生,获医学硕士学位。先后在中国大陆和澳大利亚的大学以及香港大学、香港理工大学工作,有 40 年临床实际经验,发表过多篇医学论文,载入《中国当代中医名人志》(北京:学苑出版社,1991)。现为香港注册中医师,《香港中医杂志》编委。并与陈炳忠教授合著出版过专著《恶性肿瘤的诊断和中医治疗》。

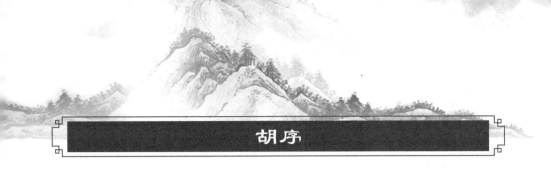

胡序

　　香港人的平均预期寿命已超过 80 岁。香港能成为全世界长寿的地区之一，有赖于我们优良、完备的医疗体制，以及卓越的医疗团队。虽然香港拥有优越的医疗卫生条件，但政府的统计数字显示，香港所有登记死亡的数据中约有 30% 是死于癌症，其中最常见而致命的癌症包括肺癌、大肠癌及肝癌。令人关注的是，在所有死亡个案中，因为癌症致死的比率不断上升。这反映了癌症疾病正在逐步威胁我们的健康，加重家庭及社会的负担。作为医者，我们更要正视此问题，做好预防及治疗癌症的工作。陈炳忠教授所编写的《中医治癌实践录》一书，总结了他近 50 年的临床宝贵经验和治疗癌症的体会，希望能与各位医疗工作者、癌症患者及其家属分享他的经验。

　　陈炳忠教授从事中西医临床、科研及教育工作近 50 年了。在临床方面，陈教授是香港少数能融会中医及西医知识、结合中西医理论及方法，并为患者提供适切诊治的医学教授。我们香港中文大学医学院中西医结合医学研究所有幸得到陈教授的指导，与我们分享他在癌症研究及临床服务方面的心得。陈教授身体力行，与香港中文大学医学院肿瘤科医生及中医队伍推动癌症的临床研究项目，务求发掘出更多中西医结合治疗方案，造福患者。陈教授宝贵的临床经验为同时使用中西药物的安全性、临床治疗的风险管理，以及如何为患者制订中西医结合治疗的最佳方案等提供非常重要的启示。

　　在此书中，陈教授阐述他对中西医结合治癌的体验，文中除了记录很多中医治疗癌症的实证，更举出中西医结合治疗癌症的优势。有别于其他癌症书籍，本书结集超过 200 个完整及具代表性的医案，糅合中医及西医的治癌学问，附以陈教授的经验及体会，整合成一本珍贵实用的参考书。此书内容为中西医治癌的重要参考，亦极具教学价值。

我为此书作序,冀望医者无论是中医或是西医,皆能透过沟通与合作,使病患者获益更多;亦借此序为患癌病友打一支强心针,皆因正有众多医者为癌症治疗出谋献策。我们寄望能众志成城,结集中西医学之长,在癌症医学上发掘更多可能性。

谨此向在抗癌路上努力付出的各位,送上真诚的问候和祝福。

胡志远

香港中文大学医学院

香港中西医结合医学研究所主任

2018 年 4 月

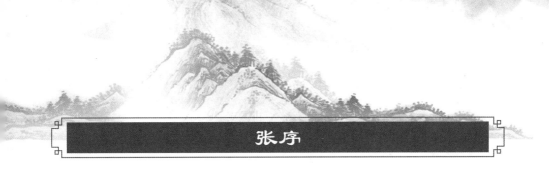

张序

　　用中药调理身体是中国人的传统习惯,不少(近八成)癌症患者一面接受化疗,一面用中药,以达到"扶正""固本""理气"及"调补"等疗效,借此希望增强患者的体质和减轻西医治疗的副作用。虽然现时我们对中药的了解不多,但个别的中医治疗已有一级医疗数据支持其配合抗癌治疗,如黄芩汤可令传统西医止呕药更为有效。另外,某些现时标准西医没有治疗的个案,中药可补西药的不足,如化疗导致的血小板过少症,用含有花生衣配方的中医药去有效提升血小板数目,便是其中的一个好例子。

　　陈炳忠博士不单是位资深的中医师,同时也是西医医学博士。由陈博士编写的《中医治癌实践录》收录了他丰富的临床经验,举出了许多中西医结合、互补不足的例证,对癌症患者及其诊治医生均是不可不看的参考书。

张文龙

2018 年 5 月

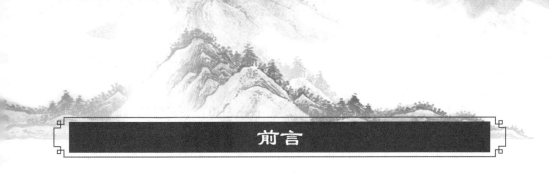

前言

你见过乳腺癌患者虽然经过手术和放化疗,癌病仍然扩散至肝、肺和骨骼,西方肿瘤专科医师认为患者只能存活很短时间,经过单纯中医治疗却活了一年又一年吗?

你知道淋巴瘤末期患者癌细胞扩散至脑、肝、骨髓,不能站立行走,未再化疗,用轮椅推来就诊,经中医治疗,至今已存活超过 10 年,仍然健康,可自己独立行走吗?

你相信胰头癌患者已出现阻塞性黄疸、1 个月内体重减少逾 9kg,未能手术切除,也未放化疗,经过中医治疗活了 9 年,因其他原因去世吗?

类似上述情况的例子还很多,这本书记录的便是中医如何治疗 37 种癌病 212 例。我们从过去多年亲自治疗过的数千例癌病中选择数据较完整和有代表性的 212 例,包括了单纯中医治疗、中西医合作治疗和西医治疗无效后停止治疗改为单纯中医治疗等 3 种情况。分析本书中不少单纯中医治疗和西医治疗无效后终止西医治疗改为单纯中医治疗这些实例,足以反映出中医治疗癌病甚有价值,而且较长期服用是安全的。分析本书内中西医合作治疗的病案则显示中西医合作治疗相辅相成,并无冲突。

有人会说这些都只是个案,并非经过统计学分析的大样本随机双盲对照试验,但是,这类案例如此之多,如此之典型,难道可以忽略不顾吗?科学需要开放和探索的头脑,需要尊重事实,而不是狭隘僵化的思维。作为西医医学硕士和博士,从事过中西医临床和研究近 50 年、包括在大学任教近 40 年的实际工作者,笔者认同进行临床疗效研究最好用随机双盲对照法,但我们认为以随机双盲对照法作为唯一正确方法会阻碍科学的发展。科学史表明,个案可提供重要线索,值得重视和进一步研究。医学史上很多重要的治疗方法当初都没有经过随机双盲对照,例如,1870 年 William Withering 用洋地黄叶治疗心衰,1818 年 Francois Magendie 采用 Friedrich Sertürner 从植物罂粟提取的吗啡止痛,1798 年 Jenner 接种牛痘预防天花,1753 年 Torti 用金鸡纳树皮治疗疟疾,1885 年 Pasteur 用狂犬病疫苗治疗狂犬病,1941 年 Florey 和 Chain 用 Fleming1929 年发现的青霉素治疗细菌感染,当初都始于个案而没有经过随机双盲对照研究,但它们的确切疗效至今无人能否认。假如当初以它们未经随机双盲对照研究为由予以否定封杀,岂不阻碍科学的发展?

中医治疗癌病并非只是调补辅助性质,很多中药有良好的抗癌作用。事实上,不少西医化疗药来自中草药或其衍生物。例如紫杉醇(taxol)、多西他赛(taxotere)、喜树碱(camptothecine)、伊立替康[camptosar(CPT-11)]、三尖杉酯碱(harringtonine)、长春碱(vinblastine)、长春新碱(vincristine)、鬼臼毒素(podophyllotoxin)、依托泊苷[etoposide(VP-16)]、三氧化二砷[arsenic trioxide(trisenox)]均来自中药或草药或其衍生物。

同时,中医治癌非常重视调补身体,提高免疫力,并非只是攻伐杀灭。中医治疗目的是延年益寿和改善生活质量,杀灭癌细胞并非目的,只是达到目的的手段。

香港由于历史因素,中西医之间的沟通、相互了解与合作非常不足,很多西医对中医抱有疑虑,甚者盲目排斥中医,但本书众多实例表明,中医药治疗癌病值得重视和进一步研究。中西医各有所长,各有所短,香港中西医之间应当加强沟通合作,这有利于患者,有利于学术,也有利于中西医双方。我们很荣幸地得到香港中文大学医学院副院长、香港中西医结合医学研究所所长胡志远教授为本书写序。作为成就卓越的著名西医专家,胡教授对中医开放求实的科学态度令人深为感佩。我们还荣幸地得到香港著名的西医肿瘤专科医师、香港中文大学原临床肿瘤学系荣誉教授、香港养和医院原肿瘤科主任、威尔斯亲王医院顾问医师张文龙博士为本书写序。在此特向胡志远教授和张文龙教授表示深切感谢。

癌症是当今人类健康的主要威胁之一。根据世界卫生组织(WHO)的报告,2016年全球癌病患者达4200万,2015年全球有880万人死于癌病。在美国,癌症是仅次于心血管疾病的第二号杀手。在香港癌病为头号杀手。根据香港防癌会的最新资料,香港每年癌病新症逾22000例。

著者希望通过本书抛砖引玉,推进癌病诊治的研究,对于本书的不足或疏漏之处,恳请各位专家同道和读者批评指正。

陈炳忠

澳大利亚墨尔本大学医学院医学博士

香港中文大学医学院中西医结合医学研究所客座教授

原香港大学中医药学院创院副教授

2018年7月

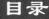

目录

中医治癌总论

中医治癌各论

中医治癌总论

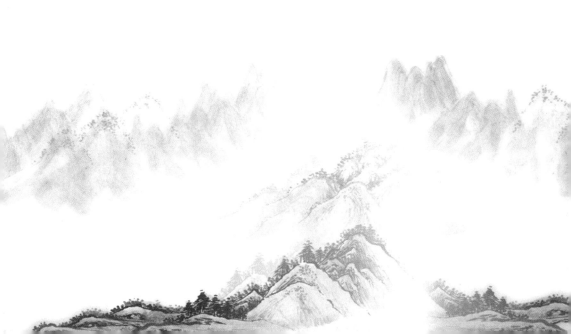

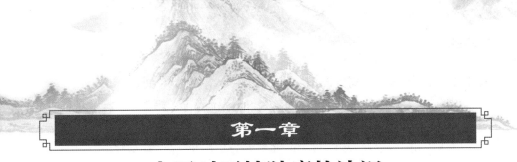

第一章

中医对恶性肿瘤的认识

The View of Chinese Medicine about Malignant Tumor

一、恶性肿瘤的定义和分类

恶性肿瘤并非仅仅是组织异常增生,它具有下列 2 个特征:①它是会破坏其周围组织的侵润性增生;②它能够转移。

其他形式的组织异常增生如良性肿瘤、皮脂腺囊肿、前列腺肥大等不具备上述两个特征,不同于恶性肿瘤。

上皮组织的恶性肿瘤亦称为癌(carcinoma),如肺癌,肝癌等。来自间叶组织(如肌肉、脉管、骨、软骨、脂肪)的恶性肿瘤称为肉瘤(sarcoma)。平常所谓"癌症",泛指所有恶性肿瘤,包括了癌和肉瘤。

肺癌、肝癌等肿瘤属于固体瘤(solid tumor),而白血病(俗称血癌)则为非固体瘤。

一个肿瘤中的肿瘤细胞群,一般由单个肿瘤细胞反复分裂增殖即无性繁殖或称克隆(clone)而来。

二、中医对恶性肿瘤的认识

中医学对癌病有癌、瘤、积、结、癥等称谓。

"癌"字由古代岩、嵒字转化而来,形容此病肿块如岩石般坚硬和凸凹不平。《仁斋直指附遗方》说:"癌者,上高下深,岩穴之状,颗粒累垂,毒根深藏。"

《灵枢·刺节真邪》有"瘤"字,并提到"肠瘤"等病名,描述有一种瘤"以手按之坚"。汉代许慎的《说文解字》提到:"瘤,肿也。"宋代《圣济总录·瘿瘤门》说:"瘤之为义,留滞不去也。"

对于胸腹内的肿块,中医亦称为"积"。《灵枢·五变》说:"人之善病肠中积聚者……皮肤薄而不泽,肉不坚而淖泽。如此则肠胃恶,恶则邪气留止,积聚乃伤。"与《黄帝内经》同期成书的《难经·五十五难》提到:"积者,阴气也。

其始发有常处,其痛不离其部,上下有所终始,左右有所穷处。"

积的另一名称是"结"。《圣济总录·积聚门》说:"结瘕者,积聚之类也。结,伏聚积久不散,谓之结……结之症,形体瘦瘁。"

历代医籍中,积亦称为癥。《圣济总录·积聚门》说:"癥瘕癖结者,积聚之异名也。"

中医学对癌病还可能有其他称谓。例如,清代祁坤《外科大成·论痔漏》说:"锁肛痔,肛门内外如竹节锁紧,形如海蜇,里急后重,便粪细而带扁,时流臭水,此无治法。"上述症状的描述与直肠癌基本相符。

"癌"字首见于宋代东轩居士所著的《卫济宝书》(1171年),但早在《卫济宝书》问世一千多年前的中医古籍中,已经有对于一些癌病的临床表现、预后等的论述,如《素问·玉机真脏论》说"大骨枯槁,大肉陷下,胸中气满,喘息不便,内痛引肩项,身热,脱肉破䐃,真脏见,十月之内死",所述症状与肺癌晚期临床表现类似。

唐代孙思邈的《备急千金要方》记载"妇人崩中漏下,赤白青黑,腐臭不可近,令人面黑无颜色,皮骨相连",与现代宫颈癌晚期合并感染的表现一致。

中医认为,癌症一般是正虚邪实、本虚标实的疾病。局部为实,整体为虚。正是指正气,即脏腑阴阳和人体气血功能,包括免疫功能。正气强,则人就不易生病。《素问遗篇·刺法论》指出:"正气存内,邪不可干。"《医学启源》提出:"壮人无积,虚人则有之。"《外证医案汇编》提出:"正虚则为岩。"《医宗必读·积聚》指出:"积之成也,正气不足,而后邪气踞之。"唐代《本草拾遗》的作者陈藏器说:"夫众病积聚,皆起于虚也,虚生百病。积者五脏之所积,聚者六腑之所聚。"

所谓正虚,是指脏腑功能不足或失调,或是阴虚,或是阳虚,或是气虚,或是血虚,或气阴两虚等;所谓邪实,则有气滞血瘀,痰湿凝聚,或热毒蕴结等多种不同情况。《诸病源候论·虚劳病诸候》说:"积聚者脏腑之病也……虚劳之人,阴阳伤损,血气凝涩,不能宣通经络,故积聚于内也。"《外科启玄》说:"癌发四十岁以上,血亏气衰,厚味过多所生。"《医宗金鉴·外科心法要诀》提出:"乳房结核坚硬……气郁结滞而成……轻则乳核,重成乳岩。"清代高秉均在《疡科心得集》中说:"癌瘤者,非阴阳正气所结肿块,乃五脏血瘀,浊气痰滞而成。"《丹溪心法》指出:"凡人身上中下,有块物者,多属痰症。"《灵枢·百病始生》认为:"津液涩渗,著而不去,而积皆成矣。"《圣济总录》提出:"热毒内壅,则变为瘀血。"《医林改错·膈下逐瘀汤所治之症目》说:"结块者,必有形之血也。"

现代医学研究也表明,肿瘤的发生、发展、治疗和预后都与免疫系统功能有很大关系。任何人都有发生癌症的可能,正常人体内就有原癌基因(proto-oncogene),亦称为细胞癌基因(c-oncogene)。现在已经确定的癌基因有100多种,它们对细胞的正常生长发育起重要调节作用,它们编码的蛋白质存在于细胞核、细胞质及细胞表面,这些基因的突变具有致癌作用,称为原癌基因活化。肿瘤细胞表达正常细胞所没有的蛋白质,这些蛋白质能诱导细胞免疫和体液免疫,免疫系统的主要功能之一就是不断地寻找并破坏新生癌细胞,一旦免疫系统的监视作用减弱,肿瘤就容易发生。例如器官移植的患者为防排斥反应而需终生服用免疫抑制剂,这类患者的淋巴瘤、白血病、皮肤癌的发病率远高于正常人。人类免疫缺陷病毒(HIV)直接攻击破坏免疫系统,所以获得性免疫缺陷综合征(AIDS)患者的肿瘤发生率也较高。

肝癌、肺癌等多种癌病,患者早期即使睡眠充足、食量如常,也常有不明原因的疲劳和体重减轻等症状,有的患者就是因此就诊检查才发现癌病。这表明癌细胞会产生一些对身体有毒的物质,具体是什么尚待进一步研究。众所周知,癌病通常起病隐袭,发展迅速而凶险,即使治疗缓解后亦常可复发和扩散,晚期癌病患者常极度消瘦和虚弱,称为恶病质(cachexia),这些都是癌病不一般之处。文献上早就有"毒瘤"之说,近年有学者提出"癌毒"概念,认为癌毒是独立于痰、瘀、湿等之外的毒邪,可与其他病邪互相胶结。癌毒具有猛烈、顽固、流窜、隐匿和伤正气的性质。

癌病是正虚邪实的疾病这一认识,是中医治疗癌病的基础。

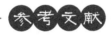

1. 孟琳升,等.中医治癌大成[M].北京:北京科学技术出版社,1995.

2. 方药中,邓铁涛,黄星垣,等.实用中医内科学[M].上海:上海科学技术出版社,1986.

3. 凌耀星.中医治疗疑难病130例纪实[M].上海:上海三联书店,2001.

4. 程海波,吴勉华.周仲英教授"癌毒"学术思想探析[J].中华中医药杂志,2010,25(6):866-868.

5. 王三虎.中医抗癌临证新识[M].北京:人民卫生出版社,2009.

6. 林洪生.中国癌症研究进展(第9卷)——中医药防治肿瘤[M].北京:北京大学医学出版社,2008.

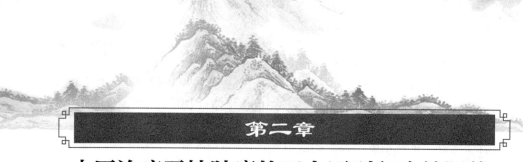

第二章

中医治疗恶性肿瘤的四大原则和疗效评价

The Four Principles of Chinese Medicine in the Treatment of Cancer and the Effect Evaluation

如前所述,癌病是正虚邪实的疾病这一认识,是中医治疗癌病的基础。中医治疗癌病强调攻补兼施,扶正祛邪。扶正主要是用调补的药物,很多调补扶正的药物能增强免疫功能,而很多祛邪的药物具有抗癌作用。除了调补和抗癌外,还要针对症状如食欲不振、便秘或腹泻、呕吐、失眠等加以对症治疗。另外,我们体会到,较为长期的治疗是非常重要的。以上中医治疗癌病的方法可以归纳为四大原则,即调补、抗癌、对症治疗和长期治疗。以下详细讨论这四大原则。

一、调 补

正如前一章所言,癌病是正虚邪实的疾病,因此,扶正是必须的。所谓扶正就是扶助正气,是用调补的方法增强和协调脏腑的功能,根据患者个体情况的不同,分别补养阴阳气血脏腑。

临床实践经验中,患者常常告诉我们,经过调补后,疲劳减轻了,精力增强了,过去行山不到半小时就疲惫不堪,现在可以行山 1~2 小时也不累。过去每个月都感冒,现在已经很多个月没有感冒了。曾经有人做了以下动物实验,从中我们也可看到调补中药的效力[中药药理与临床,1992,8(3):31]:用 6 组雄性昆明小鼠(体重 18g±2g),每组 15 只,全部小鼠除饲以同样的食物外,试验组小鼠饲以调补中药益元回春丹(含人参、枸杞、巴戟天等),而对照组小鼠仅饲以水,17 天后,分组进行 3 种试验——攀爬时间试验、游泳时间试验和缺氧耐受试验。在攀爬试验中,小鼠在最后一次喂食后 0.5 小时,被放置到高于地面 50cm、长 150cm 的悬绳上直至其坠地,记录其攀爬时间(分钟);在游泳试验中,小鼠于最后一次喂食后 0.5 小时,在其尾部加上 1.5g 重物,将其置于水中(水深 45cm,水温 30℃±1℃),记录其游泳至溺水的时间(分钟);在缺氧耐受试验中,小鼠于最后一次喂食后 0.5 小时,被置于缺氧环境中,记录其耐受至昏迷的时间(秒)。试验结果表明,调补中药可使耐受时间成倍延长(表 2-1)。

表 2-1 调补中药的强壮效果

组别(n=15)	剂量	耐受时间($M \pm SD$)		
		攀爬组	游泳组	缺氧耐受组
对照组	0	1.72 ± 0.27	67.2 ± 27.8	133 ± 4
试验组	25g/kg	3.56 ± 0.5	144 ± 53.2	273 ± 5
P		<0.01	<0.01	<0.01

这个实验充分表明了中药的强壮作用。第四章将会介绍,现代研究表明,很多调补扶正的药物能增强免疫功能。既然中医认为癌症是正虚邪实的疾病,"壮人无积,虚则有之","正虚则为岩",现代医学研究也表明,肿瘤的发生、发展、治疗和预后都与免疫系统功能有很大关系。因此中医治疗癌病强调扶正,即增强和协调脏腑功能和人体阴阳气血,包括免疫功能,这对于癌病患者的治疗是很有帮助的。而化疗和放疗对癌细胞和正常细胞均有较峻猛的杀灭或抑制作用,常使免疫功能严重受损,而且不少联合化疗方案中均使用糖皮质激素,使免疫功能进一步受到抑制,这必然会影响到抗癌的疗效。事实上,笔者从事过西医临床诊疗多年,在中国内地和西方国家都常见到放化疗的严重毒副作用。不少抗癌化疗药往往引起脱发,严重恶心呕吐,无食欲,虚弱,肝肾功能损害,而更为严重的是骨髓抑制,当白细胞减少到一定程度,化疗常被迫中止,否则患者可因粒细胞缺乏而发生严重感染,导致死亡;或者因严重的血小板减少导致颅内出血或其他部位出血而死亡。中医治疗癌病强调扶正,不是单一的攻伐杀戮,这是中医的特色和优势。

二、抗 癌

如上所述,中医治疗癌病强调扶正,不是单一的攻伐杀戮,但是,中医也强调祛邪。中医把癌块视为病邪,并认为有气滞血瘀、痰湿凝聚,或热毒蕴结等多种不同情况,祛邪是根据患者个体情况的不同,分别用理气解郁、活血化瘀、化痰除湿、清热解毒、软坚化结、以毒攻毒等方法,去除多种不同病邪。现代研究表明,很多这类的中医祛邪药物具有抗癌作用(详见第四章)。

但是,**癌病有其特殊之处,中医辨证要与西医辨病相结合。**癌块本身能产生毒性物质,所以癌病患者即使睡眠充足、食量如常,也常有疲劳和体重减轻等症状,有的患者就是因此就诊检查才发现癌病。晚期癌病患者常极度消瘦和虚弱，即所谓恶病质，这些都是癌病不一般之处。举例而言，急性细菌性痢疾和乙状结肠癌二者都可有腹痛腹泻、下利黏液脓血、里急后重等湿热表现，但后者有贫血、较快的体重减轻和较严重的疲劳等，而前者则多有发热；众所周知，急性细菌性痢疾和结肠癌二者病程发展的快慢和预后结局也是不同的。因此，在治疗上，二者也不尽相同。例如，黄连、黄芩等清热燥湿药和土茯苓、半枝莲等清热解毒药均有抗癌作用，但急性细菌性痢疾宜用黄连、黄芩、白头翁等清热燥湿药加延胡索、木香等理气活血之品，一般不用土茯苓、败酱草、半枝莲等；而结肠癌则须加用土茯苓、败酱草、半枝莲等抗癌。可见急性细菌性痢疾的湿热与乙状结肠癌的湿热是有所不同的。换言之，癌病的气滞血瘀、痰湿凝聚或热毒蕴结等与非癌病的气滞血瘀、痰湿凝聚或热毒蕴结等有所不同。另一个例子是脑瘤和非脑瘤的头痛，在中医辨证时可能同属痰浊为患，但非癌病的痰浊头痛一般用半夏白术天麻汤（半夏、陈皮、茯苓、甘草、白术、天麻、生姜、大枣）即可，而临床实践表明，辨证属于痰浊头痛的脑瘤仅用半夏白术天麻汤就不行，须加用土茯苓等抗脑瘤的药物。这就要求我们辨证论治时不仅要知道事物的共性，还要能分辨事物的个性。这就是为什么中医辨证要与西医辨病相结合。事实上，虽然古代中医文献大量疾病的记载与现代的多种癌病的临床表现相一致，但肺癌、白血病、淋巴瘤等等癌病病名都是西医名词，因此癌病诊断必然需要西医检查辨病。尽管如此，**辨病选药必须符合中医的辨证论治**。假如只根据西医药理学方法对传统中药的研究来选用中药，是收不到疗效甚至会导致不适的。例如，现代医学研究表明黄芩、夏枯草等中药具有降压作用，但高血压患者的头痛辨证属于肾虚头痛时，就应当用大补元煎（熟地、山药、山萸肉、枸杞、当归、人参、杜仲、甘草），不宜用与肾虚头痛的辨证不符的黄芩、夏枯草。否则，不仅不能降压，患者还会感到不适。

癌病无论在早期或晚期，都应扶正祛邪，攻补兼施。并非早期以攻为主，晚期以补为主。这是因为扶正与祛邪是相辅相成的。若正气虚弱，难以祛邪，则癌瘤会发展、扩散；另一方面，不祛邪则难以扶正，癌瘤会不断耗损气血，使正气日虚，出现恶病质。不破不立，若不抗癌，补养扶正难以见效。癌症患者常有突出的贫血、消瘦、气短、疲乏，不少医者因而给予健脾益气，滋阴养血，而忽视攻癌，结果治疗失败，而改用攻补兼施则甚为成功。

西医通常不用单一化疗药，而用联合化疗，有利于提高疗效和防止癌细胞形成耐药性。基于同样的道理，我们亦主张中药抗癌药联合使用，不用单味药。而且，我们认为，攻邪抗癌药物组应当每1~2个月轮换1次，不要老是用同一组抗癌中药，但一般而言扶正药则应较长时间守而不变。

三、对 症 治 疗

针对症状如食欲不振、便秘或腹泻、呕吐、咳嗽咯血、失眠、疼痛、气短无力等加以对症治疗也是十分必要的。对症治疗可以改善患者的生活质量,增强患者的信心。

有时候对症治疗无论在药物选用上还是效果上,都与上述调补和抗癌药物是相关联的,不是截然分开的。例如,大黄既作为泻下药治疗便秘,也对于肺癌、胰腺癌、前列腺癌有抗癌作用。

四、长 期 治 疗

我们体会到,较为长期的治疗是非常重要的。很多疾病如糖尿病、高血压常常需要终身治疗。癌病患者应当有长达数年的治疗。大量事例表明,尽早和正确的治疗有可能使生存期明显延长并且生活质量大为改善,甚至得到根治。只要还有幸存活,癌病患者就应当坚持较长期的治疗。这一点已经越来越多地成为医学界的共识。乳腺癌患者被要求服用他莫昔芬(tamoxifen)5 年就是一个例子。

为什么癌病患者需要较长期的治疗呢? 其原因是所有癌病都有复发的危险,尤其是最初的 5 年。例如,乳腺癌复发 50% 出现于确诊之后 2~3 年内(Martin D.Abeloff 等,1995)。我们在临床上多次遇到所谓原位癌,没有扩散,据说已经切除干净,手术后无需化疗,其后仍然复发并扩散。因此较长期的抗癌治疗和调补身体、增强免疫力是必要的(正常的免疫功能可以识别和清除癌变细胞)。临床上有很多例子也表明长期治疗的重要性。一位 70 多岁的肺癌患者 2000 年 4 月明确诊断后,拒绝手术和化疗,仅仅服用中药,咯血、疲劳、消瘦和声音嘶哑等症状数月内消失,继续服药 3 年,情况良好,一如常人,患者认为不必继续服药了,自停中药,仅仅 4 个月就出现左锁骨上淋巴结肿大,再度中药治疗效果欠佳,2004 年 6 月 27 日去世,存活 4 年多。一位乳腺癌患者术后复发进行放化疗,2002 年 2 月出现肝、肺和骨转移,负责其诊疗的澳洲肿瘤专科医生认为她只能存活很短时间。她放弃化疗回到香港,从 2002 年 10 月转用中药,食欲、精神好转,体重增加,咳嗽、气短、背痛等症状消失。1 年后回到澳洲一如常人,该医生大吃一惊,来电邮说"absolutely speechless at how well she is(对她状况之好绝对无话可说)"。又过了 1 年,依然情况良好,可惜此后她认为没问题了,自停中药,情况恶化,于 2005 年 2 月去世。类似这样的例子还有很多很多。

那么，为什么癌病会复发呢？这是因为：

1. 无论手术治疗还是化疗、放疗，没有人能保证所有癌细胞都被完全清除。残存的癌细胞或转移的癌细胞会成为癌病复发的根源。人的细胞直径一般在 $10\sim100\mu m$。一个肿瘤长到 1cm（1g）时，大约含 10 亿（10^9）个细胞，从单个癌变细胞经过 30 次倍增可发展成这样的大小；而从 1g 长到 1kg，只需要 10 次倍增（Martin D.Abeloff 等，*Clinical Oncology*）。小到只有 1g 的癌块，如果治疗后 99.99% 的癌细胞都死亡了，仅有 0.01% 的癌细胞残存，以致 CT 或血液化验都查不到。那是多少癌细胞呢？10 万个！这些癌细胞以几何级数增长，很快会再度形成癌块。

2. 癌病的原因还不完全清楚，但是已经知道与环境污染、病毒感染和一些物理因素如辐射导致的体内癌基因活化有关。现在已经知道任何人体内都有癌基因，即使癌瘤已经被完全切除或癌细胞被化疗完全杀灭，上述导致细胞癌变的癌基因活化依然存在，还可以继续导致细胞癌变。我们曾经见到乳腺癌患者有的在第 7 年、有的在第 9 年、有的在第 10 年复发扩散。还见过 1 例鼻咽癌患者（病案 0001902）在 32 年后复发。

鉴于以上原因，请切记，只要还有幸活着，癌病患者就应当坚持较长期的抗癌和调补免疫力的治疗。

此外，要鼓励患者明智和正面思考，不要悲观、紧张和消极，要与癌症作顽强斗争。经验和研究都表明，紧张、悲观会降低免疫功能，使疾病恶化。

中国中医科学院李春生教授在《宫廷养生与美容》一书中分析归纳过古代较成功的帝后有良好的生活起居，包括生活简朴、起居有常、爱好广博、寓情诗书。这是很有道理的。我们常常对癌病患者推荐我们的保健四要素：心情开朗，睡眠充足，每天运动，饮食健康。

癌症的发生与情志失调密切相关，对此中医历代文献多有记载。例如《素问·通评虚实论》指噎膈（食管癌、胃癌）"隔塞闭绝，上下不通，则暴忧之病也"；宋代名医张锐在《鸡峰普济方·噎膈》说："（噎膈）多缘忧思恚怒，动气伤神……乃神思间病……" 张景岳在《类经》中明确说："噎膈一证，必以忧愁思虑，积郁而成。"元代朱震亨《格致余论》说："……忧怒抑郁，朝夕积累，脾气消阻。肝气积滞，遂成隐核……又名乳岩。"清代王维德《外科证治全生集》记载乳岩是"阴寒结痰，此因哀哭忧愁，患难惊恐所致"。

中医古籍所载情志失调因素在致癌中的作用，已被现代医学研究证实。如美国哈佛大学（Harvard University）与罗彻斯特大学（Rochester University）1996 年以 729 名平均年龄约 44 岁的人为研究对象，进行问卷访谈，了解其压抑情绪的程度。追踪观察 12 年后，结果发现经常压抑负面情绪的人，罹患癌症概率比起时常将内心情绪表达出来的人高出 70%。我们在临床工作中观察到许多癌症患者发病前曾有过失亲、丧偶、失业、离婚、工作压力、人际关系恶化等际遇。可见剧烈持久的情志失调，能降低人体的免疫能力，在现今已认识到的众多化学、物理、生物、遗传致癌因素和尚未知的致癌因素的作用下导致了癌症的发生。

我们在临床中观察到情志因素与癌症治疗效果也相关。医生在诊治癌症患者时，除用心辨病辨证论治外，还应根据患者个体不同情况给予适当心理疏导和帮助，使药物在患者正向情绪下发挥最佳作用。16年前曾有一位香港移民到澳洲的40余岁中年男子石先生因患癌来我们诊所求治并间断服中药。某周四晚，石先生突然来诊，诉下周一要化疗，但当天血象已至不宜承受下次化疗的地步。石先生对可按时持续化疗抱极大希望，求我们想办法帮他。在仅有3天1夜的有限治疗时间里，给他开了4剂助升血细胞的中药，嘱咐他除服药外，在家赡养，避免接触感冒患者，并静心想象自己的造血功能很好。结果石先生如愿完成该次化疗。

要告诉患者，悲观、紧张是没有用的，只有害处。每天起床不要想我还能活多久、是不是病情在加重，而是想想今天弄什么好吃的、有什么好看的电影。即使有病痛，也开开玩笑，听听音乐，游览欣赏风景等，这对战胜癌病是很有帮助的。

五、治疗恶性肿瘤的疗效评价

治疗癌病当然希望消灭体内所有癌细胞，但是，评价疗效并不仅仅是癌块缩小或消失，更不仅仅是癌的血清标志物降低。

长期以来，世界各国普遍采用 WHO 颁布的实体瘤近期疗效评价标准，把癌病疗效分为以下 4 级：

1. 完全缓解（complete response，CR）　癌瘤消失并维持至少 4 周，相关异常得到纠正，无新病灶出现。

2. 部分缓解（partial response，PR）　全部癌瘤灶缩小逾 50% 并维持至少 4 周，此期间内无新病灶出现。

3. 稳定（stable disease，SD）或无变化（no change，NC）　癌瘤缩小介于 25%~50% 或无变化并且 8 周之内无出现新病灶。

4. 恶化（progressive disease，PD）　癌瘤增大或出现新的癌灶。

但是，临床实践表明，这个标准是有局限性的。癌瘤的明显缩小有时并不等于患者有良好的最终结局。仅仅追求癌块缩小或消失很可能导致过分治疗。化疗引起的骨髓抑制、粒细胞缺乏而发生严重感染，导致死亡，或者血小板计数严重下降而发生严重内出血如颅内出血而导致死亡，即属于此种情况。

至于血清癌标志物（所谓"癌指数"），用于疗效评价更是价值有限。癌标志物并不具有特异性，一些非癌病原因也可导致血液癌标志物升高，如前列腺特异性抗原（PSA）升高还可见于前列腺炎或前列腺肥大；CA125升高也可见于经期和非癌性疾病如肝病、子宫内膜异位症、输卵管炎、心包炎等；癌胚抗原（CEA）在感染、肠炎、肝硬化等非癌病情况下也可升高，而有20%~30%的患者结肠癌复发甚至远处转移者却无CEA升高。不同实验室的不同测定方法和质量控制也都需要考虑。癌标志物作为细胞合成的化学物，最终通过肾脏排出或者在肝脏代谢，因此，非癌病状况肝肾功能不良也会导致其血液浓度升高。我们遇到过癌病患者治疗后，病情明显改善，包括症状明显减轻，精神增强，食欲改善，体重增加，但是所谓"癌指数"升高，患者很紧张。但医学影像学检查却表明癌块缩小，患者情况是改善而非恶化。而且，临床上还有癌病恶化而癌指数正常的情况。2008年新版的 *Cecil Medicine* 就直言，虽然美国食品药品监督管理局（FDA）批准CA15-3和CA27-29用于监测乳腺癌，但是这种指标几乎没有什么临床应用价值（原文是"Although CA15-3 and CA27-29 are approved by FDA for monitoring the breast cancer, they are not specific for breast cancer and are of little value in patient management"）。

我们认为，癌病治疗的疗效评价应当是综合性的，包括医学影像学、血液化验、体重、精神和体力、食欲、症状等，绝非简单地凭所谓癌指数甚至仅依赖癌指数来决定是否做化疗。**首要的疗效评价指标应当是生存期和生活质量，这也是癌病治疗的追求目标，而消灭癌细胞并非追求目标，而只是达到改善生存期和生活质量这一目标的手段之一**。不能简单片面地仅仅追求癌块缩小或消失，否则很可能导致过分治疗，反而降低患者的生活质量和缩短患者的生存期。

本书各论部分介绍的病案表明，中医治疗的癌病患者，的确有不少是癌块未缩小或消失但生活质量改善并较长期带瘤生存的，也有一些是末期癌病转移而寻求中医治疗得到数年改善甚至治愈的。癌瘤的明显缩小有时并不等于患者有良好的最终结局。

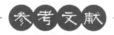

参考文献

1. BZ Chen. Chinese herbal medicine[J]. Qi, 1995, 5(1): 16, 19-23.

2. C. R. W. Edwards, I. A. D. Bouchier. Davidson's Principles and Practice of Medicine[M]. 17th ed. Edinburgh: Churchill Livingstone, 1995.

3. Dennis L. Kasper, Anthony S. Fauci, Stephen L. Hauser, et al. Harrison's Principles of Internal Medicine[M]. 19th ed. New York: McGraw-Hill, 2015.

4. Martin D. Abeloff,James O. Armitage,John E. Niederhuber,et al. Abeloff's Clinical Oncology ［M］. 4th ed. Philadelphia：Churchill Livingstone,2008.

5. Lee Goldman,Dennis Ausiello. Cecil Medicine［M］. 23th ed. Philadelphia：Saunders Elsevier, 2008.

6. 陈炳忠,童瑶. 姜黄抗癌作用及机制最新进展［J］. 中国新药与临床杂志,2005,7（24）: 568-572.

7. 陈炳忠,田应芳. 中医治疗癌症的体会［J］. 中医杂志,2006,47（增刊）:191-192.

8. 陈炳忠,田应芳. 中药抗癌作用的现代实验研究方法［J］. 香港中医杂志,2007,2（4）:26- 31.

9. 陈炳忠. 结肠癌的中医药治疗［C］// 香港中西医学术交流大会论文集. 香港:2008.

10. 陈炳忠. 胰腺癌 33 例的临床表现和中医药治疗［J］. 香港中医杂志,2008,3（4）:34-38.

11. 陈炳忠. 中医治疗香港癌症患者 1192 例的体会［J］. 世界中医药,2008,3（增刊）:51-52.

12. 陈炳忠,田应芳. 癌病患者长期中药治疗对血象和肝肾功能的影响［J］. 香港中医杂志, 2011,6（1）:47-51.

13. 田应芳,陈炳忠. 乳腺癌研究进展和中医治疗探讨［J］. 香港中医杂志,2012,7（1）:45- 49.

14. 李春生. 宫廷养生与美容［M］. 北京:中国青年出版社,2009.

15. 刘碧凤. 香港陈炳忠博士治疗胰腺癌的临证经验［J］. 香港中医杂志,2012,7（2）:11-14.

16. 袁绍良. 香港陈炳忠教授对乳腺癌中医证治的论析［J］. 香港中医杂志,2015,10（4）: 15-17.

17. Shoemaker M,Hamilton B,Dairkee SH,et al. In vitro anticancer activity of twelve Chinese medicinal herbs［J］. Phytotherapy Research Ptr,2005,19（7）:649-651.

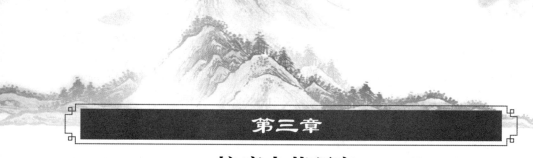

第三章

抗癌中药研究

The Research of Chinese Medicine Against Cancer

哪些中药有抗癌作用？抗哪种癌？如何搭配联用？怎样知道它们有抗癌作用？其抗癌机制是什么？其有效剂量和药物代谢动力学如何？安全性如何？这些都是我们必须知道的问题。传统的文献记载和实践经验是宝贵和值得重视的,然而也是远远不够的。近几十年来,中国和其他许多国家包括西方国家都对中药的抗癌作用做了大量研究,但是,我们还需要更多的实验室研究和临床研究,特别是随机对照的双盲法临床研究来进一步探讨上述问题的答案。

一、如何确定药物是否具有抗癌作用的实验研究方法

在众多声称有抗癌作用的植物药中如何选定值得研究的对象？通常是根据历史文献记载和临床报道提供的线索,进行分析,或根据民间经验和流行病学调查分析筛选研究对象。例如近年欧美医学家通过流行病学调查分析发现姜黄可能有预防和治疗癌症的作用,因而兴起了姜黄研究热。

一个药物(无论西药或中药)是否有杀灭或抑制癌细胞的作用,常用下列方法确定:

(一) MTT 法

MTT(5-diphenyl tetrazolium bromide)为黄色物质,可被细胞中与辅酶Ⅱ(NADP)相关的脱氢酶还原为紫蓝色的不溶性甲瓒(formazan)。癌细胞死亡则此酶消失,MTT 不被还原。用二甲基亚砜(dimethyl sulfoxide,DMSO)溶解甲瓒,可用酶标仪在 550nm 波长处检测光密度(OD),测知 MTT 被还原的量。据此反映细胞死亡的量。例如培养癌细胞经姜黄素处理过后,与未经姜黄处理的培养癌细胞相比,MTT 被还原量明显减少,反映姜黄素使大量癌细胞死亡。MTT 法还被用于中药复方抗癌作用的研究。

（二）SRB 法

这是美国癌症研究所采用的方法。磺酰罗丹明 B（Sulforhodamine B，SRB）是溶于水的粉红色染料，可与生物大分子中的碱性氨基酸结合，在 515nm 的 OD 读数与细胞数呈良好线性关系。以此比较加药前后的细胞数，可知细胞生长有无受到抑制。通过测定对照组细胞、加药组细胞的光密度（OD）值和加药时的 OD 值，可计算出药物有无抗癌作用及 50% 生长抑制所需的药物浓度（GI_{50}）和杀死 50% 癌细胞所需药物浓度（LC_{50}）。近年，加利福尼亚大学外科系 Shoemaker 和 Hamilton 等用这种方法发现 12 种中药具有抗癌作用。这种方法也被用于中药复方的研究。

（三）胸腺嘧啶核苷渗入法

胸腺嘧啶核苷是 DNA 合成的原料之一。用放射性同位素标记胸腺嘧啶核苷，测知胸腺嘧啶核苷渗入 DNA 的量，可反映细胞增殖的情况。例如用 ^{3}H 标记的胸腺嘧啶核苷加入癌细胞培养液，测定细胞 DNA 合成时胸腺嘧啶核苷渗入的量，亦发现经姜黄素处理可使胸腺嘧啶核苷渗入量明显减少，反映姜黄素使 DNA 合成障碍，癌细胞大量死亡。

（四）细胞凋亡的观察

药物能否引起癌细胞凋亡可通过光学显微镜观察、核小体间 DNA 裂解检测或流式细胞仪检查发现。

作为细胞死亡的形式之一，细胞凋亡的形态学特点是细胞核固缩，染色体 DNA 广泛断裂，沿核膜浓聚成多形性高密度颗粒区，核膜皱缩；核膜崩解后包裹染色体片段形成凋亡小体散布于细胞质。这些变化可用光学显微镜观察发现。

核小体间 DNA 裂解检测的原理是凋亡细胞的 DNA 断裂形成大小不等的 DNA 片段（核小体单位），在琼脂糖凝胶电泳上呈现间隔 180~200 碱基对的特征性"DNA 梯"（图 3-1A 泳道 2），而细胞坏死则不会有这样的 DNA 梯（图 3-1A 泳道 3）。

由于凋亡细胞 DNA 广泛出现许多不对称断裂点，利用末端脱氧核苷酸转移酶（terminal deoxynucleotidyl transferase，TdT）在众多游离 3′-OH 端引入与荧光素偶联的 dUTP 作标记，可用流式细胞仪检测细胞凋亡。未凋亡的细胞因为没有暴露的 3′ 端，所以不会被检出。这个方法称为 TdT 介导的 dUTP 缺口末端表示法（TdT mediated-dUTP nick end labeling，TUNEL）。西方医学界在研究中药抗癌作用时也用了这种方法观察中药能否引起癌细胞凋亡（图 3-2）。

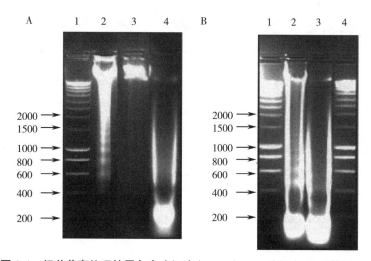

图 3-1 经姜黄素处理的黑色素瘤细胞(B16-R)DNA 分析(Odot J 等,2004)

细胞(2×10^6)在姜黄素处理前培养 12 小时。从细胞提取的 DNA(20μg/well)用 1.8% 琼脂凝胶作电泳分析

A. DNA 分子量用碱基对(bp)标示(泳道 1)。泳道 3 为对照组细胞的 DNA。泳道 2 和泳道 4 分别为经 100μmol 和 200μmol 姜黄素处理 24 小时的 B16-R 细胞的 DNA。B. 泳道 1 和 4 为 DNA 分子量标示。泳道 2 和 3 分别为经 100μM 和 200μM 姜黄素处理 48 小时的 B16-R 细胞 DNA

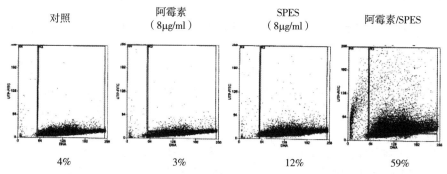

图 3-2 用流式细胞仪和 TUNEL 法检测中药复方 SPES 或(和)
阿霉素引起的胰腺癌细胞凋亡
(Schwarz RE 等,2003)。横坐标为 TUNEL- 阳性的百分比

二、抗癌药物作用机制的研究

若以上方法确定某种中药有抗癌作用后,进一步就是探求其抗癌作用的机制。抗癌作用的靶点很多。有的阻碍核酸合成,如甲氨蝶呤抑制二氢叶酸还原酶,使四氢叶酸生成不足,因而脱氧胸嘧啶核苷酸生成障碍;氟尿嘧啶与

尿嘧啶相似,故可竞争性抑制胸苷酸合成酶,使 DNA 合成受阻;巯嘌呤干扰嘌呤代谢,阻碍嘌呤核苷酸合成;羟基脲阻止胞苷酸还原为脱氧胞苷酸,抑制 DNA 合成;阿糖胞苷抑制 DNA 聚合酶。有的抗癌药破坏 DNA 结构和功能,如烷化剂与 DNA 和蛋白分子中的氨基、巯基、羧基、羟基和磷酸基起烷化反应,以烷基取代上述基团中的氢原子,破坏 DNA 和蛋白质的正常结构与功能;博来霉素在腺嘌呤与胸腺嘧啶配对处与 DNA 结合,引起 DNA 链断裂;喜树碱类干扰 DNA 拓扑异构酶,抑制 DNA 复制。有的药物嵌入 DNA 而干扰 RNA 转录,如放线菌素 D 等能插入到 G-C 碱基对,与双链 DNA 牢固结合,抑制所有形式的 DNA 依赖性 RNA 转录。有的抗癌药作用于蛋白质,影响纺锤丝形成和功能(如长春新碱),或干扰核蛋白体功能(如三尖杉酯碱),或影响氨基酸的供应(如 L-门冬酰胺酶降解门冬氨酸为天冬氨酸和氨,使肿瘤缺乏门冬酰胺而蛋白合成障碍)。此外,还有激素类和影响激素平衡而抑制肿瘤的药物。

　　中药的抗癌作用可能是多靶点的。例如姜黄素有抗炎、抑制血管生成、抗氧化等作用,抑制细胞周期中的几种信号转导路径,包括与蛋白激酶 C 有关的转导和转录因子 NF-κB。目前发现姜黄可以上调 22 种基因和下调 17 种基因的表达,其中包括原癌基因。这些基因与细胞增殖周期、细胞凋亡等有关。

　　以下介绍几种抗癌靶点及其研究方法:

(一) 用蛋白质印迹法(Western blotting)探讨中药对基因表达的影响

　　基因表达的产物是蛋白质,而蛋白质可用蛋白质印迹法来分析。一种药物是否影响细胞基因表达可以利用蛋白质印迹法显示其蛋白产物量来分析。以下用姜黄素下调癌基因 cyclin D1 的表达为例来介绍这种方法。

　　周期蛋白(cyclin)分别在细胞周期的不同时期程序性地表达。目前发现的周期蛋白有 8 个成员(A~H),在 G_1 期表达的 cyclin D1~D3、cyclin E 是原癌基因,在多种癌细胞中都有过度表达。Cyclin D1 表达产生的蛋白质称为 cyclin D1 蛋白。有一些磷酸激酶的活化是依赖这种蛋白的,称为 cyclin D1 蛋白依赖性激酶(cyclin-dependent kinases,CDK)。激酶利用 ATP 的能量和磷酸使一些蛋白质包括酶蛋白磷酸化,如蛋白激酶 C 能磷酸化相当多的蛋白质,包括:①代谢途径中的关键酶类,如糖原合成酶、磷酸化酶激酶、HMG CoA 还原酶等;②与信息转导有关的蛋白质,如 GTP 酶活化蛋白、Raf 蛋白激酶;③调控基因表达的转录因子或与翻译有关的因子,如 c-fos,nuclear factor-kappaB(NF-κB),与 DNA 合成有关的拓扑异构酶 I 等。由蛋白激酶 C 调控的基因中有一段序列 TGAGTCA,称为 TPA 反应组件(TPA response element,TRE)。TPA 是 12-O-tetradecanoyl phorbol-13 acetate 的缩写,有促癌作用,能直接启动蛋白激酶 C 而磷酸化核内磷酸酶,磷酸酶启动后,水解掉核内蛋白 Jun 的几个磷酸基,Jun 即可与 TRE 结合而促进基因表达,这可能是 TPA 的促癌机制。

研究发现,姜黄素能下调 cyclin D1 的表达。方法是将两组等量的癌细胞进行培养,其中一组培养液中加姜黄素,然后制备细胞提取物,经聚丙烯酰胺凝胶电泳后,进行电转移,用抗 cyclin D1 蛋白的抗体(1∶1000 稀释)做探针处理 2 小时,分离得到与该抗体结合的 cyclin D1 蛋白,用光化学物标记的抗免疫球蛋白作为第二抗体与上述抗原抗体复合物结合而显示 cyclin D1 蛋白的量。为了确保各份标本中加入的第二抗体量相等,用抗 β-肌动蛋白(β-actin)的抗体作对比。比较未经姜黄素处理的培养细胞和经姜黄素处理的培养细胞的 cyclin D1 蛋白的量,结果显示姜黄素以剂量依赖方式和时间依赖方式下调原癌基因 cyclin D1 的表达(图 3-3)。

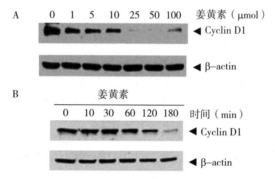

图 3-3　用前列腺癌细胞进行培养,用 Western blot 法作蛋白分析,以抗 cyclin D1 蛋白的抗体作探针,用光化学物标记的抗免疫球蛋白作为第二抗体,显示姜黄素以剂量依赖方式和时间依赖方式下调原癌基因 cyclin D1 的表达(Asok Mukhopadhyay 等,2002)

(二)用放射性自显影检测被磷酸化的 Rb 蛋白的量

视网膜母细胞瘤基因(retinoblastoma gene,Rb)是最早发现的肿瘤抑制基因。其表达产物视网膜母细胞瘤蛋白(Rb 蛋白)与转录启动因子 E-2F 形成复合物,使 E-2F 处于非活化状态。Cyclin D-依赖性蛋白激酶(CDK4)使 Rb 蛋白磷酸化而与 E-2F 解离,E-2F 因而活化,促使细胞从 G_1 期向 S 期转化,导致 DNA 合成增加,细胞增殖。

中药若下调原癌基因的表达,减少 cyclin 蛋白的产生,影响 cyclin 蛋白依赖性激酶的活性,可使 Rb 蛋白的磷酸化减少,抑制 DNA 合成和癌细胞增殖。研究方法是:经中药处理的培养癌细胞被溶解,细胞碎片被离心,取一定量的细胞蛋白与抗 CDK4 的抗体做免疫沉淀反应,离心,用缓冲液洗涤,得到 CDK4,与底物 Rb 蛋白在加有 ^{32}P 标记的 ATP 的环境中孵化,然后用 10%SDS-PAG 分离蛋白,用放射性自显影检测被磷酸化的 Rb 蛋白的量(图 3-4)。

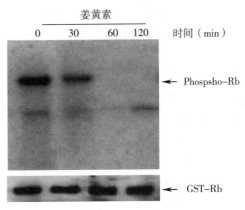

图 3-4 姜黄素抑制 CDK4 的作用（Asok Mukhopadhyay 等，2002）

（三）用 PCR 法研究中药对 cyclin D1、cyclin D2、cyclin D3 和 cyclin E 转录的影响

研究方法是：从经中药处理的培养癌细胞中提取 mRNA，逆转录成 cDNA，经一定循环次数的 PCR 扩增，用溴化乙啶作荧光标记显示 PCR 产物量，以反映 mRNA 转录量，从而检测 cyclin D1、cyclin D2、cyclin D3 和 cyclin E 的转录（图 3-5）。

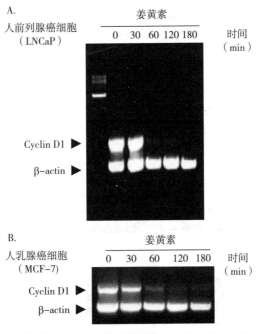

图 3-5 姜黄素抑制 cyclin D1 转录的影响（Asok Mukhopadhyay 等，2002）

Cyclin D1 cDNA 的 PCR 扩增所用引物是 5′-CGGGATCCCCAGCCATGGAAC
ACCAGC-3′ 和 5′-CGGAATTCGCGCCCTCAGATGTCCACG。

（四）中药对微管的作用

微管也是抗癌药的作用靶点之一。如长春新碱（vincristine）、鬼臼毒素
（podophyllotoxin）能与微管蛋白相结合，抑制微管聚合而阻碍纺锤丝的形成，
抑制细胞分裂，是作用于 M 期的周期特异性药物。紫杉醇（paclitaxel）促进微
管蛋白聚合而抑制其解聚，从而影响纺锤体的功能，使癌细胞分裂中止于 G_2/
M 期。微管蛋白在 0~4℃是无色透明溶液。当温度升高并恒温于 37℃时，微
管蛋白聚合，溶液浊度逐渐增加，在 350nm 波长的 OD 值增大并在 37℃恒温
时趋于稳定。而当温度由 37℃降至 0℃的过程中，微管蛋白解聚，溶液浊度下
降，光密度减少并在 0℃恒温时趋于稳定。根据微管这一特性，比较对照管和
加药处理管，可测试药物有无促进微管聚合或解聚作用。

（五）生长阻滞与 DNA 损伤诱导基因（growth arrest and DNA damage-inducible gene，GADD）

GADD 是抗癌作用的又一靶点。GADD34、GADD45 和 GADD153 在缺乏
营养如葡萄糖、亮氨酸、锌或细胞暴露于紫外线、抗癌药等情况下，往往会增加
表达，导致细胞生长停滞和细胞凋亡。有研究发现，姜黄上调 GADD153 的表
达。其研究方法是：培养癌细胞与药物孵化后，总 RNA 被提取，用针对靶基因
GADD153 的特异引物作 RT-PCR 分析。用 β-actin 基因作内部对照（图 3-6）。

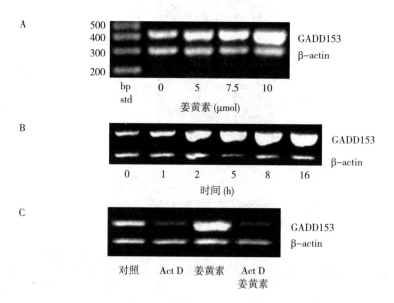

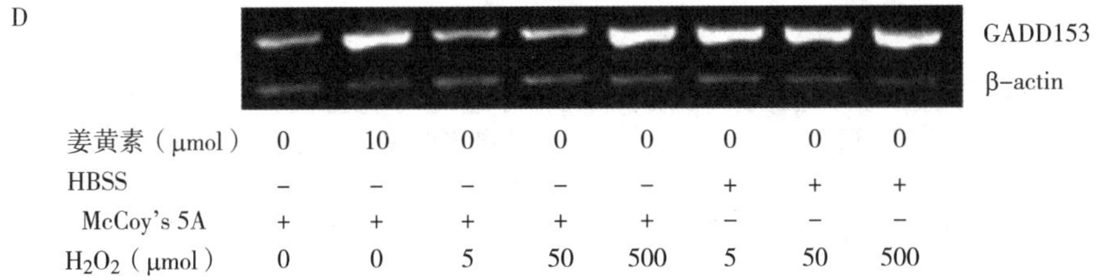

D

								GADD153
								β-actin
姜黄素（μmol）	0	10	0	0	0	0	0	0
HBSS	−	−	−	−	−	+	+	+
McCoy's 5A	+	+	+	+	+	−	−	−
H₂O₂（μmol）	0	0	5	50	500	5	50	500

图 3-6　姜黄素上调 GADD153 mRNA 的表达（Scott DW，Loo G，2004）
A. 培养的结肠癌细胞与不同浓度的姜黄素孵化　B. 培养癌细胞与姜黄素孵化不同时间
C. 孵化时加和不加放线菌素 D（Act D）的情况　D. 孵化时加入其他化学物的影响

以上介绍了欧美医学科学家对植物药抗癌作用的部分现代实验研究方法学。这些研究方法是很有价值的。但是仅用西医药理学的方法来研究中药是不全面的,中药的临床应用还应遵循经数千年观察和反复修正而形成的、行之有效的一些中医理论如整体观念、扶正祛邪（即增强器官功能特别是免疫系统来对抗疾病）、个体辨证、药物配伍等,才能取得较好的临床效果。

三、抗癌中药的选用

抗癌中药大致可分为以下六类,它们的药性见表 3-1。由于中药的药名混乱问题,作者采用 2015 年《中华人民共和国药典》和谢宗万先生的《中药材正名词典(汉拉英对照)》作为正式名称。例如,天龙既可能指壁虎,又可能指蜈蚣,作者就不用天龙作药名;又如白英,有人亦称为蜀羊泉,但按谢宗万先生的正名词典,二者不同,本书采用《中华人民共和国药典》和谢宗万先生意见称白英。

表 3-1　常用抗癌中药药性

药名	性味	归经	功效	应用
九节茶（肿节风）	辛、苦,平,有小毒		清热,祛风,散瘀,接骨	流行性感冒,骨折,抗癌
八月札	甘,寒	肝	舒肝理气,活血止痛,除烦利尿	肝胃气痛,腰痛,痛经,多种癌肿
三棱	辛、苦,平	肝、脾	破血行气,消积止痛	癥瘕痞块,瘀血经闭,食积胀痛
土贝母	苦,凉		清热解毒,消肿散结	乳腺癌,乳痈,瘰疬,疮毒
土茯苓	甘,淡,平	肝、胃	解毒除湿,通利关节	淋浊,带下,湿热疮毒,肢体拘挛

续表

药名	性味	归经	功效	应用
土鳖虫	咸,寒,有小毒	肝	破血逐瘀,续筋接骨	跌打损伤,瘀肿疼痛,血瘀闭经
大黄	苦,寒	脾、胃、大肠、肝、心包	泻热通肠,凉血解毒,逐瘀通经	实热便秘,积滞腹痛,湿热黄疸,血热吐衄,目赤,瘀血经闭,上消化道出血
山慈菇	甘、微辛,寒,有小毒	肝、胃	清热解毒,消痈散结	痈疽发背,疔疮恶肿,瘰疬痰核,癥瘕痞块
丹参	苦,微寒	心、肝	祛瘀止痛,活血通经,清心除烦	癥瘕积聚,胸腹刺痛,经闭痛经,心烦不眠,热痹疼痛
王不留行	苦,平	肝、胃	活血通经,下乳消肿	乳汁不下,经闭,痛经,乳痈肿痛
仙鹤草	苦、涩,平	心、肝	收敛止血,止痢,截疟,补虚	出血证,腹泻,痢疾,疟疾寒热,脱力劳伤
冬凌草	甘、苦,微寒	胃、肝	清热解毒,消炎止痛,健胃活血	热毒痈肿、瘀血癥瘕等
半枝莲	苦,寒	肺、肝、肾	清热解毒	咽喉肿痛,湿疮,烫伤
半夏	辛,温,有毒	脾、胃、肺	燥湿化痰,降逆止呕,消痞散结	痰多咳嗽,痰饮眩晕,痰厥头痛,呕吐反胃,胸脘痞闷
半边莲	甘、淡,寒	心、肺、小肠	清热解毒,利水消肿	疮毒,蛇咬伤,腹胀水肿,黄疸
瓜蒌	甘、微苦,寒	肺、胃、大肠	清热涤痰,宽胸散结,润燥滑肠	肺热咳嗽,胸痹心痛,结胸痞满,乳痈,肺痈,肠痈
生薏苡仁	甘、淡,凉	脾、胃、肺	健脾渗湿,除痹止泻,清热排脓	水肿,脾虚泄泻,湿痹拘挛,肺痈,肠痈,扁平疣
白花蛇舌草	微苦、甘,寒	胃、大小肠	清热解毒,利湿通淋	痈肿疮毒,咽喉肿痛,毒蛇咬伤,热淋
白英(白毛藤)	辛、苦,微寒	肝、胆	清热解毒,祛风化痰,利湿退黄	黄疸,水肿,风湿关节痛,疔疮
石见穿	辛、微苦,平	肺、脾	清热解毒,活血化瘀,镇痛,抗癌	食管、胃、肠、肝癌,骨痛,噎膈,瘰疬
全蝎	辛,平,有毒	肝	息风解痉,攻毒散结,通络止痛	痉挛,疮疡肿毒,瘰疬,顽固头痛,风湿顽痹

续表

药名	性味	归经	功效	应用
羊蹄根（土大黄）	辛、苦,凉	心、肝、大肠	凉血化瘀,清热解毒,促进骨髓制造血小板	治疗紫癜瘀斑、鼻衄齿衄、跌打瘀肿、痈肿疮毒、湿疹疥癣、白屑头风、大便秘结等。现代用治红斑狼疮、结节性红斑、溃疡性结肠炎及银屑病
没药	辛、苦,平	心、肝、脾	散血去瘀,消肿定痛	癥瘕,闭经,心腹诸痛,多种癌肿
牡蛎	咸,微寒	肝、胆、肾	重镇安神,潜阳补阴,软坚散结	惊悸失眠,眩晕耳鸣,瘰疬痰核,癥瘕痞块
延胡索	辛、苦,温	肝、脾	活血,利气,止痛	胸胁腹痛,痛经,产后瘀阻,跌仆肿痛
昆布	咸,寒	肝、胃、肾	软坚散结,消痰,利水	瘿瘤,瘰疬,睾丸肿痛,痰饮水肿
知母	苦、甘,寒	肺、胃、肾	清热泻火,生津润燥	热病烦渴,肺热燥咳,潮热,消渴,肠燥便秘
虎杖	微苦,微寒	肝、胆、肺	祛风利湿,散瘀定痛,止咳化痰	湿热黄疸,癥瘕,痈肿疮毒,咳嗽痰多,跌仆损伤
青蒿	苦、辛,寒	肝、胆	清透虚热,凉血除蒸,解暑,截疟	阴虚发热,暑热,疟疾寒热
青黛	咸,寒	肝、肺、胃	清热解毒,凉血消斑,清肝泻火,定惊	温毒发斑,吐血衄血,痄腮,咳嗽胸痛,惊风
南星	苦、辛,温,有毒	肺、肝、脾	燥湿化痰,祛风止痉,散结消肿	顽痰咳嗽,风痰眩晕,中风痰壅,癫痫,惊风
威灵仙	辛、咸,温	膀胱	祛风湿,通经络	风湿痹痛,肢体麻木,筋脉拘挛,屈伸不利
急性子	苦、辛,温,有小毒	肺、肝	破血消积,软坚散结	噎膈、癥瘕积聚、骨鲠、经闭等
砒石	辛,大热,有大毒	肺、肝	劫痰平喘,截疟。外用攻毒杀虫,蚀疮去腐	瘰疬,恶疮,顽癣,寒痰哮喘
苦杏仁	苦,微温,有小毒	肺、大肠	止咳平喘,润肠通便	咳嗽气喘,肠燥便秘

续表

药名	性味	归经	功效	应用
苦参	苦,寒	心、肝、胃、大肠、膀胱	清热燥湿,杀虫,利尿	热痢,便血,黄疸,阴痒,湿疮,皮肤瘙痒
郁金	辛、苦,寒	肝、心、肺	行气化瘀,清心解郁,利胆退黄	经闭痛经,胸腹胀痛刺痛,黄疸,热病神昏等
夏枯草	苦、辛,寒	肝、胆	清肝火,散郁结	目赤肿痛,头痛眩晕,瘰疬瘿瘤
桃仁	苦、甘,平	心、肝、大肠	活血祛瘀,润肠通便	癥瘕痞块,经闭,痛经,肠燥便秘
浙贝母	苦,寒	肺、心	清热散结,化痰止咳	痰火咳嗽,肺痈,乳痈,瘰疬,疮毒
海蛤壳	咸,寒	肺、胃	清肺化痰,软坚散结	肺热痰火之咳喘,瘿瘤,痰核
海藻	苦、咸,寒	肝、胃、肾	软坚散结,消痰,利水	瘿瘤,瘰疬,睾丸肿痛,痰饮水肿
蚤休	苦,微寒,有小毒	肝	清热解毒,消肿止痛,凉肝定惊	疔疮,痈肿,惊风
鬼针草	苦,微寒	肝、肺、大肠	祛风除湿,清热解毒,活血消肿	风湿痹痛,咽喉肿痛,泄泻痢疾,黄疸,肠痈,疔疮肿毒,蛇虫咬伤,跌打损伤
鬼箭羽	苦,寒	肝	破血,通经,杀虫	癥瘕,闭经,瘀滞腹痛
败酱草	辛、苦,微寒	胃、肝、大肠	清热解毒,消痈排脓,祛瘀止痛	肠痈,肺痈,痈肿疮毒,产后瘀阻腹痛
莪术	辛、苦,温	肝、脾	行气破血,消积止痛	癥瘕痞块,瘀血经闭,宫颈癌
野菊花	苦、辛,微寒	肺、肝	清热解毒	痈疽,丹毒,咽喉肿痛,风火赤眼
斑蝥	辛,热,有大毒	肝、肾、胃	破血逐瘀,散结消癥,攻毒蚀疮	癥瘕,闭经,痈疽恶疮,瘰疬,顽癣
紫草	甘、咸,寒	心、肝	凉血活血,解毒透疹	血热毒盛,斑疹紫黑,湿疹,疮疡
绞股蓝	甘、苦、咸	脾、肺	益气健脾,止咳化痰,清热解毒	脾虚,肺虚咳嗽
黄药子	苦,平,有毒	肺、肝	消痰软坚散结,清热解毒	瘿瘤,咽喉肿痛,疮疡肿毒,毒蛇咬伤

续表

药名	性味	归经	功效	应用
蜂房	甘,平	胃	攻毒杀虫,祛风止痛	疮疡肿毒,乳痈,瘰疬,癌肿,顽癣瘙痒,风湿痹痛
蜈蚣	辛,温,有毒	肝	息风解痉,攻毒散结,通络止痛	痉挛,疮疡肿毒,瘰疬,顽固头痛,风湿顽痹
农吉利	微苦,平,有毒	胃、肝、肺	清热利湿,抗癌消积	痢疾,疔疖,癌病
蒲公英	苦,甘,寒	肝、胃	清热解毒,消痈散结,利湿通淋	痈肿疔毒,乳痈,热淋,黄疸
蜣螂	咸,寒,有毒	肝、胃、大肠	破瘀攻毒,定惊,通便	癥瘕,恶疮,噎膈,腹胀,癫痫
猪苓	甘、淡,平	肾、膀胱	利水渗湿	水肿,泄泻,淋浊,带下
壁虎(守宫、天龙)	咸,寒,有小毒	心	祛风,活络,散结	中风瘫痪,风湿关节痛,骨髓炎,淋巴结结核,肿瘤
猫爪草	辛、苦,平,有小毒	肝、肺	消肿,止咳祛痰	淋巴瘤,瘰瘤,瘰疬
龙葵	苦,寒	肺、胃、膀胱	清热解毒,活血消肿	疔疮,痈肿,瘰疬
姜黄	辛、苦,温	脾、肝	破血行气,通经止痛	胸胁刺痛,闭经,癥瘕,风湿痛
瞿麦	苦,寒,	心、小肠	利尿通淋,破血通经	热淋,血淋,石淋,闭经
藤梨根	酸、微甘,凉	肾、胃	清热,利尿,活血消肿	腹水,瘰疬,乳腺癌,胃肠道癌
蟾皮	辛,凉,有小毒		清热解毒,利水消肿	痈疽疮毒,疳积腹胀,瘰疬肿瘤

1. 清热解毒类 如土茯苓、败酱草、白花蛇舌草、半边莲、半枝莲、藤梨根、石见穿、龙葵、蚤休、虎杖、山慈菇、蒲公英、野菊花、白英、青黛、青蒿等。

2. 活血化瘀类 姜黄、莪术、三棱、丹参、桃仁、鬼箭羽、大黄、紫草、王不留行、没药、延胡索、郁金、八月札等。

3. 化痰散结软坚类 瓜蒌、贝母、南星、半夏、杏仁、海蛤壳、牡蛎、海藻、黄药子等。

4. 利水渗湿类 猪苓、瞿麦、生薏苡仁等。

5. 虫类攻毒药 蟾皮、蜂房、蜈蚣、全蝎、斑蝥、土鳖虫、蜣螂等。

6. 其他 一些补益药如绞股蓝,止血药如仙鹤草,清热泻火药如知母,清热燥湿药如苦参等也有良好抗癌作用。

表 3-2 列出常用抗癌中药的抗癌谱,其依据是过去数十年来实验室与临床研究的文献报告、临床报道和笔者经验。在表 3-2 的基础上,我们列出常见恶性肿瘤的抗癌中药选择(表 3-3),以方便临床选用参考。

表 3-2　常用抗癌中药的抗癌谱研究

中药名	实验室和临床研究报告的抗肿瘤谱	药典量(g)	参考用量(g)
八月札	食管癌、肝癌、结肠直肠癌、胰腺癌、乳腺癌、肺癌、绒毛膜上皮癌	3~9	10~30
三棱	宫颈癌、卵巢癌、肝癌、胃癌、食管癌、骨肉瘤、淋巴瘤	5~10	3~10
土茯苓	宫颈癌、肉瘤、白血病、淋巴瘤、骨癌、脑瘤	15~60	30~60
土鳖虫	宫颈癌、多发性骨髓瘤、白血病、肝癌、胃癌、乳腺癌	3~9	10
大黄	黑色素瘤、肺癌、艾氏腹水癌、胃癌、宫颈癌、白血病、食管癌、肝癌	3~15	5~15
山慈菇	肉瘤、肝癌、淋巴瘤、急性白血病、慢性白血病、乳腺癌、宫颈癌、食管癌、肺癌、胃癌、淋巴瘤、肠癌、肾癌	3~9	10~15
丹参	淋巴瘤、脑瘤、鼻咽癌、绒毛膜上皮癌、食管癌、胃癌、肝癌	10~15	5~15
王不留行	乳腺癌、肝癌、肺癌、胃癌、腮腺癌、胰腺癌、前列腺癌	5~10	10~30
仙鹤草	肺癌、膀胱癌、肝癌、子宫癌	6~12	10~30
冬凌草	食管癌、肝癌、结肠癌、肉瘤、白血病	30~60	30~60
半枝莲	急性粒细胞白血病、肉瘤、肝癌、鼻咽癌	15~30	30
法半夏	宫颈癌、食管癌、胃癌、舌癌、上颌窦癌	3~9	3~10
半边莲	腹水癌、乳腺癌、肝癌、喉癌、胃癌、脑胶质瘤、肺癌、食管癌	9~15	30
瓜蒌	肺癌、胃癌、胰腺癌、乳腺癌、扁桃体鳞状细胞癌	9~15	10~20
生薏苡仁	肺癌、肠癌、胃癌、宫颈癌、绒毛膜上皮癌、肝癌、乳腺癌、膀胱癌	9~30	10~30
白花蛇舌草	艾氏腹水癌、吉田肉瘤、宫颈癌、淋巴瘤、多种白血病、胃癌、乳腺癌、肺癌、直肠癌		30~60
白英	胃癌、食管癌、大肠癌、肺癌、子宫癌、乳腺癌		15~20

续表

中药名	实验室和临床研究报告的抗肿瘤谱	药典量(g)	参考用量(g)
石见穿	肉瘤、直肠癌、胰腺癌、肝癌、肺癌、食管癌、胃癌、乳腺癌、鼻咽癌、宫颈癌		30
全蝎	肉瘤、肺腺癌、乳腺癌、宫颈癌、食管癌、肠癌、脑瘤	3~6	
没药	肝癌、食管癌、肠癌、宫颈癌、前列腺癌、鼻咽癌	3~5	3~10
牡蛎	肺癌、食管癌、乳腺癌、鼻咽癌、甲状腺癌	9~30	10~30
延胡索	肝癌、甲状腺癌、胰腺癌、胃癌、睾丸癌	3~10	
昆布	肺癌、黑色素瘤、肠癌、食管癌、胃癌、甲状腺瘤	6~12	
知母	肺癌、白血病、骨癌、宫颈癌、鼻咽癌、膀胱癌、前列腺癌、皮肤癌、胃癌、脑肿瘤	6~12	
虎杖	虎杖苷原,又称白藜芦醇,对皮肤癌、白血病等有较强抑制作用	9~15	
青蒿	骨癌、肺癌、肝癌、乳腺癌、胃癌、肠癌、鼻咽癌	6~12	
青黛	肉瘤、肺癌、乳腺癌、慢性粒细胞白血病、淋巴细胞白血病、髓细胞白血病	1~3	1.5~3
制南星	宫颈癌、食管癌、肝癌、肺癌、胃癌	3~9	3~10
威灵仙	食管癌、胃癌、肝癌	6~10	
急性子	食管癌、胃癌、肝癌	3~5	
壁虎(守宫)	食管癌、胃癌、肝癌、结肠癌、肺癌、白血病、宫颈癌		3~8
砒石	肉瘤、皮肤癌、白血病		0.002~0.004
苦杏仁	膀胱癌、宫颈癌、皮肤癌、鼻咽癌、扁桃体癌	5~10	3~10
苦参	肠癌、宫颈癌、食管癌	4.5~9	5~10
郁金	肝癌、胆囊癌、胰腺癌、宫颈癌、乳腺癌、肺癌、胃癌、食管癌、肾癌	3~10	5~12
夏枯草	宫颈癌、肉瘤、颅内肿瘤、淋巴瘤、肺癌、肝癌、甲状腺癌、乳腺癌	9~15	
桃仁	脑瘤、鼻咽癌	5~10	
浙贝母	淋巴瘤、脑瘤、胃癌、肠癌、乳腺癌、鼻咽癌、甲状腺瘤	5~10	3~10
土贝母	甲状腺癌、乳腺癌、淋巴瘤、胃癌、结肠癌、睾丸癌	4.5~9	10~20
海蛤壳	肺癌、胸腺癌、淋巴瘤、脑瘤		10~15
海藻	子宫癌、肉瘤、肝癌、宫颈癌、乳腺癌、直肠癌、胃癌	6~12	10~15

中药名	实验室和临床研究报告的抗肿瘤谱	药典量(g)	参考用量(g)
蚤休(重楼)	艾氏腹水癌、肝癌、肉瘤、胃癌、膀胱癌、前列腺癌、肺癌	3~9	10
猫爪草	肺癌、淋巴瘤、甲状腺癌、乳腺癌、慢性粒细胞白血病	15~30	15~30
鬼针草	食管癌、肉瘤、淋巴瘤、皮肤癌、胃癌		15~30
鬼箭羽	肉瘤、肝癌、胃癌		15~30
败酱草	膀胱癌、宫颈癌、肠癌、乳腺癌、喉癌、绒毛膜上皮癌		30
莪术	宫颈癌、外阴癌、卵巢癌、黑色素瘤、肝癌、食管癌、胃癌、淋巴瘤、白血病、肺癌、膀胱癌	6~9	3~15
野菊花	宫颈癌、胰腺癌、鼻咽癌、肝癌、淋巴瘤、颅内肿瘤、肺癌	9~15	10
斑蝥	肝癌、肺癌、食管癌、皮肤癌	0.03~0.06	
紫草	绒毛膜上皮癌、恶性葡萄胎、肉瘤、肺癌、甲状腺癌、扁桃体癌、胃癌、肝癌、鼻咽癌、白血病	5~10	
绞股蓝	口腔、食管、胃、直肠、肝、胆、胰腺、乳腺、子宫、肺、脑、肾、舌、胸腺、甲状腺、前列腺、皮肤、鼻咽的癌肿		10~20
黄药子	食管癌、甲状腺癌、胃肠道癌、肺癌、胰腺癌、宫颈癌、横纹肌肉瘤		5~15
肿节风	食管癌、胃癌、肝癌	9~30	
蜂房	肝癌、食管癌、胃癌、肠癌、肺癌、乳腺癌、宫颈癌、骨癌、淋巴瘤	3~5	3~15
蜈蚣	肝癌、胃癌、食管癌、骨癌、宫颈癌、皮肤癌	3~5	
农吉利	皮肤癌、食管癌、直肠癌、子宫癌、乳腺癌、肝癌、急性白血病、肺癌		15~30
蒲公英	乳腺癌、肝癌、胃癌、淋巴瘤、胰腺癌	10~15	30
蛞蝓	食管癌、肝癌、膀胱癌		1.5~3
猪苓	肺癌、肝癌、膀胱癌、胃癌、宫颈癌	6~12	10~30
龙葵	宫颈癌、胃癌、肺癌、肝癌、膀胱癌、食管癌、绒毛膜上皮癌、卵巢癌、肉瘤、膀胱癌		30
姜黄	肉瘤、肝癌、结肠癌、黑色素瘤、肺癌、乳腺癌、胃癌、白血病、前列腺癌	3~10	
瞿麦	食管癌、胃癌、直肠癌、子宫癌、膀胱癌、乳腺癌	9~15	10~15

续表

中药名	实验室和临床研究报告的抗肿瘤谱	药典量（g）	参考用量（g）
藤梨根	食管癌、胃癌、直肠癌、肝癌、肺癌		30
蟾皮	肺癌、肝癌、胃癌、大肠癌、食管癌、腮腺癌、宫颈癌、淋巴瘤、乳腺癌、白血病	0.015~0.03	3~9

表3-3　恶性肿瘤的抗癌中药选择

恶性肿瘤名称	抗癌中药选择
肺癌	白花蛇舌草、半枝莲、半边莲、石见穿、没药、艾叶、山慈菇、龙葵、蚤休、野菊花、猫爪草、白英、青黛、青蒿、绞股蓝、夏枯草、王不留行、知母、姜黄、莪术、大黄、紫草、郁金、八月札、仙鹤草、瓜蒌、葶苈子、南星、海蛤壳、牡蛎、昆布、黄药子、猪苓、生薏苡仁、蟾皮、蜂房、全蝎、农吉利、斑蝥
乳腺癌	败酱草、白花蛇舌草、半枝莲、半边莲、石见穿、没药、艾叶、山慈菇、蒲公英、知母、猫爪草、土贝母、农吉利、喜树、白英、青黛、青蒿、绞股蓝、夏枯草、姜黄、王不留行、郁金、八月札、瓜蒌、浙贝母、牡蛎、海藻、瞿麦、生薏苡仁、蟾皮、蜂房、全蝎、土鳖虫
肝癌	半边莲、半枝莲、石见穿、龙葵、蚤休、山慈菇、蒲公英、野菊花、农吉利、青蒿、绞股蓝、夏枯草、姜黄、三棱、莪术、丹参、鬼箭羽、大黄、紫草、王不留行、没药、延胡索、郁金、八月札、仙鹤草、南星、海藻、猪苓、生薏苡仁、蟾皮、蜂房、蜈蚣、土鳖虫、斑蝥、蟑螂
结肠直肠癌	败酱草、白花蛇舌草、藤梨根、石见穿、山慈菇、土贝母、农吉利、白英、青蒿、绞股蓝、鬼箭羽、苦参、姜黄、没药、八月札、喜树、海藻、昆布、黄药子、瞿麦、生薏苡仁、蟾皮、蜂房、全蝎
小肠癌	山慈菇、青蒿、夏枯草、藤梨根、石见穿、绞股蓝、姜黄、喜树、鬼箭羽、没药、败酱草、白花蛇舌草、苦参、八月札、瞿麦、生薏苡仁、蟾皮、蜂房、全蝎
鼻咽癌	土茯苓、蚤休、白花蛇舌草、半枝莲、石见穿、野菊花、青蒿、绞股蓝、黄芩、知母、丹参、桃仁、紫草、没药、浙贝母、苦杏仁、牡蛎、蜂房、苍耳、蜈蚣、蟾蜍
子宫癌（含宫颈癌）	土茯苓、败酱草、白花蛇舌草、石见穿、龙葵、山慈菇、野菊花、白英、绞股蓝、夏枯草、知母、苦参、莪术、三棱、大黄、没药、郁金、仙鹤草、南星、半夏、苦杏仁、海藻、黄药子、猪苓、瞿麦、生薏苡仁、蟾皮、蜂房、蜈蚣、全蝎、农吉利、土鳖虫
食管癌	壁虎、急性子、威灵仙、冬凌草、羊蹄根、肿节风、半边莲、藤梨根、石见穿、龙葵、山慈菇、农吉利、白英、绞股蓝、苦参、莪术、三棱、丹参、大黄、没药、郁金、八月札、南星、半夏、牡蛎、昆布、瞿麦、蜂房、

续表

恶性肿瘤名称	抗癌中药选择
食管癌	蚤休、三七、大青叶、马齿苋、天花粉、牛黄、水蛭、白花蛇舌草、半枝莲、地龙、马勃、薏苡仁、玉竹、甘草、仙鹤草、地榆、夏枯草、青黛、知母、海藻、紫花地丁、蒲公英、鬼臼、土鳖虫、蛞蝓、蜈蚣、全蝎、蟾皮、黄药子、斑蝥
胃癌	龙葵、白花蛇舌草、半边莲、藤梨根、石见穿、蚤休、山慈菇、海螵蛸、蒲公英、白英、青蒿、绞股蓝、知母、姜黄、莪术、三棱、丹参、鬼箭羽、大黄、紫草、王不留行、延胡索、郁金、石斛、瓜蒌、土贝母、浙贝母、南星、半夏、海藻、昆布、黄药子、猪苓、瞿麦、生薏苡仁、蟾皮、蜂房、蜈蚣、土鳖虫、八月札、三七、仙鹤草、牡蛎、虎杖、败酱草、半枝莲、蛞蝓、喜树、斑蝥
淋巴瘤	蚤休、半枝莲、薏苡仁、三尖杉、白英、土茯苓、白花蛇舌草、山慈菇、蒲公英、野菊花、夏枯草、猫爪草、莪术、三棱、丹参、土贝母、浙贝母、藤梨根、蜈蚣、蟾皮、蜂房
卵巢癌	龙葵、莪术、败酱草、仙鹤草、土茯苓、白花蛇舌草、三棱、半枝莲、水蛭、鬼箭羽、大黄、鳖甲、麝香
胰腺癌	石见穿、蒲公英、野菊花、绞股蓝、王不留行、延胡索、郁金、八月札、瓜蒌、艾叶、白花蛇舌草、绵茵陈、猪苓、蟾蜍、黄药子
胆囊癌,胆管癌	石见穿、半枝莲、蚤休、干蟾皮、郁金、绞股蓝、山慈菇、白豆蔻、车前草
肾癌	山慈菇、绞股蓝、生薏苡仁、石见穿、半边莲、猪苓、海金沙、石韦、冬虫夏草、菟丝子、郁金、泽泻
脑瘤	土茯苓、莪术、半边莲、野菊花、绞股蓝、知母、丹参、桃仁、浙贝母、海蛤壳、蚤休、石见穿、半枝莲、石菖蒲、远志、半夏、三七、白英、全蝎、蜈蚣、地龙、牡蛎、仙灵脾
膀胱癌	败酱草、龙葵、知母、莪术、仙鹤草、苦杏仁、瞿麦、生薏苡仁、泽泻、蒲黄、地榆、金钱草、茜草、海金沙、萆薢、蒲公英、蜂房、喜树、蛞蝓、砒石、斑蝥
前列腺癌	石见穿、艾叶、石韦、萆薢、蚤休、绞股蓝、知母、姜黄、王不留行、没药
甲状腺癌	绞股蓝、生薏苡仁、蚤休、土茯苓、石见穿、黄药子、猫爪草、夏枯草、紫草、延胡索、土贝母、浙贝母、牡蛎、昆布、马勃、艾叶、半夏、海藻、野菊花
来源不明的转移癌	蚤休、石见穿、仙鹤草、白花蛇舌草、蒲公英、绞股蓝、薏苡仁、莪术、猪苓、藤梨根、紫草、紫杉、蜈蚣、天花粉、龙葵、半枝莲、青蒿、败酱草、鱼腥草、八月札、白英、冬虫夏草、龟甲、苦参、昆布、喜树、蟾皮、斑蝥

续表

恶性肿瘤名称	抗癌中药选择
白血病	土茯苓、白花蛇舌草、半枝莲、山慈菇、猫爪草、农吉利、青黛、知母、姜黄、莪术、大黄、紫草、蟾皮、土鳖虫、败酱草、仙鹤草、三尖杉、喜树、紫杉、水牛角、龙葵、玄参、牡蛎、板蓝根、虎杖、薏苡仁、魔芋、蟾蜍
舌癌	半夏、绞股蓝、白花蛇舌草、土茯苓、蚤休、知母、牛黄、黄柏、紫草、土鳖虫、全蝎
喉癌	败酱草、半边莲、龙葵、石上柏、马勃、牛黄、无花果、白英、夏枯草、薏苡仁、昆布、玄参、诃子
声带癌	知母、玄参、土茯苓、白花蛇舌草、莪术
扁桃体癌	紫草、瓜蒌、杏仁、蒲黄、土茯苓、知母、玄参、白花蛇舌草、青黛、板蓝根
腮腺癌	王不留行、蜂房、板蓝根、海藻、魔芋、蚤休、土茯苓、白花蛇舌草、败酱草
上腭癌	蚤休、土茯苓、白花蛇舌草、半夏、败酱草、石见穿、知母
胸腺癌	绞股蓝、海蛤壳、蚤休、土茯苓、石见穿、半枝莲、仙鹤草、白花蛇舌草、败酱草、知母
多发性骨髓瘤	土鳖虫、石见穿、龟甲、蚤休、土茯苓、半枝莲、仙鹤草、白花蛇舌草、败酱草、自然铜、骨碎补、蜂房、青蒿
骨肉瘤	三棱、土茯苓、石见穿、龙葵、蚤休、山慈菇、青黛、青蒿、龟甲、绞股蓝、半枝莲、仙鹤草、白花蛇舌草、夏枯草、姜黄、鬼箭羽、紫草、海藻、黄药子、蜂房、全蝎
黑色素瘤	知母、姜黄、莪术、绞股蓝、虎杖、大黄、苦杏仁、昆布、蜈蚣、水蛭、全蝎、白鲜皮、山慈菇、砒石、板蓝根、紫草、斑蝥
口腔癌	绞股蓝、知母、马齿苋、半枝莲、半边莲、青黛、蒲公英
睾丸癌	土贝母、蟾蜍、石见穿、半枝莲、莪术、姜黄、王不留行、绞股蓝
阴茎癌	土茯苓、马齿苋、夏枯草、薏苡仁、蟾蜍
女阴癌	苦参、地骨皮、黄柏、黄芩、莪术、土茯苓、白花蛇舌草、王不留行
阴道癌	黄柏、黄芩、仙鹤草、土茯苓、败酱草、白花蛇舌草、鱼腥草、苦参
腹膜癌	三棱、莪术、鳖甲、麝香、土茯苓、绞股蓝、王不留行、猪苓、半枝莲、龙葵
嗅神经母细胞瘤	土茯苓、败酱草、仙鹤草、白花蛇舌草、蚤休
肾上腺癌	夏枯草、土茯苓、白花蛇舌草、黄芩、龙胆草
绒毛膜上皮癌	八月札、三尖杉、白花蛇舌草、龙葵、石上柏、天花粉、半枝莲、紫草、蜂房

续表

恶性肿瘤名称	抗癌中药选择
恶性葡萄胎	半枝莲、八月札、三尖杉、石上柏、天花粉
软骨肉瘤（chondrosarcoma）	白花蛇舌草、半枝莲、石见穿、龙葵、蚤休、山慈菇、青黛、夏枯草、姜黄、三棱、鬼箭羽、紫草、海藻
基底细胞癌	山慈菇、土茯苓、白鲜皮、砒石、姜黄、莪术、蜈蚣、板蓝根、斑蝥、紫草、蟾蜍
横纹肌肉瘤	黄药子、白花蛇舌草、半枝莲、石见穿、龙葵、蚤休、山慈菇、青黛、夏枯草、姜黄、三棱、鬼箭羽、紫草、海藻
耳腺囊癌	雄黄、蜂房、黄连、蚤休、土茯苓
成软骨细胞骨肉瘤（chondroblastic osteoscarcoma）	山慈菇、龟甲、石见穿、骨碎补、白鲜皮、独活
皮肤纤维肉瘤（dermatofibrosarcoma）	白花蛇舌草、半枝莲、石见穿、龙葵、蚤休、山慈菇、青黛、夏枯草、姜黄、三棱、鬼箭羽、紫草、海藻
平滑肌肉瘤（leiomyosarcoma）	白花蛇舌草、半枝莲、石见穿、龙葵、蚤休、山慈菇、青黛、夏枯草、姜黄、三棱、鬼箭羽、紫草、海藻

四、中国和国外医学界对中药抗癌作用的研究近况

大部分中药都是植物药。在医药发展史上，植物药有着重要贡献。例如洋地黄、奎宁、阿托品、吗啡、利血平、麻黄素、马钱子碱等都是从草药中发现的，尽管当时它们都没有经过双盲法临床研究，但它们的疗效是确切的，现在已获得公认，并为后来新一代药物的研究发展提供了重要的根基。其中洋地黄、奎宁、吗啡、阿托品、利血平等至今仍在广泛使用。

近年来，中国和其他许多国家包括西方国家都对中药的抗癌作用做了大量研究。除了探讨中药是否有抗癌作用及其分子生物学机制的实验室研究外，也有一些临床研究。

让我们看看一些用随机对照法并经过统计学处理的临床研究。

邹海萍等比较单纯中医治疗和中医治疗加西医化疗对晚期大肠癌的疗效。38 例患者均经病理学检查证实。根据 1989 年国际抗癌联盟（UICC）TNM 分期标准属第Ⅳ期（$T_{1-3}N_{1-3}M_1$）。随机分为 2 组，一组 21 例单纯用中药肠宁方治疗，另一组 17 例用肠宁方加西医化疗。肠宁方组成：黄芪、仙鹤草、薏苡仁、苦参、水蛭粉、大黄、甘草。西医化疗方案：氟尿嘧啶（5-FU）+ 亚叶酸钙（CF）+ 奥沙利铂（L-OHP）。

疗效判断标准：

显效——症状好转，生活质量（Kamofsky 评分）提高 20 分以上，CT 等医学影像学显示病灶缩小。

有效——症状好转，癌块无变化，生活质量评分稳定或略有改善。

无效——症状改善不明显，癌块继续扩大或转移，生活质量评分下降。

结果：肠宁组有效率 66.7%，肠宁＋化疗组 70.6%。用 U 检验作两个样本率的比较，$U=0.2583$，$P>0.05$，即两组疗效的差异在统计学上不具有显著性意义。表明单纯中药治疗与中药加化疗的疗效相似。可惜该研究缺少一个单纯化疗组来作比较。

贾小强等分析中西医结合治疗大肠癌疗效，57 例结肠癌均经病理学检查证实，随机分为两组，观察组 28 例用手术和辅助化疗加中医药辨证治疗，对照组仅用手术和辅助化疗。结果如表 3-4、表 3-5 所示。

表 3-4　两组生活质量比较 $[n/(\%)]$

	n	良好 （51~60 分）	较好 （41~50 分）	一般 （31~40 分）	差 （21~30 分）	极差 （<20 分）
观察组	28	3（10.71）	21（75.00）	3（10.71）	1（3.57）	0
对照组	29	2（7.14）△	13（46.43）*	12（42.68）	2（7.14）	0

注：两组比较 *χ^2=5.388，$P<0.05$；△χ^2=0.259，$P>0.05$。

表 3-5　两组生存率比较 $[n(\%)]$

	n	1 年	2 年	3 年	两组比较
观察组	19	19（100.00）	17（89.47）	15（78.95）	$P>0.05$
对照组	21	21（100.00）	20（95.24）	16（76.19）	

这个研究表明中西医结合治疗与单纯西医治疗的生存率相似，但有中医治疗者生活质量较好。

香港中文大学生命科学学院何永成教授的实验研究证实仙鹤草、黑芥子和穿心莲有抗肝癌作用。

国外医学界对植物药抗癌作用的研究甚为重视。西医所使用的抗癌化疗药物有不少来自植物。例如紫杉醇（paclitaxel，taxol）来自太平洋短叶紫杉，多西他赛（docetaxel；商品名 taxotere）亦属于这个系列。使用多年的抗癌化疗药长春新碱（vincristine）来自长春花（图 3-7）。三尖杉碱（cephalotaxine）和高三尖杉酯碱（homoharringtonine）来自三尖杉，喜树碱（camptothecine）来自喜树，伊立替康［camptosar（CPT-11）］是喜树碱的半合成衍生物。靛玉红（indirubin）

来自中药青黛(图 3-8),依托泊苷[etoposide(VP-16)]和替尼泊苷(teniposide)是鬼臼素的半合成品。

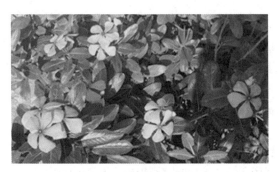

图 3-7　长春新碱来自长春花

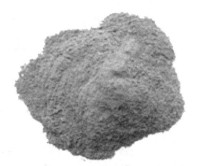

图 3-8　靛玉红来自中药青黛

近年来,国外兴起了姜黄研究热。至今已有逾千篇研究论文发表于一些重要的国际性医学期刊上。根据美国、英国、法国、荷兰、瑞士和爱尔兰等地的大学的报道,姜黄素对肺癌、乳腺癌、胃癌、结肠癌、白血病、黑色素瘤、前列腺癌等均有效。美国癌症研究所和英国的一些大学已经用姜黄进行Ⅰ期临床试验。

美国得克萨斯大学 Mukhopadhyay A 等用 MTT 法和 ^{3}H 标记的胸腺嘧啶核苷渗入法都发现姜黄素对多种雌激素受体阳性和雌激素受体阴性的乳腺癌细胞以及前列腺癌细胞有抑制或杀灭作用。法国 Odot J 等用核小体间 DNA 裂解检测凋亡细胞的方法证实姜黄素对黑色素瘤细胞有明显抑制作用。

在作用机制的研究上,发现姜黄的作用是多靶点的。姜黄素可以下调 cyclin D 等 16 种基因的表达,上调 GADD153 等 22 种基因的表达。姜黄抑制一些细胞信号通路,包括:核因子κB(nuclear factor-kappa B,NF-κB)、启动蛋白 1(activator protein 1,AP-1)、信号转导和转录启动因子 3(signal transducer and activator of transcription 3,STAT3)、蛋白激酶 B(protein kinase B,Akt)、B 细胞淋巴瘤基因 2(B-cell lymphoma gene,Bcl-2)、Bcl-X(L)、天冬氨酸特异性半胱氨酸蛋白酶(caspases)、多聚腺苷 -5- 双磷酸核糖聚合酶(polyadenosine-5′-diphosphate-ribose polymerase,PARP)、IκBα kinase(IKK)、表皮生长因子受体(epidermal growth factor receptor,EGFR)、人类表皮生长因子受体 2(human epidermal growth factor receptor 2,HER2)、JNK(c Jun N-terminal kinase)、丝裂原启动蛋白激酶(mitogen-activated protein kinases,MAPK)、环氧化酶 -2(COX-2)、脂加氧酶(5-lipoxygenase,5-LOX)。

以色列特拉维夫大学医学院的研究认为,姜黄与 COX-2 抑制剂塞来昔布(celecoxib)在抑制胰腺癌方面有协同作用,认为姜黄与塞来昔布合并使用增强抗癌疗效,并可减少塞来昔布的用量,从而减轻塞来昔布的毒副作用。

姜黄不仅有广谱和良好的抗癌作用,而且非常安全。姜黄素小鼠灌胃的 LD_{50}>2g/kg,而抗癌化疗药甲氨蝶呤(MTX)对大鼠的 LD_{50} 为 0.06g/kg,5-FU 对大鼠的 LD_{50} 为 0.241g/kg。姜黄素引起细胞凋亡所需剂量浓度为 100~200μmol/L。食用 1g 姜黄后肠腔内的姜黄素浓度可达 270μmol/L,而人类可每天食用姜黄达 8g 而无毒性。事实上姜黄是很多亚洲国家普遍使用的食品。

加州大学产科妇科与生殖科学系的研究指出,黄芩对卵巢癌和部分乳腺癌有良好的抑制作用。他们用 7.5g 干燥生药加水 125ml 煎沸 45 分钟,过滤,作 1:20~1:640 的稀释。细胞死亡由 MTT 法确定,细胞凋亡由 TUNEL 法和流式细胞仪测知。所测试的人类乳腺癌细胞有 BT474、MDA231、MCF7 和 SKBR3;所测试的人类卵巢癌细胞有 SKOV3、CAOV3、OVCAR-3、Hey、HeyC2、HA8 和 OCC。研究排除了中药可能含有的微量水银、砒霜的作用,证实黄芩对上述所有卵巢癌细胞系列都有 100% 的杀灭作用,而对两种乳腺癌细胞 MCF7 和 SKBR3 也有良好杀灭效果,即使在低浓度下也有效。对黄芩耐药的乳腺癌细胞系列则有 bcl-2 的过度表达(bcl-2 指 B-cell lymphoma gene,是人类 B 细胞淋巴瘤中过量表达的原癌基因,有抗细胞凋亡的作用)。

近年,美国加利福尼亚大学外科系 Shoemaker 等用 SRB 法发现 12 种中药具有抗癌作用而对正常细胞的影响则小或无(表 3-6)。加州大学外科系的研究用中药的水提取物。其制备方法是将 7.5g 干燥中药磨碎,加入 125ml 蒸馏水,煮沸 45 分钟,冷却后过滤,离心。这与传统的中药水煎剂用法是一致的。

表 3-6 加利福尼亚大学研究的 12 种中药的抗癌作用
(抑制:-0~50%;+51~75%;++76~100%)

中药	癌细胞系列[*]								HuMEC[**]
	A549	LLC	Panc-1	panc02	PC-3	LNCaP	MCF-7	MCNeuA	
知母	++	++	++	++	+	+	++	++	–
艾叶	++	++	++	++	++	+	++	++	+
没药	++	++	++	++	++	+	++	++	–
蛇莓	+	++	–	++	+	+	+	+	–
皂角刺	–	++	–	++	+	+	+	+	–
女贞子	+	++	+	++	+	+	+	++	–
大黄	++	++	++	++	++	+	+	++	–
茜草根	+	++	+	++	+	+	+	++	–

续表

中药	癌细胞系列[*]								HuMEC[**]
	A549	LLC	Panc-1	panc02	PC-3	LNCaP	MCF-7	MCNeuA	
石见穿	+	++	++	++	++	+	+	++	-
半枝莲	+	++	+	++	+	+	++	++	-
钩藤	+	++	++	++	+	-	+	++	未测试
王不留行	++	++	++	++	++	+	++	++	+

[*]癌细胞系列：A549（人肺癌），LLC（鼠肺癌），Panc-1（人胰腺癌），panc02（鼠胰腺癌），PC-3（人前列腺癌），LNCaP（人前列腺癌），MCF-7（人乳腺癌），MCNeuA（鼠乳腺癌）。[**]HuMEC（人乳房上皮细胞）。

除了单味中药的抗癌作用外，欧美的一些大学近年发表了一种称为 PC-SPES 的草药复方提取物抗癌作用的研究，发现 PC-SPES 主要对前列腺癌和非小细胞肺癌有效。还有研究报告指出，PC-SPES 对抑制胰腺癌细胞有效。

美国霍普国立医学中心肿瘤外科的 Schwarz RE 等用流式细胞仪和 TUNEL 法检测中药复方 SPES 或（和）阿霉素引起的胰腺癌细胞凋亡，发现 SPES 杀灭胰腺癌细胞的作用比阿霉素强。

美国 Boston 癌症研究所比较过 PC-SPES 与己烯雌酚（diethylstilbestrol，DES）治疗前列腺癌的功效。90 个患者随机分成 2 组，一组口服 PC-SPES 胶囊（960mg），3 次 / 日；另一组口服己烯雌酚 3mg/d。结果，前列腺特异性抗原（PSA）下降 50% 或以上者，在 PC-SPES 组有 40% 的患者，而在己烯雌酚组只有 24%。统计学分析差异有显著性意义。

英国一所医院的泌尿科今年发表了一项临床研究，他们用 PC-SPES 治疗的 10 名难治性前列腺癌患者，有 7 名出现 PSA 降低，而且没有发现严重副作用或凝血障碍。他们获准进行 II 期临床试验。

加州大学报告体外和体内实验均显示 PC-SPES 对结肠癌有很好疗效而且安全。他们的体外实验研究发现 PCSPES 对 3 种结肠癌细胞（DLD-1、SW480 和 SW620）都有显著的抑制作用。蛋白质印迹法分析显示 PC-SPES 降低 SW620 细胞的 β- 微管蛋白。在体内实验中，他们发现 PC-SPES 使实验小鼠的肿瘤数量减少 58%，并且没有发现副作用，与未用药的对照组相比，实验小鼠的进食和体重不受影响。

PC-SPES 由以下 8 种成分组成（DiPaola 等，1998；Hsieh 等，1998；Darzynkiewicz 等，2000）：*Dendrantherma morifolium* Tzvel（菊花）、*Ganoderma lucidium* Karst.（灵芝）、*Glycyrrhiza glabra* L.（甘草）、*Isatis indigotica* Fort.（大青叶）、*Panax pseudoginseng* Wall（参三七）、*Rabdosia rubescens* Hart（冬凌草）、*Scutellaria baicalensis* Georgi（黄芩）、*Serenoa repens* Small（锯叶棕）。

纽约大学医学院病理系最近发表的论文指出,中药黄芩治疗前列腺癌比 PC-SPES 更有效。他们的研究显示黄芩的抗癌机制是抑制环氧化酶 -2（cyclooxygenase-2,COX-2）和周期蛋白 / 周期蛋白依赖性激酶通路（cyclins/cdks pathways）。动物实验显示用药 7 周可使前列腺癌缩小 50%,并且抑制 LNCaP 前列腺癌的 PSA 的产生。

纽约医学院生物化学和分子生物学系研究了丹参（*Salvia miltiorrhiza* Binge）和云芝（coriolus versicolor）对乳腺癌细胞 MCF-7 的作用。用流式细胞仪分析发现二者的 70% 乙醇提取物均能抑制癌细胞的生长,而丹参作用更强。云芝封锁癌细胞从 G_1 期向 S 期的转化,促进癌细胞凋亡;而丹参显著抑制 Rb、cyclin D1 和 p53 的表达（但 Rb 和 p53 是抑癌基因）,并导致 p65 和 p50 形式的启动转录作用的核因子 NF-κB 的减少。但丹参的作用会被云芝削弱。

近年他们又发表了一种中药复方对前列腺癌的作用的研究。他们称这种中药复方为 Equiguard,他们的研究结论是该中药复方对男性激素依赖性的前列腺癌细胞 LNCaP、男性激素非依赖性的前列腺癌细胞 DU-145 和 PC-3 均有显著抑制作用。作用机制是多靶点的,包括减少 cyclin D1、E2F 的表达,并且降低 AR 和 PSA 的水平。Equiguard 还减少 COX-2 和增加苯醌还原酶（quinone reductase 1 和 2）。对前列腺癌的治疗和预防均有价值。

Equiguard 由下列 9 种中药的 70% 乙醇提取物组成:*Epimedium brevicornu* Maxim.(淫羊藿)、*Morinda officinalis* How(巴戟天)、*Rosa laevigata* Michx(金樱子)、*Rubus chingii* Hu(覆盆子)、*Schisandra chinensis*(Turcz.)Baill.(五味子)、*Ligustrum lucidum* Ait.(女贞子)、*Cuscuta chinensis* Lam.(菟丝子)、*Psoralea corylifolia* L.(补骨脂)、*Astragalus membranaceus*(Fisch.)Bge.(黄芪)。

大阪大学医学院的一项预设性研究中,260 名肝硬化患者随机分为两组,分别用中药 TJ-9 和常规药物,观察 5 年,结果显示中药可防止肝细胞癌。TJ-9 的成分就是中医的小柴胡汤[Oka H,Yamamoto S,Kuroki T,et al.Prospective study of chemoprevention of hepatocellular carcinoma with Sho-saiko-to（TJ-9）[J].Cancer,1995,76（5）:743-749]

肝癌通常是在肝硬化的基础上发生的。肝细胞癌的发生通常经历以下演变过程:肝炎病毒感染或者其他肝损害因素→慢性肝炎→肝硬化→肝癌。肝硬化的实质主要就是肝纤维化。研究表明,肝纤维化指标与原发性肝癌密切相关,肝纤维化的治疗对预防原发性肝癌有积极的临床意义。据大阪大学医学院的研究,茵陈、栀子和大黄组成的 TJ-135 显著减少肝纤维化,其机制是减少Ⅲ型前胶原 mRNA 的表达和减少肝内星形细胞活化的数量。肝纤维化的核心环节是肝内星形细胞的活化。活化的星形细胞转化为肌成纤维细胞,可分泌多型胶原、层黏蛋白、纤维连接蛋白和透明质酸等多种细胞外基质（ECM）成分，核因子 NF-κB 和转化生长因子 TGF-β_1 及其受体表达增加是最强的促胶原生成因子。检查肝纤维化的常用指标有 4 种：透明质酸（HA）、Ⅲ 型前胶原肽（PⅢP）、层黏蛋白（LN）和Ⅳ型胶原（Ⅳ-C）。有研究显示，用四氯化碳处理6 周导致肝纤维化的大鼠服用丹参、三棱、当归、虫草、郁金、崖棕根这 6 种中药后，NF-κB 和 TGF-β_1 的表达受到抑制，血清谷丙转氨酶（ALT）和谷草转氨酶（AST）以及层粘连蛋白（LN）和透明质酸（HA）浓度降低。另一项研究显示，丹参和当归对于结扎胆管导致肝纤维化的狗和肝硬化患者都能降低门静脉高压，作用慢而持久，与硝苯地平（nifedipine）处理组比较，没有副作用。在一项动物实验中，使用丹参、当归、桃仁、红花 4 种中药，结果显示丹参和红花可以抑制肝纤维化，丹参作用更为显著。

　　以上这些由西方国家的医学科学家进行的研究表明，中药的抗癌作用并非虚构；同时表明，中药的抗癌作用一般是多靶点的。

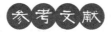

参 考 文 献

1. Isaac Asimov. Asimov's New Guide to Science［M］. New York：HarperCollins Basic Books，1972.

2. Roy Porter. The Cambridge Illustrated History of Medicine［M］. Cambridge：Cambridge University Press，1996.

3. W. Modell，A. Lansing. Drugs［M］. 2nd ed. New York：Times-Life Books Inc，1980.

4. The Columbia Encyclopedia［M］. 15th ed. New York：Columbia University Press，1993.

5. W. F. Bynum，PorterRoy. Companion Encyclopedia of the History of Medicine［M］. Landon：Routledge，1993.

6. McGrew E. Roderick. Encyclopedia of Medical History［M］. New York：McGraw-Hill，1985.

7. Sinha R，Anderson DE，McDonald SS，et al. Cancer risk and diet in India［J］. J Postqrad Med，2003，49（3）：222-228.

8. Odot J，Albert P，Carlier A，et al. In vitro and in vivo anti-tumoral effect of curcumin against melanoma cells［J］. Int J Cancer，2004，111（3）：381-387.

9. Sharma RA，Euden SA，Platton SL，et al. Phase I clinical of oral curcumin：biomarkers of systemic activity and compliance［J］. Clin Cancer Res，2004，10（20）：6847-6854.

10. Mukhopadhyay A，Banerjee S，Stafford LJ，et al. Curcumin-induced suppression of cell proliferation correlates with down-regulation of cyclin D1 expression and CDK4-mediated retinoblastoma protein phosphorylation［J］. Oncogene，2002，21（57）：8852-8861.

11. Collett GP，Campbell FC. Overexpression of p65/RelA potentiates curcumin-induced apoptosis

in HCT116 human colon cancer cells[J]. Carcinogenesis,2006,27(6):1285-1291.

12. Radhakrishna Pillai G,Srivastava AS,Hassanein TI,et al. Induction of apoptosis in human lung cancer cells by curcumin[J]. Cancer Lett,2004,208(2):163-170.

13. Chung VQ,Tattersall M,Cheung HT. Interactions of a herbal combination that inhibits growth of prostate cancer cells[J]. Cancer Chemother Pharmacol,2004,53(5):384-390.

14. Skehan P,Storeng R,Scudiero D,et al. New colorimetric cytotoxicity assay for anticancer-drug screening[J]. J Natl Cancer Inst,1990,82(13):1107-1112.

15. Shoemaker M,Hamilton B,Dairkee SH,et al. In vitro Anticancer Activity of Twelve Chinese Medicinal Herbs[J]. Phytother Res,2005,19(7):649-651.

16. Schwarz RE,Donohue CA,Sadava D,et al. Pancreatic cancer in vitro toxicity mediated by Chinese herbs SPES and PC-SPES:implications for monotherapy and combination treatment [J]. Cancer Letters,2003,189(1):59-68.

17. Aggarwal S,Takada Y,Singh S,et al. Inhibition of growth and survival of human head and neck squamous cell carcinoma cells by curcumin via modulation of nuclear factor-κB signaling [J]. Int J Cancer,2004,111(5):679-692.

18. 谢宗万. 汉拉英对照中药材正名词典[M]. 北京:北京科学技术出版社,2004.

19. 周家驹,谢桂荣,严新建. 中药原植物化学成分手册[M]. 北京:化学工业出版社,2004.

20. 化学化工大辞典编委会和化学工业出版社辞书编辑部. 化学化工大辞典[M]. 北京:化学工业出版社,2003.

21. 王箴. 化工辞典[M]. 4版. 北京:化学工业出版社,2001.

22. 王书奎,周振英. 实用流式细胞术彩色图谱[M]. 上海:第二军医大学出版社,2004.

23. 刘春安,彭明. 抗癌中草药大辞典[M]. 武汉:湖北科学技术出版社,1994.

24. 季宇彬. 抗癌中药药理与应用[M]. 哈尔滨:黑龙江科学技术出版社,1999.

25. 章永红. 抗癌中药大全[M]. 南京:江苏科学技术出版社,2000.

26. 赵景生. 土茯苓治脑毒瘤有奇效[M]//上海市中医文献研究馆. 上海市中医文献研究馆丛刊——临床心得选集(第一辑). 上海:上海科学技术出版社,1965.

27. 凌耀星. 中医治疗疑难病130例纪实[M]. 上海:三联书店,2001.

28. 王三虎. 中医抗癌临证新识[M]. 北京:人民卫生出版社,2009.

29. 孟琳升,等. 中医治癌大成[M]. 北京:北京科学技术出版社,1995.

30. 高震. 药用植物治疗127例晚期癌症患者的20年家庭随访[J]. 吉林中医药,1986(1):25.

31. 国家药典委员会. 中华人民共和国药典(一部)[M]. 2015年版. 北京:化学工业出版社,2015

32. 江苏新医学院. 中药大辞典[M]. 上海:上海科学技术出版社,1985.

33. 林洪生. 中国癌症研究进展(第9卷)——中医药防治肿瘤[M]. 北京:北京大学医学出版社,2008.

34. 尹卫平,梁菊,吴文澜. 抗癌天然药物研究进展[M]. 北京:北京科学出版社,2009.

35. 唐先平,高凤玲,王振卿. 肿瘤临床常用中药指南[M]. 北京:北京科学技术文献出版社,2006.

36. Bratman S,Kroll D. Natural Health Bible[M]. Revised and expanded 2nd edition. London:Prima Health,2000.

37. Gururaj AE,Belakavadi M,Venkatesh DA,et al. Molecular mechanism of anti-angiogenic effect of curcumin[J]. Biochem Biophys Res Commun,2002,297(4):934-942.

38. Maheshwari RK,Singh AK,Gaddipati J,et al. Multiple biological activities of curcumin:a short review[J]. Life Sci,2006,78(18):2081-2087.

39. 韩锐. 抗癌药物研究与实验技术[M]. 北京:北京医科大学、中国协和医科大学联合出版社,1997.

40. Holy J. Curcumin inhibits cell motility and alters microfilament organization and function in prostate cancer cells[J]. Cell Motil Cytoskeleton,2004,58:253-268.

41. Scott DW,Mutamba S,Hopkins RG,et al. Increased GADD gene expression in human colon epithelial cells exposed to deoxycholate[J]. J Cell Physiol,2005,202(1):295-303.

42. Scott DW,Loo G. Curcumin-induced GADD153 gene up-regulation in human colon cancer cells[J]. Carcinogenesis,2004,25(11):2155-2164.

43. 冯国梁. 抗癌中药的研究进展[J]. 疾病监测与控制杂志,2010,4(1):7-9.

44. 奚胜艳,王彦晖,赵育芳,等. 传统中药复方防治肿瘤血管生成的现状、问题分析及对策[J]. 中国中药杂志,2010,35(10):1352-1356.

45. 杨英姿. 中西医治疗慢性粒细胞白血病进展[J]. 实用中医药杂志,2010,26(6):445-446.

46. 刘博,于硕,邢莉,等. 西黄丸联合介入化疗治疗中晚期原发性肝癌80例疗效分析[J]. 中华中医药杂志,2010,25(6):947-948.

47. 邹海萍,朱玉芬,王德兴,等. 肠宁方治疗脾虚湿热型晚期大肠癌38例观察[J]. 辽宁中医杂志,2006,33(9):1116.

48. 贾小强,杜永宏,张丽娟. 中西医结合治疗大肠癌疗效分析[J]. 辽宁中医杂志,2005,32(7):703-704.

49. Powell CB,Fung P,Jackson J,et al. Aqueous extract of herbs Scutellaria barbatae,a Chinese herb used for ovarian cancer,induces apoptosis of ovarian cancer cell lines[J]. Gynecol Oncol,2003,91(2):332-340.

50. Huerta S,Arteaga JR,Irwin RW,et al. PC-SPES inhibits colon cancer growth in Vitro and in Vivo[J]. Cancer Res,2002,62(18):5204-5209.

51. Hsieh TC, Wu JM. Differential control of growth, cell cycle progression, and gene expression in human estrogen receptor positive MCF-7 breast cancer cells by extracts derived from polysaccharopeptide I'm-Yunity and Danshen and their combination[J]. Int J Oncol, 2006, 29(5):1215-1222.

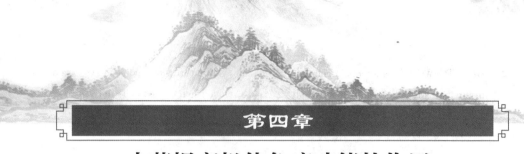

第四章

中药提高机体免疫功能的作用

The Action of Chinese Medicine in Enhancing the Function of the Immune System

一、衡量免疫功能的常用指标

免疫（immunity）就是"免于疫患"的意思。免疫学原本是研究抗感染即免疫防御功能问题，但现代免疫学已不仅仅是抗感染问题，还包括了移植免疫、肿瘤免疫（监视细胞癌变、清除癌变细胞）、自身免疫等。总的说来，免疫主要是机体识别和排斥异物的自身防御反应。

以下检测免疫功能的常用指标可以用来衡量非特异性免疫和特异性免疫（细胞免疫和体液免疫）。

1. 白细胞计数和分类　白细胞中，中性粒细胞是非特异性免疫的重要组成部分；淋巴细胞中的 B 细胞在抗原刺激下转化为产生抗体而负责体液免疫的浆细胞，而 T 细胞则负责细胞免疫。因此，这些白细胞的数量可作为衡量免疫力的参数之一。它们的数量低则免疫力也低。但是，当它们的数量较高时，还需要看它们是否功能正常。例如，急慢性白血病时，白细胞数量可达甚高水平，但患者免疫力甚低，因为这些白细胞大多并无正常功能。

2. 免疫球蛋白检测　免疫球蛋白是反映体液免疫功能的参数之一。免疫球蛋白降低可见于多种先天性和获得性免疫缺陷病及长期使用免疫抑制剂的患者。慢性感染、慢性肝病、自身免疫性疾病和淋巴瘤等可见到 IgG、IgM、IgA 水平均升高。多发性骨髓瘤可见到单一免疫球蛋白升高，这是一种单克隆 B 淋巴细胞异常增殖时产生的免疫球蛋白，称为单克隆免疫球蛋白（monoclonal immunoglobulins）或 M 蛋白，其中 60% 左右是 IgG 型，20% 左右是 IgA 型，轻链（κ 或 λ）型占 15% 左右。广为人知的本周蛋白（Bence Jones protein，BJP）即免疫球蛋白轻链（κ 或 λ）。

3. 血清补体检测　包括总补体溶血活性（CH50）测定，血清补体 C_3、C_4、C1q 和 B 因子测定。B 因子是参与补体活化替代途径的一种蛋白。重度营养不良、先天性补体成分缺乏、AIDS 等免疫功能严重低下的疾病可见到补体活性降低。急性肾小球肾炎、系统性红斑狼疮(SEL)、肝硬化等 CH50 活性和血清 C_3、C_4 降低,多发性骨髓瘤、IgA 肾病有血清 C_4 降低。重症联合免疫缺陷病有血清 C1q 和 B 因子降低。CH50 和 C_3 增高可见于恶性肿瘤。

4. 淋巴细胞表面标志物检测 T 淋巴细胞表面标志物检测包括 E 玫瑰花结形成试验、淋巴细胞表面标志物免疫荧光法检测(IFA)、荧光启动细胞分类法(FACS)等;B 淋巴细胞表面标志物检测包括 B 细胞膜表面免疫球蛋白(SmIg)测定和 B 细胞分化抗原 CD19、CD20、CD21、CD22 测定等。

E 玫瑰花结形成试验(erythrocyte rosette formation test,E-RFT)的原理是 T 细胞表面具有特异性绵羊红细胞(SRBC)受体(CD2),在一定条件下可与 SRBC 结合成玫瑰花样的花环,所得 E- 花环的百分率基本上可代表受检标本中全部 T 淋巴细胞的百分率,此法操作简便,但影响因素较多,渐被测定 CD 抗原的方法所替代。

淋巴细胞表面标志物免疫荧光法和荧光启动细胞分类法检测可用于 T 淋巴细胞计数、T 淋巴细胞亚群分类和判定淋巴细胞活化程度。正常时 $CD3^+T$ 细胞 61%~85%;$CD4^+T$ 细胞 28%~58%;$CD8^+T$ 细胞 19%~48%。$CD4^+/CD8^+$ 细胞比值为 1.66 ± 0.33(>1)。获得性免疫缺陷综合征(AIDS)患者 $CD3^+$ 和 $CD4^+T$ 细胞降低,$CD4^+/CD8^+T$ 细胞比值下降。

$SmIg^+$ 细胞增高常与 B 细胞恶性增殖有关,见于慢性淋巴细胞白血病、毛细胞白血病等。$SmIg^+$ 细胞减低主要与体液免疫缺陷有关,见于严重联合免疫缺陷病等。

CD19 是全部 B 细胞的共有表面标志,B 细胞活化后也不消失,因此是最重要的 B 细胞标记分子。$CD19^+$ 细胞升高见于 B 细胞系统恶性肿瘤,降低见于体液免疫缺陷病。

5. 淋巴细胞功能检测 包括淋巴细胞转化试验、混合淋巴细胞反应和自然杀伤(NK)细胞活性测定。

(1)淋巴细胞转化试验(lymphocyte transformation test,LTT):包括非特异性和特异性淋巴细胞转化试验。都是利用刺激物刺激体外培养的淋巴细胞,通过观察细胞形态变化、细胞增殖程度或者 DNA 合成增加的程度来测定淋巴细胞的应答能力,从而衡量人体免疫功能。非特异性淋巴细胞转化试验用非特异性刺激物(有丝分裂原),反应与机体是否致敏无关,故属于非特异性;特异性淋巴细胞转化试验则利用特异性抗原作为刺激物使被该抗原致敏的淋巴细胞发生应答反应。虽然淋巴细胞对非特异性和特异性抗原的识别过程不同,但被启动后,所发生的增殖和分裂反应却是相同的。

淋巴细胞表面存在丝裂原受体,在有丝分裂原的作用下,淋巴细胞内的

DNA、RNA 以及蛋白质的合成增加，从 $G_0(G_1)$ 期向 S 期转化。T 淋巴细胞的有丝分裂原有植物凝集素（phytohemagglutinin，PHA）、伴刀豆球蛋白 A（Con A）、美洲商陆丝裂原（pokeweed mitogen，PWM）；B 淋巴细胞的有丝分裂原有细菌内毒素脂多糖（lipopolysaccharide，LPS）、Con A、PWM、葡萄球菌 A 蛋白（SPA）等。

在形态学变化上，淋巴细胞与丝裂原或特异性抗原经 37℃下 72 小时的孵化后，细胞体积增大，胞浆深染，胞核增大，染色质疏松，核仁明显，此即淋巴母细胞，可通过显微镜计数其百分率，正常为 60% 左右。

DNA 合成增加则可用第三章介绍的 ^3H 标记的胸腺嘧啶核苷渗入法，计算刺激指数（SI）测知。SI>2 为有意义，SI<2 则淋巴细胞转化率降低。SI 计算公式为：

$$SI = \frac{PHA \text{ 刺激管 cpm 均值}}{\text{对照管 cpm 均值}}$$

淋巴细胞增殖程度则可用第三章介绍的 MTT 法来观测。

（2）混合淋巴细胞反应：将两个无关个体的淋巴细胞混合培养，由于不同个体主要组织相容性复合体（MHC）的差异，双方淋巴细胞互以对方为抗原发生反应，T 淋巴细胞发生转化，用上述淋巴细胞转化试验的形态学方法观测淋巴细胞转化率 >10% 为阳性，或者用 ^3H 标记的胸腺嘧啶核苷渗入法检测，实验组 cpm> 对照组 cpm 值 10% 为阳性。此为双向混合淋巴细胞反应（mixed lymphocyte reaction，MLR），可以反映机体细胞免疫功能。

（3）NK 细胞活性：可用以下两种测定两种方法测定：

● 乳酸脱氢酶（LDH）释放法：将 NK 细胞与其敏感靶细胞混合培养，NK 细胞可杀伤靶细胞，使 LDH 从受损细胞质内释出，用比色法测定培养液中 LDH 活性，可间接反映 NK 细胞活性，用细胞毒指数表示，正常为 27.5%~52.5%。

● ^{51}Cr 释放法。将 ^{51}Cr 标记的靶细胞与 NK 细胞按比例共同孵育，NK 细胞无需抗原抗体参与，可直接杀伤敏感靶细胞，导致 ^{51}Cr 从靶细胞内释放出来，检测培养液中 ^{51}Cr 的放射性强度（以 cpm 表示），可算出 NK 细胞活性，用自然杀伤率（%）表示，正常为 47.6%~76.8%。

NK 细胞活性是反映机体免疫功能的重要指标。NK 细胞活性降低见于恶性肿瘤、AIDS 等。结肠癌、鼻咽癌等经治疗后，NK 活性上升，表示治疗有效。

6. 中性粒细胞吞噬、杀菌功能检测　包括显微镜检测法和硝基四氮唑蓝（NBT）还原试验。前者将白细胞悬液与白色念珠菌悬液混合孵育一定时间后，在显微镜下检测细胞吞噬细菌情况，计算吞噬率（%），正常为 90% 左右。后者的原理是中性粒细胞吞噬杀菌过程中，耗氧增加，糖代谢活跃，6- 磷酸葡萄糖氧化脱氢转变为戊糖,所脱的氢可还原淡黄色的 NBT 成为蓝黑色的点状或块状甲䐶(formazan),沉积于中性粒细胞的胞浆中,计数 100~200 个中性粒细胞,计算 NBT 阳性细胞的百分率,正常为 75%~95%。

7. 红细胞 C3b 受体花环及免疫复合物花环试验　前面已经介绍过,近年来的研究表明红细胞也属于免疫细胞,可借助其膜表面分子的免疫黏附作用,在体内起"清道夫"作用。RBC-C3bR 花环和 BRC-IC 花环试验可反映红细胞的免疫功能。其原理是红细胞膜上的 C3b 受体可与补体致敏的酵母菌黏附形成花环(RBC-C3bR 花环);红细胞膜上黏附的免疫复合物(IC)中的 C3b 分子则可与未致敏的酵母菌黏附形成免疫复合物花环(BRC-IC 花环)。正常人体循环血液中 IC 少,因此 RBC-C3bR 花环率比 BRC-IC 花环率高 2~5 倍。若两项指标都低,则红细胞免疫功能低下。如果 RBC-C3bR 花环率低而 BRC-IC 花环率高,是由于循环血液中免疫复合物增多,红细胞黏附 IC 过多所致。

8. 溶血空斑试验　以绵羊红细胞(SRBC)作为抗原免疫小鼠,从免疫小鼠脾脏分离淋巴细胞或直接用脾细胞,将其与高浓度 SRBC 混合于琼脂中,经 37℃、5%CO$_2$ 孵育,在补体参与下,抗体形成细胞周围的 SRBC 溶解,形成溶血空斑区,一个空斑代表一个抗体形成细胞,空斑的数量表示抗体形成细胞的多少。这个试验可反映 B 细胞功能,是检测体液免疫功能的方法之一。

二、具有免疫增强作用的中药

中医很多调补脏腑和阴阳气血的中药经现代研究具有增强免疫力、抗疲劳和抗衰老的作用。研究发现其他不少非调补性的中药也具有增强免疫力的作用(表 4-1)。

除了单味中药外,很多中药复方的研究也显示出增强免疫功能的良好效果。

表 4-1　部分具有免疫增强作用的中药

中药名	对免疫功能的影响
人参	人参可提高正常大鼠外周血白细胞数及胸腺和脾脏细胞数;增加巨噬细胞白介素 -1(IL-1)分泌和吞噬功能;提高补体 C$_3$、C$_4$ 水平;增强 T 细胞和 B 细胞对丝裂原的增殖反应;促进 Th 细胞的白介素 -2(IL-2)分泌;对 IL-2、白介素 -3(IL-3)、白介素 -4(IL-4)、白介素 -6(IL-6)的分泌和 IgC、IgA、IgM 的生成亦有促进作用;增强 NK 细胞的杀伤能力
党参	党参增加小鼠 IL-2 和抗体生成;增强巨噬细胞的吞噬功能
西洋参	西洋参多糖(PPQ)和西洋参皂苷(PQS)可升高白细胞,启动 T 细胞,促进 B 细胞产生抗体,促进 Con A 导致的淋巴细胞转化增殖和 IL-2 产生

中药名	对免疫功能的影响
黄芪	黄芪能使慢性气管炎患者血浆 IgM 等抗体增加,并与临床好转相一致;使 IgG 缺陷病儿 T 细胞增殖,IL-2 和 IL-6 活性增强;提高巨噬细胞吞噬功能;增强 NK 细胞的杀伤作用;促进淋巴细胞转化和增殖;增强淋巴因子活化的杀伤细胞(LAK 细胞)的杀伤作用
白术	白术有升高白细胞数特别是 T 淋巴细胞寿命和数量的作用;能提高 IL-1 和 IL-2 的量;提高淋巴细胞转化率;升高 IgG 含量;增强巨噬细胞吞噬功能;促进骨髓细胞增殖
黄精	黄精能减轻环磷酰胺导致的小鼠白细胞减少,并增加小鼠胸腺和脾脏的重量;还有研究指黄精能升高哮喘患儿红细胞 C3b 受体花环率,表明黄精能增强红细胞免疫力,预防哮喘
冬虫夏草	可使被环磷酰胺抑制的小鼠 B 淋巴细胞活性恢复正常;增强巨噬细胞吞噬能力;提升 IL-1 和 IL-2 量;增加淋巴细胞转化率;提升 T 细胞数量;增加 $CD8^+$ 亚群细胞数
山药	小鼠衰老造模实验表明,山药组胸腺皮质和髓质分界清楚,皮质增厚,淋巴细胞密集,而对照组胸腺明显萎缩,皮质变薄,淋巴细胞稀疏;T 细胞玫瑰花结形成实验表明山药能提高 T 细胞百分率;淋巴细胞转化实验表明,山药能提高淋巴细胞免疫应答能力;还有实验表明山药提升淋巴细胞增殖能力和 NK 细胞活性以及 IgG、IL-2 和肿瘤坏死因子 -α(TNF-α)的量
当归	当归提取物可显著促进受辐射小鼠骨髓造血功能的恢复,防止胸腺萎缩,提高小鼠存活率;显著提高 RBC-C3bR 花环和 BRC-IC 花环形成率;可促进 T 细胞增殖和提高细胞毒性 T 细胞的杀伤活性;可增强巨噬细胞吞噬功能和分泌 TNF-α 和 IL-1;诱导淋巴细胞分泌干扰素 -γ(IFN-γ);可促进荷瘤小鼠淋巴细胞增殖和 NK 细胞对靶细胞的杀伤作用,延长生存期
地黄	实验显示地黄促进小鼠骨髓造血干细胞增殖,提升外周血的血红蛋白(Hb)、红细胞(RBC)和白细胞数;提高巨噬细胞吞噬功能;增强 Con A 诱导的淋巴细胞增殖;促进 IL-2 分泌;增强细胞毒性 T 细胞杀伤力
白芍	可促进 Con A 诱导的淋巴细胞增殖反应;对下丘脑 - 垂体 - 肾上腺皮质系统的功能有双向调节作用即下调过度紧张的应激反应(如 4℃游泳),而使松弛状态下较低的血皮质素浓度升高
阿胶	提高小鼠巨噬细胞吞噬功能;提高 E 玫瑰花结形成百分率;提高淋巴细胞转化率;升高白细胞和红细胞、血小板数量;促进 NK 细胞活性
枸杞	观察接受放疗的肿瘤患者和注射环磷酰胺的小鼠,服过枸杞者白细胞数、中性粒细胞吞噬活性均提高;枸杞还增加淋巴细胞转化率和巨噬细胞吞噬率;枸杞子、果柄、叶和枸杞多糖均可显著吞噬细胞吞噬百分率,提高血清溶菌酶活性;枸杞还提高血 IgA、IgG 和 IgM 量和 IL-2 的产生;增加溶血空斑形成数;增强 NK 细胞、LAK 细胞杀伤活性

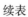

续表

中药名	对免疫功能的影响
麦冬	麦冬能升高白细胞,改善环磷酰胺引起的白细胞数降低;促进巨噬细胞的吞噬功能;并显著促进体液免疫
石斛	可增强小鼠巨噬细胞吞噬功能;可显著提高癌病患者外周淋巴细胞 E 玫瑰花结形成百分率
沙参	促进巨噬细胞吞噬功能和 B 细胞增殖
天花粉	可使小鼠脾脏的白髓成分较对照组明显增殖,生发中心增大,边缘增宽,B 细胞和浆细胞数量明显增多;可使 IgM 增多而 IgE 减少;对补体系统有启动作用
女贞子	能显著升高外周血细胞数;增强巨噬细胞吞噬功能
墨旱莲	提高外周血白细胞数及 T 细胞百分率
龟甲	能升高白细胞,改善环磷酰胺引起的白细胞数降低;使淋巴细胞转化率增加;血清 IgG 增多
淫羊藿	用 ^{3}H 标记的胸腺嘧啶核苷渗入法发现淫羊藿促进胸腺细胞增殖,并使 IL-2 合成增多;提高巨噬细胞吞噬功能;刺激 B 细胞增殖;诱生 IFN-γ
巴戟天	用 E 玫瑰花结形成试验表明巴戟天能明显提高 T 细胞百分率;巴戟天促进 Con A 导致的淋巴细胞转化增殖,表明可促进淋巴细胞的免疫应答能力;巴戟天还提高巨噬细胞吞噬功能,增加 IL-2 和 IFN-γ 的量
附子	附子可促进小鼠脾细胞产生抗体,提高豚鼠血清中的补体含量,促进淋巴细胞产生 IL-2,使兔淋巴细胞转化率明显升高
鹿茸	鹿茸对正常小鼠、糖皮质激素和环磷酰胺所致的免疫功能低下小鼠都能增强其巨噬细胞吞噬功能;提高血清 IgG 含量;增强 T 细胞功能
灵芝	对细胞免疫和体液免疫均有增强作用,能提高 B 细胞产生抗体的能力;增加巨噬细胞量并增强巨噬细胞吞噬百分率和吞噬指数;促进 Con A 诱导的淋巴细胞增殖;增加 IL-2、IL-3 和 IL-6 分泌;提高 NK 细胞活性
云芝	云芝多糖增强 T 细胞功能,促进淋巴细胞转化和 IL-2、IFN-γ 等细胞因子的分泌;增加抗体的产生;增强巨噬细胞吞噬功能和 NK 细胞活性;对辐射导致的免疫功能低下有治疗作用;有增强网状内皮系统吞噬功能的作用
紫河车	升高外周血白细胞特别是淋巴细胞数量;增加巨噬细胞数量和吞噬功能;促进 IL-2 和 TNF 产生;增加 IgG 和 IgM 量而减少 IgE 的量
绞股蓝	对环磷酰胺所致的白细胞减少有明显升高白细胞作用并升高玫瑰花环形成率;促进 Con A 诱导的 T 细胞增殖和脂多糖诱导的 B 细胞增殖;促进巨噬细胞产生 IL-1;促进 NK 细胞活性
薏苡仁	显著提高巨噬细胞吞噬百分率和吞噬指数;显著促进免疫抑制小鼠溶血素、溶血空斑的形成和淋巴细胞转化;对化疗导致降低的白细胞数有显著升高作用;增强 NK 细胞活性

续表

中药名	对免疫功能的影响
三七	明显增加胸腺和脾细胞增殖；明显提高巨噬细胞和中性粒细胞吞噬功能；促进 Con A 导致的淋巴细胞转化；提高 RBC-C3bR 花环和 BRC-IC 花环形成率
莪术	报道指莪术可升高白细胞，延长化疗疗程和增强疗效
蒲公英	显著增强巨噬细胞吞噬功能、淋巴细胞转化率；促进 IL-2 和抗体的产生
猪苓	增强儿童 T 细胞功能；增强 Con A 导致的 T 淋巴细胞转化增殖反应；升高玫瑰花环形成率；增强细胞毒性 T 细胞杀伤力

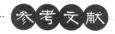

参考文献

1. W. Levinson, E. Jawetz. Medical Microbiology & Immunology[M]. 6th ed. New York: McGraw-Hill, 2000.

2. 高晓明. 医学免疫学基础[M]. 北京：北京医科大学出版社，2001.

3. 尹卫平，梁菊，吴文澜. 抗癌天然药物研究进展[M]. 北京：科学出版社，2009.

4. 李杰. 中医药对荷瘤机体免疫功能调节的细胞和分子机制研究[M]// 林洪生. 中国癌症研究进展（第9卷）——中医药防治肿瘤. 北京：北京大学医学出版社，2008.

5. 张铁军，陈常青. 调节免疫和保肝中药现代研究与应用[M]. 北京：人民卫生出版社，2007.

6. 柏敏霜，等. 黄芪多糖的研发与应用[M]// 林洪生. 中国癌症研究进展（第9卷）——中医药防治肿瘤. 北京：北京大学医学出版社，2008.

7. 刘春安，彭明. 抗癌中草药大辞典[M]. 武汉：湖北科学技术出版社，1994.

8. 季宇彬. 抗癌中药药理与应用[M]. 哈尔滨：黑龙江科学技术出版社，1999.

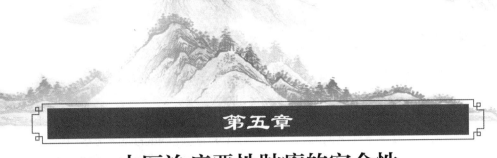

第五章

中医治疗恶性肿瘤的安全性

The Safety of Chinese Medicine in the Treatment of
Malignant Tumors

治疗疾病除了要有效,还必须安全。中医药治疗恶性肿瘤是否安全呢?

药物的安全性可以从多方面评估,包括急性毒性试验和实验动物半数致死量(LD_{50})的计算,亚慢性和慢性毒性试验等。虽然近年用 LD_{50} 评估药物毒性的方法受到动物保护组织的反对而出现了一些替代方法,但仍以 LD_{50} 较为准确。LD_{50} 越小,则毒性越大。例如,治疗结核病的主要西药之一异烟肼(INH)和中药黄药子都可以导致肝功能损害,但是,INH 小鼠灌胃的 LD_{50} 是176mg/kg,而黄药子则为 79 980mg/kg,即 INH 比黄药子的毒性大 450 多倍。

一种化学物质对机体健康引起有害作用的能力,称为该物质的毒性(toxicity)。根据毒理学,在一定意义上,只要达到一定的剂量,任何物质对机体都具有毒性。例如水中毒导致的低渗透压状态,使脑细胞水肿,颅内压升高,致头痛、呕吐、抽搐、昏迷甚至死亡;又如血葡萄糖过高,使脑细胞脱水导致的高渗性昏迷。中国人有"是药三分毒"之说,明代医家汪机认为"药谓草木虫鱼禽兽之类,皆谓之毒"。这与上述毒理学的观念是符合的,但不应当被曲解、夸大和误导为"中药有毒"或"中医药不安全"。事实上,中药大多数是相当安全的。其中有些是中国人用了数千年的食品,如山药、枸杞、百合、薄荷、葛根、葱白、生姜、胡荽、淡豆豉、薏苡仁、山楂、白扁豆、核桃仁等。

有少部分中药的确有较大毒性,如乌头、斑蝥、巴豆、马钱子等。但只要经过适当炮制,剂量恰当,使用方法正确,就安全有效。正如西药洋地黄类,治疗量与中毒量较为接近,可能引起严重心律失常而致死,但只要剂量恰当,符合适应证,观察监护正确,一旦中毒及时停药治疗,就是安全有效的,洋地黄类至今仍然是治疗慢性充血性心力衰竭最重要的药物。又如 INH 可导致严重的肝功能损害,比中药黄药子的毒性大 450 多倍,但至今仍然是治疗肺结核病最常用的药物。只是要求剂量恰当,符合适应证,严密观察监护,一旦中毒及时停药治疗。

不仅从传统的经验上看,而且从现代毒理学的 LD_{50} 的比较来看,大多数中药是相当安全的。

根据 LD_{50} 比较,西药的毒性一般远比同一治疗目的之中药峻烈。例如地高辛对成年大鼠皮下注射的 LD_{50} 是 $(30.0 \pm 1.9)\,mg/kg$(Weinhouse E 等,1980),相比之下,以心脏毒性著名而被中医列为有大毒的草乌,水煎 6 小时后小鼠腹腔注射 LD_{50} 为 $(41.59 \pm 2.12g)/kg$,生品小鼠皮下注射的 LD_{50} 是 $2406mg/kg$。

又如姜黄素小鼠灌胃的 $LD_{50}>2g/kg$。姜黄素引起癌细胞凋亡所需剂量浓度为 $100\sim200\mu mol/L$(Odot J,Albert P,Carlier A 等,2004)。食用 1g 姜黄后肠腔内的姜黄素浓度可达 $270\mu mol/L$,而人类可每天食用姜黄达 8g 而无毒性(Loo G,Scott Dw,2004)。事实上姜黄是很多亚洲国家普遍使用的食品。而化疗西药甲氨蝶呤(Methotrexate,MTX)对大鼠腹腔注射的 LD_{50} 为 $0.06g/kg$(Ermens AA 等,1989),氟尿嘧啶(5-FU)对大鼠的 LD_{50} 为 $0.241g/kg$(Hagiwara A 等,1996)。

蜈蚣干粉混悬液小鼠灌胃,当剂量达 50g/kg 时(相当于 50kg 的人体临床用量 5 条蜈蚣的 7~13 倍),动物仍然未出现死亡,未能测量出 LD_{50}(夏丽英. 现代中药毒理学[M]. 天津:天津科技翻译出版公司,2005)。

本书作者之一从事中医药实践近 50 年,也从事西医 20 余年,包括在医学院作西医专科医师,遇见的中药中毒是相当少的。有时传闻是中药中毒,其实并没有根据。

抗癌化疗西药的毒副作用往往是比较大的。实际上,患者对于抗癌化疗西药毒副作用的体会也往往极为深刻难忘。

在香港的中医临床工作中,常会遇到患者询问中药的安全性,传媒也时有与此有关的报道。有的西医也常质疑中药影响肝肾功能,或者担心中药抗癌药如白花蛇舌草会降低白细胞数,民众也因此引起关注。我们认为这些都是可以理解的,中医师有必要向有疑问的民众和西医多作阐释。科学发展需要有开放的头脑,我们相信,只要不是心存偏见,尊重事实与科学,以患者的利益为重,中西医是可以沟通合作、共同发展、造福患者和社会的。假如中西医之间缺乏互相了解,在缺乏充分研究依据的情况下想当然地攻击指责另一方并引起反弹,是不利于双方和患者的。

我们分析过癌病患者长期中药治疗对血象和肝肾功能的影响。由于很多癌病本身有血象或者肝肾功能异常,如急性白血病通常有白细胞数过高,胃癌或结肠癌患者常有贫血,肝癌患者常有肝功能异常,化疗常导致骨髓抑制和肝肾功能损害。为了观察长期中药治疗对血象和肝肾功能的影响,排除化疗导致的骨髓抑制和肝肾功能损害以及疾病本身引起的白细胞数过高和过低,我们随机抽取一批各种癌病患者的病案,从中选择那些经过中西医结合治疗或单纯中医治疗后病情已缓解或部分缓解,然后继续单纯服用中药抗癌和调补身体者。观察他(她)们服用中药 3 个月以上对血象和肝肾功能的影响。每人所用中药均包括三方面:抗癌中药白花蛇舌草、土茯苓等;调补身体、提高免疫功能的中药人参、黄芪、白术、当归、枸杞等;对症治疗的中药,如止咳化痰、安神或止痛的中药等。统计学方法采用同一批对象治疗前后对比和配对数据对比的方法(paired t-test)。结果表明,我们的患者较长期服用中药对肝肾功能和血象包括血红蛋白、白细胞和血小板都是安全的。以下是详细资料。

一、对血象的影响(表 5-1)

表 5-1　连续服用中药对血象的影响

病案号和诊断	3 个月前血象主要指标			连续服中药 3 个月后			治疗前后差数 X		
	Hb (g/dl)	WBC ($\times 10^9$/L)	血小板 ($\times 10^9$/L)	Hb (g/dl)	WBC ($\times 10^9$/L)	血小板 ($\times 10^9$/L)	Hb (g/dl)	WBC ($\times 10^9$/L)	血小板 ($\times 10^9$/L)
0000007 卵巢腺癌	12.8	5.1	214	13.0	5.4	193	0.2	0.3	−21
0000078 乳腺癌	12.5	5.5	249	12.3	5.4	232	−0.2	−0.1	−17
0000357 乳腺癌	11.6	6.96	352	11.9	5.9	319	0.3	−1.06	−33
0000364 卵巢癌	12.5	7.83	332	13.1	6.4	263	0.6	−1.43	−69
0000398 胆囊癌	13.2	7.0	251	15.4	5.5	200	2.2	−1.5	−51
0000548 ALL*	14	6.99	306	14	6.9	356	0	−0.09	50
0000676 肺腺癌	9.0	3.2	101	15.1	6.5	270	6.1	3.3	169
0000682 胃癌	11.4	3.2	169	13.0	3.2	180	1.6	0	11
0000817 乳腺癌	12.2	5.5	236	12.1	7.1	229	−0.1	1.6	−7
0001021 胰腺癌	9.8	3.2	243	9.8	4.1	259	0	0.9	16
0001045 肝癌	15.0	7.3	279	14.2	5.48	223	−0.8	−1.82	56

续表

病案号和诊断	3个月前血象主要指标			连续服中药3个月后			治疗前后差数 X		
	Hb (g/dl)	WBC (×10⁹/L)	血小板 (×10⁹/L)	Hb (g/dl)	WBC (×10⁹/L)	血小板 (×10⁹/L)	Hb (g/dl)	WBC (×10⁹/L)	血小板 (×10⁹/L)
0001208 结肠癌	14.0	4.2	199	13.2	4.2	196	−0.8	0	−3
0001216 乳腺癌	12.1	5.0	172	12.8	4.6	201	0.7	−0.4	29
0001378 乳腺癌	13.8	6.7	278	13.0	7.4	189	−0.8	0.7	−89
0001477 骨髓瘤	12.7	5.13	167	13.5	5.2	173	0.8	0.07	6
0001483 卵巢癌	10.5	4.0	230	11.6	6.6	180	1.1	2.6	−50
0001536 乳腺癌	12.0	6.2	221	11.7	6.5	207	−0.3	0.3	−14
0001683 骨髓瘤	11.5	5.35	180	11.5	6	205	0	0.65	25
0001694 ALL*	13.4	5.01	120	13.7	5.27	125	0.3	0.26	5
0001808 肺癌	12.5	5.2	224	13.5	6.1	241	1.0	0.9	17
0001834 结肠癌	12.1	4.97	203	12.6	6.8	233	0.5	1.83	30
0001881 胃癌	9.2	5.9	294	13.4	5.1	212	4.2	−0.8	−82
0001908 卵巢癌	13.6	4.43	298	14.2	4.71	270	0.6	0.28	−28
0002007 淋巴瘤	13.9	7.61	245	14.1	8.94	250	0.2	1.33	5
0002033 肺癌	9.9	4.7	433	11.1	4.5	332	1.2	−0.2	−101
0002190 结肠癌	13.4	7.7	220	13.6	7.7	218	0.2	0	−2
0002230 白血病	14.0	4.9	249	13.9	4.1	217	−0.1	−0.8	−32

续表

病案号和诊断	3个月前血象主要指标			连续服中药3个月后			治疗前后差数 X		
	Hb (g/dl)	WBC ($\times 10^9$/L)	血小板 ($\times 10^9$/L)	Hb (g/dl)	WBC ($\times 10^9$/L)	血小板 ($\times 10^9$/L)	Hb (g/dl)	WBC ($\times 10^9$/L)	血小板 ($\times 10^9$/L)
0002394 直肠癌	9.6	6.4	132	12.6	7.5	195	3.0	1.1	63
0002521 肺癌	12.7	6.1	160	12.4	7.3	151	−0.3	1.2	−9
0002572 肉瘤	10.6	5.4	176	11.3	5.1	192	0.7	−0.3	16
0002697 肺癌	10.3	4.67	487	12.5	6.2	431	2.2	1.53	−56
000S329 白血病	14.4	6.31	104	14.8	6.59	120	0.4	0.28	16
差数的均数 $\bar{\chi}$							0.77	0.33	−4.69
例数 n							32	32	32
t							2.045	1.643	0.513
P							<0.05	>0.05	>0.05

*ALL:急性淋巴细胞白血病。

表中的 t 是按照同一批对象治疗前后对比和配对数据对比的方法（paired t-test），用下列公式计算的：

$$S = \sqrt{\frac{\sum X^2 - \frac{(\sum X)^2}{n}}{n-1}} \qquad S_{\bar{X}} = \frac{S}{\sqrt{n}} \qquad t = \frac{|\bar{\chi} - 0|}{S_{\bar{X}}}$$

表中的结果表明，我们所使用的上述中药包括白花蛇舌草连续治疗 3 个月以上，不会使血红蛋白、白细胞计数和血小板计数减少，而且有助于提高血红蛋白。

为了探索假如资料不呈正态分布，这一结论是否也能成立，我们用Wilcoxon 符号秩检验法对治疗前后的血红蛋白变化再作分析，结果 $0.01<P<0.02$，表明 Wilcoxon 符号秩检验与配对指标检验法结果是相同的。

40 多年来的临床实践中，我们常常见到一些化疗导致的骨髓抑制患者，经中医治疗后，血象得到改善。14 年前我们在澳大利亚曾见到 1 例卵巢癌切除术后复发并有多发性腹腔扩散的患者，因化疗导致骨髓抑制，全血细胞减少，加用中药治疗后，尽管继续化疗，红细胞计数、白细胞计数和血小板计数却稳步升高至正常,2个多月后,血象完全恢复正常。她通过电传告诉我们,她的肿瘤科医生觉得难以置信,说:"如果我们不知道你的临床背景,我们不会认为你是一个正在接受化疗的患者。"这位女士后来完全康复,现在仍然健在(见病例120)。这样的例子还有很多,不胜枚举。说明中医治疗与西医治疗是没有矛盾冲突的。

一般西医对中医缺乏了解,而所谓白花蛇舌草可降低白细胞计数之说又来自中医自己的教科书,因此一些西医和民众的担心是可以理解的。但是,这种担心并不正确。我们的临床实际观察表明,长期使用中药包括较大剂量的白花蛇舌草也不会导致白细胞计数降低。

其实,该教科书指出,白花蛇舌草用量在30~60g时,并未见到明显毒性和副作用,只是在大剂量静脉注射时,才见到白细胞计数轻度下降,停药可恢复正常。临床上用白花蛇舌草,一般都是15~30g煎服,罕有用到60g,在香港更不会静脉注射,因此,完全不用担心白花蛇舌草导致白细胞计数降低。事实上,有不少研究报告表明,很多中药能提升红细胞计数、白细胞计数和血小板计数。

二、对肝功能的影响

各种组织细胞中,以肝细胞含谷丙转氨酶(SGPT,ALT)最多。肝内ALT的活性比血清中高约100倍,肝损伤时ALT从肝细胞释放入血,导致血清ALT升高。因此,ALT是酶类中反映肝损害的主要指标。其次,另一个反映肝损害的重要指标是谷草转氨酶(SGOP,AST)。AST主要分布于心肌,其次是肝脏。其他酶类反映肝损害的敏感性和特异性都不如ALT和AST。因此,我们把ALT和AST作为反映肝功能的主要指标。(表5-2)

表5-2　连续服用中药对肝功能的影响

病案号和诊断	正常范围	3个月前肝功能主要指标		连续服中药3个月后		治疗前后差数 X	
		AST(U/L) 10~64	ALT(U/L) 2~58	AST(U/L) 10~64	ALT(U/L) 2~58	AST(U/L)	ALT(U/L)
0000078 乳腺癌		31	23	28	24	−3	1
0000357 乳腺癌		18.9	27.4	9	10	−9.9	−17.4
0000548 ALL		16	11	15	23	−1	12
0000676 肺癌		18	31	14	26	−4	−5
0000817 乳腺癌		22	21	24	27	2	6

续表

病案号和诊断	正常范围	3个月前肝功能主要指标		连续服中药3个月后		治疗前后差数 X	
		AST（U/L）10~64	ALT（U/L）2~58	AST（U/L）10~64	ALT（U/L）2~58	AST（U/L）	ALT（U/L）
0001021 胰腺癌		30	32	27	34	−3	2
0001045 肝癌		32	43	37	33	5	−10
0001208 结肠癌		25	29	21	23	−4	−6
0001216 乳腺癌		23	41	18	16	−5	−25
0001378 乳腺癌		16	10	18	13	2	3
0001536 乳腺癌		42	44	25	18	−17	−26
0001561 乳腺癌		26	36	26	40	0	4
0001578 肾癌		193	277	55	94	−138	−183
0001651 前列腺癌		27	13	36	23	9	10
0001657 肾癌		19	13	24	9	5	−4
0001683 骨髓瘤		22	64	18	68	−4	4
0001694 ALL		39	38	30	30	−9	−8
0001834 结肠癌		34	28	24	10	−10	−18
0001881 胃癌		33	25	29	23	−4	−2
0001908 卵巢癌		30	50	27	34	−3	−16
0002003 乳腺癌		29	22	39	28	10	6
0002033 肺癌		17	24	17	23	0	−1
0002098 前列腺癌		19	16	17	11	−2	−5
0002190 结肠癌		23	24	22	22	−1	−2
0002521 肺癌Ⅳ期		18	19.3	29.9	25.2	11.9	5.9
0002572 肉瘤扩散		44	74	42	69	−2	−5
0002697 肺癌		37	52	18	11	−19	−41
000S287 ALL		21	43	25	52	4	9
000S329 白血病		45	32	37	28	−8	−4
000S334 胸腺癌		27	14	17	13	−10	−1
	$\bar{\chi}$					−6.9333	−10.55
	n					30	30
	t					1.4752	1.6679
	P					>0.05	>0.05

从表 5-2 的分析可以清楚看到,癌病患者较长期服用上述抗癌和调补身体的中药不会损害肝功能。事实上,在中国、韩国、日本和美国都有研究表明不少中药如蒲公英等能够保护肝脏和改善肝功能。

三、对肾功能的影响

检查肾功能的指标很多,包括肾小球和肾小管功能检查。血液尿素和肌酐测定是临床最常用的肾功能检查。当肾小球功能损害导致尿素和肌酐这两种代谢废物排出障碍时,尿素和肌酐在血内的浓度即升高。本文也以此作为主要指标(表 5-3)。

表 5-3　连续服用中药对肾功能的影响

病案号和诊断	正常范围	3个月前肾功能主要指标		连服中药3个月后		治疗前后差数 X	
		尿素（mmol/L）2.7~7.6	肌酐（μmol/L）44~80	尿素（mmol/L）2.7~7.6	肌酐（μmol/L）44~80	尿素（mmol/L）	肌酐（μmol/L）
0000078 乳腺癌		5.4	53	6.9	73	1.5	20
0000357 乳腺癌		3.0	77	3.7	39.8	0.7	−37.2
0000398 胆囊癌		3.5	71	4.1	65	0.6	−6
0000676 肺癌		6.0	77	6.1	75	0.1	−2
0000691 喉癌		3.5	84	3.9	72	0.4	−12
0000817 乳腺癌		4.0	88	5	71	1	−17
0001008 胸腺癌		6.1	78	4.1	73	−2	−5
0001021 胰腺癌		7.3	70	6	66	−1.3	−4
0001045 肝癌		2.8	77	3.3	79	0.5	2
0001208 结肠癌		2.6	69	5.6	76	3	7
0001216 乳腺癌		4.3	68	3.1	65	−1.2	−3
0001378 乳腺癌		4.9	46	4	51	−0.9	5
0001536 乳腺癌		3.5	67	4	71	0.5	4
0001561 乳腺癌		3.83	62	3.83	62	0	0
0001578 肾癌		8.24	112	8.16	97	−0.08	−15
0001651 前列腺癌		17.5	255	14.3	247	−3.2	−8
0001657 肾癌		6.5	86.7	5.3	80	−1.2	−6.7
0001683 骨髓瘤		7.1	86	6.8	78	−0.3	−8

续表

病案号 和诊断	正常范围	3个月前肾功能主要指标		连服中药3个月后		治疗前后差数 X	
		尿素 （mmol/L） 2.7~7.6	肌酐 （μmol/L） 44~80	尿素 （mmol/L） 2.7~7.6	肌酐 （μmol/L） 44~80	尿素 （mmol/L）	肌酐 （μmol/L）
0001694 ALL		5.4	36	3.5	32	−1.9	−4
0001834 结肠癌		4.7	67	4.7	52	0	−15
0001881 胃癌		4.7	94	5.3	80	0.6	−14
0002003 乳腺癌		2.48	44	4.05	52.8	1.57	8.8
0002033 肺癌		2.6	68	3.7	83	1.1	15
0002190 结肠癌		5.8	76	7.2	78	1.4	2
0002230 白血病		2.89	79.2	3.06	79.2	0.17	0
0002521 肺癌Ⅳ期		4.69	48.9	3.9	60.2	−0.79	11.3
0002572 肉瘤扩散		4.4	73	4.2	73	−0.2	0
0002777 乳腺癌		4.5	72	5.1	61	0.6	−11
000S287 ALL		8.1	76	7.1	61	−1	−15
000S329 白血病		3.7	64	4.6	57	0.9	−7
					$\bar{\chi}$	0.019	−3.8267
					n	30	30
					t	0.08268	1.87456
					P	>0.05	>0.05

这一分析清楚表明,我们的癌病患者较长期服用抗癌和调补的中药并没有损害肾功能。有些中药如斑蝥、巴豆等有较大的肾毒性,但有更多的中药可以保护肾脏和改善肾功能。如常用中药黄芪、当归在多种不同动物模型的实验中均显示能够增加肾血流量、减少肾纤维化和改善肾功能。

以上分析了我们的患者较长期服用中药对肝肾功能和血象包括血红蛋白、白细胞和血小板都是安全的。希望这一事实能促进对中医的了解,不要盲目、笼统地怀疑和指责中医药。

四、其他方面的安全性

另一个常常引起关注的中药安全性问题是,一些年来,社会上包括医学界流传"当归含雌激素,乳腺癌患者不可服用"的传言,对患者影响较大。有西医借此警告患者不要用中药。其实当归并不含雌激素。中国医学科学院药物研究所、北京协和医科大学和日本大正制药株式会社用分辨率高达百万分之一克的高效液相色谱法（HPLC）分析当归主要成分仅有四种：丁基苯酞（butylphthalide）、丁烯基苯酞（n-butylidenephthalide）、藁本内酯（ligustilide）和香豆素类（coumarins）。这四种化学物质没有一种是类醇。而雌激素是一种类固醇激素（图5-1）。

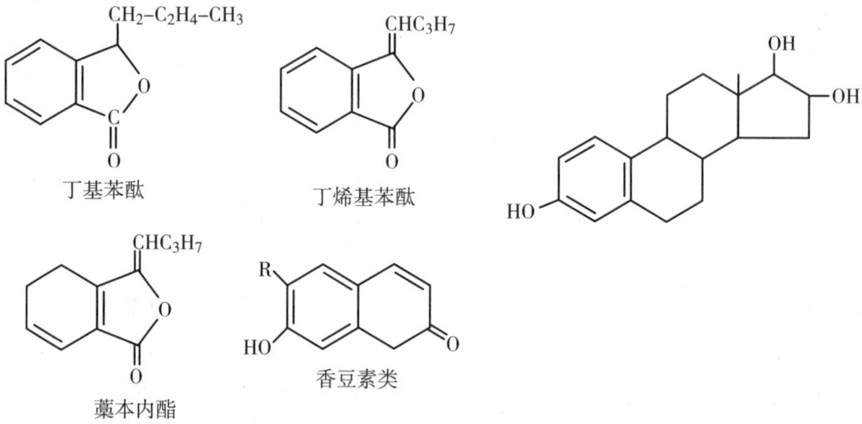

图5-1　左侧是当归的四种主要成分，均与右侧雌激素不同

　　有人会说，这些物质虽然不是类固醇，但它们可能有植物雌激素样作用。那么，植物雌激素是否对乳腺癌患者不利呢？恰恰相反，植物雌激素（phytoestrogens）是植物中具有雌激素样作用的化合物，它们的雌激素样作用很弱，却能通过与机体雌激素受体结合而阻止内源性雌激素与受体结合，竞争性地抑制雌激素的致癌作用。就像西医用的乳腺癌标靶治疗药他莫昔芬（tamoxifen），此药本身就是人工合成的弱雌激素，占据体内的雌激素受体从而竞争性抑制雌激素的致癌作用。不同的是，还没有发现植物雌激素有西药他莫昔芬那样增加患子宫癌的危险。Abeloff教授在其主编的美国权威性专著《临床肿瘤学》1995年版和2008年新版中都指出植物雌激素与身体的雌激素受体结合而竞争性抑制机体自身的雌激素，对乳腺癌患者有利。

　　植物雌激素主要有3类：异黄酮类（isoflavones）、木脂素类（lignans）和香豆雌酚（coumestans）。流行病学研究、动物实验、体外研究和抗癌机制研究均表明植物雌激素之一的大豆异黄酮（soybean isoflavone）可以抑制乳腺癌和胃癌、肝癌、前列腺癌、白血病等的癌细胞增殖。美国癌症研究所已于1996年将其列入肿瘤化学预防药物临床发展计划之中，主要预防目标是乳腺癌和前列腺癌。多项研究表明，富含大豆制品的食物减低多种癌病特别是结肠癌、乳腺癌和前列腺癌的死亡率。美国 Loma Linda 大学公共卫生学院营养系的 Messina M 于 2010 年 7 月对最近 20 年来关于大豆保健作用的研究作了较新的和系统的文献回顾评论，介绍了这个领域的研究历史和争论，再次提出大豆异黄酮抗雌激素和减少癌病风险的作用。美国癌症协会 2015 年 4 月修订的最新版的防癌抗癌营养和运动指南指出，大豆异黄酮类有微弱的雌激素样作用，并且指出日益增多的证据表明豆制品如豆腐可以降低乳腺癌、前列腺癌和子宫内膜癌的风险，但不支持食用浓集大豆成分的药丸或药粉等补充剂。2014 年，英国爱丁堡大学和圣安德鲁斯大学研究人员再次报告黄酮类植物雌激素具有抗肿瘤作用，并且作用机制是多靶点的。这些信息表明，植物雌激素对乳腺癌患者是有利的。

前面介绍过，当归并不含类固醇雌激素，有人指当归所含香豆素类属于植物雌激素，但如上所述，植物雌激素对乳腺癌患者是有益的。

我们曾经治疗 1 例乳腺癌患者施女士（病案 0000558），右侧乳腺癌手术切除后放化疗多次，仍然发展为肺、肝、骨骼转移，放弃西医治疗。众所周知，这种情况的存活期通常会很短暂，但是患者从 2002 年 10 月开始单纯中医药治疗后，食欲、精神好转，体重增加，咳嗽、气短、背痛等症状消失，生活质量恢复至病前，可以多次跳舞聚餐。2003 年 11 月 14 日，CT 复查表明病情明显改善。给她诊治的澳洲肿瘤科专家甚感惊奇，对患者说她开始相信中国医学的价值。又一年后，状况仍然良好，可惜患者自以为完全康复，自停用中药数月，再度就诊时情况已明显恶化，于 2005 年 1 月 17 日去世。从发现乳腺癌全身广泛转移算起，存活 3 年。假如中医治疗癌病无效，一个乳腺癌广泛转移到肺、肝和骨骼而放弃西医治疗的患者，会自动恢复生活质量至病前并且存活一年又一年吗？而且一旦患者停止中医治疗仅仅数月，患者的情况又再度恶化，通过反证方式进一步说明了中医药的疗效。这个患者的处方中就有当归。我们近十余年来治疗的 500 余例乳腺癌患者中，存活期已逾 10 年者至今近百例，大部分患者都长期配用了当归，目的是补血活血，提升机体免疫力。事实胜于雄辩，乳腺癌患者用当归是有益的。研究表明，当归提取物可显著促进受辐射小鼠骨髓造血功能的恢复，防止胸腺萎缩，提高小鼠存活率；显著提高 RBC-C3bR 花环和 BRC-IC 花环形成率；可促进 T 细胞增殖和提高细胞毒性 T 细胞的杀伤活性；可增强巨噬细胞吞噬功能和分泌 TNF-α 和 IL-1；诱导淋巴细胞分泌 IFN-γ；可促进荷瘤小鼠淋巴细胞增殖和 NK 细胞对靶细胞的杀伤作用，延长生存期。

中医经过几千年大量优秀人才的实践、观察、分析、反复再实践和分析、修正，积累了大量宝贵经验，值得重视和进一步研究，对中医采取故步自封和民族虚无主义的态度都是错误的。世界上不可能有万古不变的东西，只有以科学的思维不断探索、与其他多学科交流并利用其他多学科的知识和技术来深入研究中医并注意保护中医的知识产权才是正确和有前途的。

　　临床实践中有一个问题值得注意，那就是癌病患者既做西医治疗又做中医治疗的情况非常普遍。这是患者的自主选择权，而正确的中西医合作治疗对于增强疗效和减轻西医治疗的毒副作用是有益的。但是，临床上有时遇到化疗的毒副作用被说成中药引起的。例如有肺癌患者服用标靶治疗药物吉非替尼（iressa）后，出现贫血、白细胞计数降低、血小板减少和转氨酶升高，其西医马上问患者有无服中药，患者回答服有中药，其西医叫患者立即停用中药，使患者觉得是中药引起，但是所用中医处方除抗癌中药外，还有补气血和保护肝功能的中药，不会引起血细胞减少和肝功能损害，而研究文献明确指出吉非替尼可引起骨髓抑制和肝功能损害。不久后患者因经济原因停用吉非替尼，继续服用同样的中药，血象和肝功能均恢复正常。可见中医师应当注意并且熟悉化疗药物和标靶治疗药物的副作用，以便作出正确的分析判断，避免将西药抗癌治疗的毒副作用误以为是中药所致。为此，我们将西医常用抗癌治疗药物的作用原理和毒副作用列于附录供查阅。

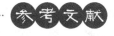

1. 周宗灿. 毒理学基础［M］. 2版. 北京：北京医科大学出版社，2000.

2. 夏丽英. 现代中药毒理学［M］. 天津：天津科技翻译出版公司，2005.

3. Odot J，Albert P，Carlier A，et al. In vitro and in vivo anti-tumoral effect of curcumin against melanoma cells［J］. Int J Cancer，2004，111（3）：381-387.

4. 孙振球. 医学统计学［M］. 北京：人民卫生出版社，2002.

5. M. J. Campbell，D. Machin. Medical Statistics［M］. 2nd ed. Hoboken：John Wiley & Sons，1993.

6. 高学敏. 中药学［M］. 北京：中国中医药出版社，2004.

7. 李杰. 中医药对荷瘤机体免疫功能调节的细胞和分子机制研究［M］// 林洪生. 中国癌症研究进展（第9卷）—- 中医药防治肿瘤. 北京：北京大学医学出版社，2008.

8. 张铁军，陈常青. 调节免疫和保肝中药现代研究与应用［M］. 北京：人民卫生出版社，2007.

9. 刘春安，彭明. 抗癌中草药大辞典［M］. 武汉：湖北科学技术出版社，1994.

10. 季宇彬. 抗癌中药药理与应用［M］. 哈尔滨：黑龙江科学技术出版社，1999.

11. Liu JH，Ho SC，Lai TH，et al. Protective effects of Chinese herbs on D-galactose-induced oxidative damage［J］. Methods Find Exp Clin Pharmacol，2003，25（6）：447-452.

12. Sakaida I，Tsuchiya M，Kawaguchi K，et al. Herbal medicine Inchin-ko-to（TJ-135）prevents

liver fibrosis and enzyme-altered lesions in rat liver cirrhosis induced by a choline-deficient L-amino acid-defined diet[J]. J Hepatol,2003,38(6):762-769.

13. Li MY,Ryan P,Batey RG. Traditional Chinese medicine prevents inflammation in CCl4-related liver injury in mice[J]. Am J Chin Med,2003,31(1):119-127.

14. Huang W,Zhang J,Moore DD. A traditional herbal medicine enhances bilirubin clearance by activating the nuclear receptor CAR[J]. J Clin Invest,2004,113(1):137-143.

15. Amagase H,Sun B,Nance DM. Immunomodulatory effects of a standardized Lycium barbarum fruit juice in Chinese older healthy human subjects[J]. J Med Food,2009,12(5):1159-1165.

16. 王鸿利.实验诊断学[M].北京:人民卫生出版社,2004.

17. Bratman S,Kroll D. Natural Health Bible[M]. 2nd ed. London:Prima Health,2000.

18. 袁昌齐,冯煦.欧美植物药[M].南京:东南大学出版社,2004.

19. Song J,Meng L,Li S,et al. A combination of Chinese herbs,Astragalus membranaceus var. mongholicus and Angelica sinensis,improved renal microvascular insufficiency in 5/6 nephrectomized rats[J]. Vascul Pharmacol,2009,50(5-6):185-193.

20. 中国医学科学院药物研究所,北京协和医科大学和日本大正制药株式会社.常用中草药高压液相色谱分析[M].北京:科学出版社,1999.

21. Martin D. Abeloff,James O. Armitage,John E. Niederhuber,et al. Abeloff's Clinical Oncology [M]. 4th ed. Philadelphia:Churchill Livingstone,2008:1877.

22. 尹卫平,梁菊,吴文澜.抗癌天然药物研究进展[M].北京:科学出版社,2009.

23. Tham DM,Gardner CD,Haskell WL. Clinical review 97:Potential health benefits of dietary phytoestrogens:a review of the clinical,epidemiological,and mechanistic evidence[J]. J Clin Endocrinol Metab,1998,83(7):2223-2235.

24. Trock BJ,Hilakivi-Clarke L,Clarke R. Meta-analysis of soy intake and breast cancer risk[J]. J Natl Cancer Inst,2006,98(7):459-471.

25. Setchell KDR,Cassidy A. Dietary isoflavones:biological effects and relevance to human health [J]. J Nutr,1999,129(3):758S-767S.

26. Messina MJ,Persky V,Setchell KDR. Soy intake and cancer risk:review of the in vivo & in vitro data[J]. Nutr Cancer,1994,21(2):113-131.

27. Messina MJ,Barnes S. The role of soy products in reducing risk of cancer[J]. J Natl Cancer Inst,1991,83(8):541-546.

28. Kennedy AR. The evidence for soybean products as cancer preventive agents[J]. J Nutr,1995,125(3 Suppl):733S-743S.

29. Chen J,Xu X. Diet,epigenetic,and cancer prevention[J]. Adv Genet,2010,71:237-255.

30. Bobe G,Murphy G,Albert PS,et al. Serum cytokine concentrations,flavonol intake and

colorectal adenoma recurrence in the Polyp Prevention Trial[J]. Br J Cancer,2010,103(9): 1453-1461.

31. Gullett NP,Ruhul Amin AR,Bayraktar S,et al. Cancer prevention with natural compounds[J]. Semin Oncol,2010,37(3):258-281.

32. Thompson R. Preventing cancer:the role of food,nutrition and physical activity[J]. J Fam Health Care,2010,20(3):100-102.

33. Kristal AR,Arnold KB,Neuhouser ML,et al. Diet,supplement use,and prostate cancer risk: results from the prostate cancer prevention trial[J]. Am J Epidemiol,2010,172(5):566-577.

34. Siegel EM,Salemi JL,Villa LL,et al. Dietary consumption of antioxidant nutrients and risk of incident cervical intraepithelial neoplasia[J]. Gynecol Oncol,2010,118(3):289-294.

35. Nelson ZC,Ray RM,Wu C,et al. Fruit and vegetable intakes are associated with lower risk of breast fibroadenomas in Chinese women[J]. J Nutr,2010,140(7):1294-1301.

36. Aune D,De Stefani E,Ronco A,et al. Fruits,vegetables and the risk of cancer:a multisite case-control study in Uruguay[J]. Asian Pac J Cancer Prev,2009,10(3):419-428.

37. Messina M. A brief historical overview of the past two decades of soy and isoflavone research [J]. J Nutr,2010,140(7):1350S-1354S.

38. Martinez-Perez C,Ward C,Cook G,et al. Novel flavonoids as anti-cancer agents:mechanisms of action and promise for their potential application in breast cancer[J]. Biochem Soc Trans, 2014,42(4):1017-1023.

39. 陈炳忠,田应芳.恶性肿瘤的诊断和中医治疗[M].香港:万里机构·万里书店,2012.

40. 侯家玉,方泰惠.中药药理学[M].2版.北京:中国中医药出版社,2007.

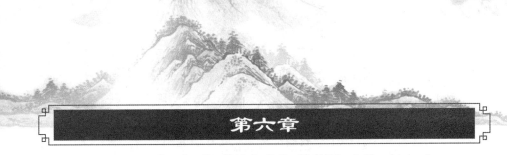

第六章

癌病患者生活质量评分

The Evaluation of the Life Quality of the Patients with Cancer

治疗癌病当然希望消灭体内所有癌细胞,但是,评价疗效并不仅仅是癌块缩小或消失,更不仅仅是血清癌标志物降低。癌瘤的明显缩小有时并不等于患者有良好的最终结局。仅仅追求癌块缩小或消失很可能导致过分治疗。癌病治疗的疗效评价应当是综合性的,包括医学影像学、血液化验、体重、精神和体力、食欲、症状等。首要的疗效评价指标应当是生存期和生活质量。

生活质量(quality of life,QOL)包括身体功能、心理功能和社会功能等多方面。1947年,世界卫生组织(WHO)提出"健康是一种在身体上、心理上和社会上的完美状态,而不是没有疾病和虚弱的状态"。生活质量可以分为3个层次:最基本的层次是机体生理状况包括维持生命、保持机体完好、消除病痛和维持生存所需的基本功能;第二个层次不仅含有机体生理功能的维持,还包括人对自身生活的自然与社会条件是否满意的体验、评价,即不仅强调生存,而且强调生活得好;第三个层次不但强调前二者,还着重看自身价值的实现和对社会的作用。WHO已经制订了一个普适性的生活质量测定量表WHOQOL-100及其简表WHOQOL-BREF。目前,生活质量研究组织已经制订出第3版反映癌病患者共性的核心量表QLQ-C30和多种特定癌病的生活质量量表,参与国家和地区由第2版的16个增加为24个。这些工作当然很有价值,但是,显然,上述生活质量的后两个层次以及相应量表较为复杂,涉及社会、政治和不同文化与宗教,已经超越了医生职业的职责。

我们认为,从分清职责和实用出发,应当有可反映癌病患者疗效、适用于医生职责的生活质量量表。这个表应当含有下列因素:

1. 体重变化 癌病患者早期即使饮食如常,也常常出现体重减轻。我们见到的肠癌、胃癌、胰腺癌、肺癌等患者,有不少就是因为不明原因的体重减轻和疲劳就诊才发现癌病的。癌病随着病情加重而日渐消瘦,甚至出现恶病质。在治疗见效后,体重也变得稳定或逐渐增加。因此,体重变化趋势是一个简单但很有价值的指标。

2. 食欲 除了糖尿病、甲状腺功能亢进等情况,食欲改善是一个反映生活质量的有用指标。中医认为脾胃为后天之本,中医的脾不同于西医的脾,中医的脾胃相当于西医的消化系统。中医认为脾胃的受纳和消化吸收是"气血生化之源",脾胃衰则百病生。我们常常见到化疗引起患者成天恶心、呕吐,毫无食欲,严重影响患者的营养、体质和心情。中医的健脾消导、和胃止呕则常能对此予以改善。

3. 睡眠 睡眠质量涉及次日的情绪与精神,是构成生活质量的一个重要因素。

4. 精神疲劳程度 癌病患者随着病情加重则精神疲乏也日益加重;反之,随着癌病得到改善或治愈,精神亦得到改善。因此,精神好不好显然可以反映疗效,也是生活质量的一个重要构成因素。

5. 体力强弱 癌病患者随着病情加重而体力日衰;反之,随着癌病得到改善或治愈,体力亦得到改善,如可以散步更长距离。因此,体力强弱可以反映疗效,也显然是生活质量的一个重要构成因素。

6. 心情。显然是生活质量的一个重要构成因素。

7. 是否容易畏冷或者烘热 很多癌病患者诉说患病后体质差了,比以前怕冷,需要比以前或者旁人穿多衣服。而乳腺癌患者则常诉说服用抗雌激素药物后,常有烘热。这些当然都在一定程度上影响生活质量。正确的中药调补常能改善这些情况。

8. 是否容易感冒 一个人常常感冒,生活质量当然大受影响。很多患者发觉,中药调补以后,不容易感冒了,甚至家中多人感冒后,患者也未感冒,而且精神体力良好。

9. 症状和舌脉 肺癌患者有无咳嗽、气促、胸痛、数脉;肠癌患者有无贫血、大便异常、脉搏细弱;胰腺癌患者有无腹痛;鼻咽癌患者放疗后舌光红无苔是否有改善;这些当然都影响生活质量。

我们提出下列反映癌病患者生活质量和疗效的简明扼要和实用量表(表6-1)供试用和讨论。

表6-1 机体生理功能层次生活质量量化表

姓名:		生日:		日期:	
体重变化	近3个月来体重增减千克数(增加为正值,减少为负值)				
	评分(体重增千克数乘2)				
食欲		无食欲	食欲差	食欲一般	食欲佳
		0	1	2	3

续表

睡眠	失眠	睡眠差	睡眠一般	睡眠良好
	0	1	2	3
精神疲劳程度	非常疲劳	比较疲劳	有一小点疲劳	完全不疲劳
	0	1	2	3
你读报纸、看电视或者商讨事情难以集中精力吗?	很难集中	较难集中	有少许难以集中	完全能集中精力
	0	1	2	3
你白天需要卧床或坐在椅子上吗?	完全卧床	大部分时间卧床或坐在椅子上	约一半时间需卧床或坐在椅子上	无需卧床
	1	2	3	4
你进食、穿衣、洗浴或上厕所需要有人帮助吗?	完全依靠他人	主要靠他人帮助	需要他人帮助	无需他人帮助
	1	2	3	4

体力强弱	不能以病前正常速度行走:0分	能以病前正常速度行走米数乘 0.002 分,最大距离 5000m 截止

你感到紧张忧虑吗?	非常紧张	有较大的紧张	有少许紧张	完全不紧张
	1	2	3	4
你在记忆力上有困难吗?	非常困难	困难	有少许困难	完全不困难
	1	2	3	4
是否容易畏冷	非常怕冷	比较怕冷	少许怕冷	完全不怕冷
	1	2	3	4
有无烘热	每日有 10 余次烘热	每日有数次烘热	偶有烘热	无烘热
	1	2	3	4
近 3 个月来感冒次数	感冒过 4 次以上	感冒过 2~3 次	感冒过 1 次	无感冒
	1	2	3	4
症状 你觉得气短吗?	非常气短	气短	有少许气短	完全不气短
	1	2	3	4
你有疼痛吗?	持续疼痛难忍	常有疼痛	有一小点	完全没有
	1	2	3	4

续表

	你想呕吐吗？	感到很想呕吐	有不小恶心感	有一小点恶心	完全没有
		1	2	3	4
	你呕吐了吗？	有多次	有几次	有1次	完全没有
		1	2	3	4
症状	你有便秘吗？	很严重（1周以上1次大便）	严重（4~6天1次大便）	有一点（2~3天1次大便）	没有（每日大便1~3次）
		1	2	3	4
	你有腹泻吗？	一日4次以上	一日3次	一日有1~2次	完全没有
		1	2	3	4
舌脉		不正常	0	正常	1

这个量表仅从机体生理和医疗职业本身的角度衡量癌病患者生活质量和疗效，并不反映经济条件、社会地位、宗教文化等超出机体生理和医疗角度的全部生活质量。

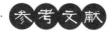

参考文献

1. 方积干.生存质量测定方法及应用［M］.北京：北京医科大学出版社，2000.

2. 林丽珠，郑心婷.癌症患者的生存质量［M］// 林洪生.中国癌症研究进展（第9卷）——中医药防治肿瘤.北京：北京大学医学出版社，2008.

3. 孙振球.医学统计学［M］.北京：人民卫生出版社，2002.

4. M. J. Campbell，D. Machin. Medical Statistics［M］. 2nd ed. Hoboken：John Wiley & Sons，1993.

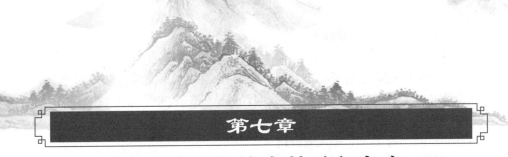

第七章

癌病患者的饮食禁忌和食疗

The Food Advice for the Patients with Cancer

一、癌病患者的饮食禁忌

癌病的营养和忌口,是很多癌病患者或其家属经常问的问题,并且也的确与治疗有关。但对此问题的解答则众说不一。有的说癌病患者要减少营养,禁用补品,以免助长癌细胞;有的说癌病患者要加强营养,无需忌口。

正确的回答应当是癌病患者既要加强营养,也要忌口。

为什么呢? 首先看看癌病患者为何需要加强营养。癌病是一种消耗性疾病,甚至导致形体极度消瘦,即所谓"恶病质"。营养不良会导致器官功能减退,免疫功能下降,生活质量和对放化疗的耐受性降低,以及发生低蛋白性水肿等。中医认为脾胃为后天之本,意思是消化系统受纳食物和消化吸收营养的功能是人赖以生存的根本。脾胃虚弱则气血化生无源。研究表明,消瘦的癌病患者比体重较高的癌病患者生存期短,因此,癌病患者要加强营养。

认为癌病患者要减少营养以免滋补癌细胞的说法是错误而且有害的。癌细胞的一个突出特点是生长疯狂,减少营养的结果,首先受到损害的不是癌细胞,而是正常细胞,因为癌细胞会抢夺正常细胞的营养。

癌细胞就像小镇劫匪,对付策略不是断绝小镇的粮水供应,因为这样做并不能阻止劫匪抢掠,其结果,最先饿死的将是普通良民。癌病患者要加强营养,同时接受抗癌治疗。就像对付小镇劫匪一样,一方面要供应充足的粮食给镇民,另一方面要派警员追捕劫匪。中医认为癌病是正虚邪实的疾病,治疗应当攻补兼施,扶正祛邪。用补药和进食营养品都是扶正的必要措施。与此同时,要用抗癌中药杀灭或者抑制癌细胞。

另一方面,癌病患者亦需要遵守一些饮食禁忌。例如,动物实验表明,苯并芘等多环芳香烃类(PAHs)有致癌作用,而苯并芘在烧烤、熏制的肉类和鱼制品中浓度相当高。流行病学研究已经证实,这些食物与结肠癌的发生明显相关。又如脂肪摄入量与乳腺癌发生率呈明显正相关,霉变食物与肝癌的发生相关。因此,癌病患者需要有某些饮食禁忌。但是,民间常将忌口的范围扩大,既无根据,又影响患者的营养。我们曾经见到一份在癌病患者中流传的禁忌食物名单,几乎囊括所有常见食物和水果,实在是非常荒谬和有害。故具体饮食的宜与忌,应当向专业人士咨询。

放射性治疗可引起放射性炎症,表现为受照射的局部红肿热痛甚至溃烂,在中医看来属于热毒。放射性损伤之后,患者常有口干、局部干燥,中医认为是热毒伤阴。因此,这类患者应当忌热性或辛辣的食物,如羊肉。

二甲基亚硝胺、二乙基亚硝胺以及甲基苄基亚硝胺都是致癌物质,存在于腌制的肉类与鱼类、粗制的鱼露、酸菜、香肠中,因此癌病患者忌食腌制的肉类与鱼类、酸菜、香肠。

胃黏膜覆盖有一层含黏蛋白的黏液,对胃黏膜起保护作用,而乙醇可使黏蛋白变性沉淀,浓茶中的鞣酸也能使黏蛋白变性沉淀,均可破坏这层保护膜。因此,酗酒和饮浓茶可损伤胃黏膜,引起慢性胃炎。酒精还可促进致癌物质的吸收,损害和减弱肝的解毒功能。因此,癌病患者应当忌酒和浓茶。

用激素类饲料导致鸡肉含过量激素也是一个对健康的威胁。1953 年,美国以 J.F.Sykes 为主席的国家研究委员会农业组(Agricultural Board, National Research Council)发表报告论述了激素在动物饲养方面的应用。该报告第 14 页的总结与建议认为雌激素处理是一种促进禽肉生产的有用商业手段(图 7-1)。此后,生长激素、甲状腺素等也被用于禽肉生产。1959 年开始提出

HORMONAL RELATIONSHIPS AND APPLICATIONS
IN THE PRODUCTION OF MEATS, MILK, AND EGGS

A Report of the
Committee on Animal Nutrition

Prepared by the
SUBCOMMITTEE ON HORMONES

J. F. SYKES, *Chairman*
F. N. ANDREWS, F. W. HILL, F. W. LORENZ
J. W. THOMAS, C. F. WINCHESTER

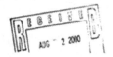

Summary and Recommendations

Estrogen treatment is a useful commercial procedure and can be recommended for improving finish and quality in all classes of meat chickens except mature hens. Slight increases in rate of gain may also be obtained in chickens with estrogen treatment. This is accompanied by increase in feed consumption, and the gross feed efficiency is usually slightly reduced. The improvement in carcass quality usually more than compensates for increased production costs.

Estrogen treatment for turkeys is less certainly useful than for chickens. It is probably

REFE⟨

图 7-1　1953 年,美国以 J.F.Sykes 为主席的国家研究委员会农业组(Agricultural Board, National Research Council)发表报告论述了激素在动物饲养方面的应用。该报告第 14 页的总结与建议认为雌激素处理是一种促进禽肉生产的有用商业手段

禁用的意见时,这种手段已经泛滥难禁。例如 1998 年对埃及市场多个来源的禽肉调查就发现禽肉中的确含有高浓度乙酸去甲雄三烯醇酮(Trenbolone acetate)。这是一种用于促进禽畜肌肉生长和食欲的人工合成类固醇。人们常常抱怨超市的鸡肉虽然肥嫩却不香,其实更大的问题在于含过量激素的肉类会扰乱机体自身的激素平衡。已知雌激素过高会促进乳腺癌的发生。这在饮食禁忌上是必须注意的。当然,如果能确认是未使用激素、自然放养的鸡,则是营养良好的食物。

流行病学研究报告指出饮酒增加患乳腺癌、胰腺癌、食管癌的风险;饮咖啡增加患胰腺癌的风险。

烧烤肉类时,高温导致多环芳烃和杂环芳氨等致癌物质形成,因此癌病患者须忌油炸煎烤的食物。

吃咸鱼长期以来被认为是发生鼻咽癌(NPC)的原因之一,这一观点现有争论,因为为何吃咸鱼不是导致大肠癌而是鼻咽癌? 现在华南地区吃咸鱼的人已经不多,为何鼻咽癌的发病率仍然高? 华南地区的发病率高与气候、水土等环境关系不大,因为华南人移民到北方或国外,NPC 的发病率仍然高,而外地人移民到华南,繁衍四五代后,NPC 的患病率仍然低于华南人。近年研究认为,NPC 与 4 号染色体异常和一种称为 LMP1(latent membrane protein 1)的蛋白过多有关,也就是先天禀赋问题。但是基因异常并不是唯一因素,烟酒、空气污染、EB 病毒(EBV)、长期疲劳、饮食不健康等都参与鼻咽癌的发生。咸鱼含致癌物亚硝酸盐较高,仍然宜少食或不食。

有很多证据提示蕨菜与人和畜的胃癌发病有关,蕨菜宜少食或不食。

癌病患者的饮食还应尽量减少油脂尤其是动物油脂摄入。这方面的研究很多,尽管有争论,大多数的研究指出高油脂食物增加患多种癌的风险,其中包括结肠癌、乳腺癌、前列腺癌。

高油脂致癌的一个原因是引起过多自由基形成。电子在安定的状态下,必须成双成对地在一起,单个电子则会不断地设法抢夺另一个电子,达到成对的安定状态。因此,没有成对的电子极易发生化学反应。具有不成对电子的原子或基团,统称为自由基或游离基(free radical)。在书写自由基时,一般在原子符号或原子团符号旁边加上一个"·"表示没有成对的电子。

自由基的化学性能特别活跃,很容易和体内的细胞组织产生化学反应,如使磷脂分子中的不饱和脂肪酸氧化生成过氧化脂质,使脂质双分子层的生物膜受损,失去正常功能,令 DNA 产生突变,这就是细胞老化或癌变的原因之一。

自由基遇见其他分子便会抢夺完好分子的电子,使健康的分子也变成自由基。如此又会有一个电子落单变成自由基,而再抢别的电子。而且自由基抢得了电子后却无法令其进入正常轨道而很快又重新失去抢来的电子,结果再次去攻击其他稳定分子。如此恶性循环下去,便会产生不断重新洗牌配对,而造成整个组织大幅变动。一些研究表明,自由基对正常细胞的破坏作用,应是导致癌症发生的原因之一。自由基还与白内障、视网膜、黄斑区退化、心血管疾病、老年痴呆等有关。

人体的新陈代谢本身是一个氧化过程。糖、脂肪和蛋白质等在体内分解,逐步释放机体所需的能量,称为生物氧化(biological oxidation)。这个过程会产生自由基。食入愈多热卡,尤其是来自油脂的热卡,在体内氧化分解时产生的自由基也愈多。结果,机体不仅肥胖、行动不便,而且癌病、心血管疾病、糖尿病等问题都可能随之而来。换言之,当摄取热卡超过需求量时,"吃得愈多,老得愈快"。不健康食物、环境污染、化学药剂的过度使用、辐射线、电磁波,都会使自由基的数量增多。

二、癌病患者的食疗

我们论述了为何癌病患者既要加强营养,也要忌口。除了上述促进癌病发生的饮食外,还有预防和阻止癌病的饮食。由此而产生了所谓食疗。

食疗,就是用食物健身防病和辅助治疗疾病,将健身防病和辅助治疗这两个目的寓于美食中。这种方法比苦口良药较为容易被接受,较为安全和简单易行,成本大多较低。美国临床肿瘤学会的 A.R.M.Ruhul Amin 等 2009 年撰文指出,通过调整饮食、维持理想体重和有规律的体育运动,30%~40% 的癌病可以预防。单是调整饮食就可以减少 20% 或更多的癌病,而且这种方法安全、低毒性、抗氧化和易被接受。

食疗要求选用具有健身防病和辅助治疗疾病作用的食物,并且应当美味可口。

以下是美国癌症研究所认为具有抗癌效果的一些食物:芥蓝、油菜、花椰菜、高丽菜(卷心菜)、莴苣、白菜、白萝卜等十字花科蔬菜(cruciferous vegetables);黄豆、姜、葱、蒜;番瓜、红萝卜、芹菜、番茄(西红柿)、茄子、马铃薯;橘子、橙子(橙)、葡萄柚、柠檬等柑橘类水果;全麦、燕麦、糙米等富含维生素和纤维的粮食。

日本国家癌症研究中心近年公布的抗癌蔬菜"排行榜"为:红薯、芦笋、花椰菜、卷心菜、西蓝花、芹菜、倭瓜、甜椒、胡萝卜、金花菜、苋菜、荠菜、荸荠、芥菜、西红柿、大葱、大蒜、青瓜、大白菜等,其中红薯名列榜首。日本医生通过对26万人的饮食调查发现,熟红薯的抑癌率(98.7%)略高于生红薯(94.4%)。

1986 年,中国预防医学科学院与美国康奈尔大学协作完成的调查报告

《中国农村居民营养和膳食状况与癌症死亡率的关系》表明,摄入硒和维生素C有助于防止食管癌和胃癌;摄入胡萝卜素有助于防止胃癌。

世界癌症研究基金会(The World Cancer Research Fund,WCRF)和美国癌症研究所(American Institute for Cancer Research,AICR)2007 年发布的第 2 份专家组评论报告 "*Food,Nutrition,Physical Activity,and the Prevention of Cancer:a Global Perspective*" 至今仍然有效。这个报告推荐了 10 项减少癌病风险的措施,其中强调通过有规律的体育运动、限制高热量食物和含糖饮料来维持健康体重,食物富含蔬菜,限制红肉,减少盐摄入和限制腌制加工的肉类。报告不主张服用食物补充剂,但强调多食天然新鲜的蔬菜。

美国亚特兰大 Emory 大学癌症研究所 Gullett NP 等 2010 年 6 月的一篇文章对蔬菜水果中的天然抗癌物质作了比较新的文献回顾评论,再次指出了下列蔬菜水果的防癌作用:西蓝花(broccoli),葱属蔬菜(allium vegetables)如大蒜、洋葱,柑橘类水果(citrus fruits),绿茶,大豆,西红柿,浆果(berries),姜等。认为来自大豆的染料木黄酮(genistein)、西红柿中的番茄红素(lycopene)、油菜素(brassin)、芦笋(asparagus)中的莱菔子素(sulforaphane)、西蓝花中的吲哚 -3- 甲醇(indole-3-carbinol)、葡萄和花生中的白藜芦醇(resveratrol)具有良好的防癌作用。

为什么有些食物能抗癌呢? 机制之一是它们的抗氧化能力帮助机体清除自由基。至今几十年来这方面有大量研究文章。

我们在论述癌病患者的饮食禁忌时已经介绍过自由基对身体的损害和与癌病的关系,这只是问题的一个方面。另一方面,人体本身有"抗氧化能力",会消除体内过多的自由基。身体会产生各种抗氧化酶,如超氧化物歧化酶(superoxide dismutase,SOD)可催化超氧离子转变产生 H_2O_2,后者再被过氧化氢酶分解。因此,SOD 是人体防御内外环境中超氧离子损伤的重要酶。SOD以锌、铜为辅基。

体内还有一种含硒(selenium)的谷胱甘肽过氧化物酶,可使 H_2O_2 或过氧化物(ROOH)与一种由谷氨酸、半胱氨酸和甘氨酸组成的三肽谷胱甘肽(glutathione)的还原型(GSH)起反应,生成氧化型谷胱甘肽(GSSG),从而清除 H_2O_2 或过氧化物,防止生物膜和血红蛋白遭到氧化损伤。而 GSSG 在谷胱甘肽还原酶催化下,由还原型烟酰胺腺嘌呤二核苷酸磷酸(NADPH)即辅酶 II 供氢,再生成 GSH,可以再度与 H_2O_2 或过氧化物反应而清除自由基(图 7-2)。

NADPH 来自葡萄糖的磷酸戊糖代谢旁路,需要 6- 磷酸葡萄糖脱氢酶(G6PD)参与。G6PD 缺乏时,NADPH 生成不足,GSH 减少,结果过多的 H_2O_2作用于血红蛋白的巯基(-SH),导致血红蛋白变性、沉淀;过多的 H_2O_2 亦作用于膜蛋白,最终造成细胞膜氧化损伤和溶血。伯氨喹(primaquine)等具有氧

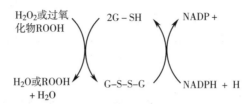

图7-2 还原型谷胱甘肽GSH通过其巯基(-SH)清除H_2O_2或过氧化物后,成为氧化型谷胱甘肽(GSSG)。再由还原型烟酰胺腺嘌呤二核苷酸磷酸(NADPH)即辅酶Ⅱ供氢,变回GSH而恢复清除自由基的能力

化特性的药物以及蚕豆(broad bean)能诱发这种急性溶血。G6PD缺乏症是X连锁不完全显性遗传病,男性杂合子和女性纯合子均发病。女性杂合子亦可能发病,取决于其缺乏G6PD的红细胞(RBC)数量在细胞群中所占的比例。

体内其他小分子的自由基清除剂有维生素C、维生素E、β胡萝卜素、泛醌等。

胡萝卜是很好的抗癌食品。有不少研究报告证实β胡萝卜素的抗癌作用。β胡萝卜素与维生素E有协同的抗氧化作用。虽然如此,有研究指出服用β胡萝卜素补充剂增加而不是减少患肺癌的风险。世界癌症研究基金会和美国癌症研究所2007年发布的第2份专家组评论报告强调多食天然新鲜的蔬菜,并不主张服用食物补充剂。

西红柿也是抗癌食品,其所含的番茄红素(lycopene)是抗氧化剂。有研究指出常食西红柿有助于抗前列腺癌。

人还可以服用适量的抗氧化剂,消除体内的自由基,减轻对正常细胞的破坏,推迟衰老。而抗氧化剂的作用机制就是为落单的电子(自由基)提供配对,而使之回到安定状态。

很多研究表明,抗氧化剂可降低患肺癌、乳腺癌、口腔癌、胃癌、膀胱癌、前列腺癌和结肠癌等多种癌病的风险。

芥蓝、油菜、花椰菜、莴苣、白菜等十字花科蔬菜富含可以提高组织内谷胱甘肽浓度的物质。

从蔬果及生药中还发现其他强力抗氧化元素,如蓝莓中的花青素,以及产于欧洲大陆的生药明眼草、黄豆中的异黄酮等。

食疗抗癌的机制是多方面的,并不仅仅是抗氧化作用。例如大蒜对多种病菌和流感病毒、疱疹病毒等有杀灭作用,能抑制胃内硝酸盐还原菌,减少致癌物质亚硝酸盐的产生;大蒜辣素和大蒜硫胺素能抑制多种癌细胞生长;大蒜还富含硒。这些都有助于防止癌病。

姜黄在印度作为香料用于食品咖喱中。近年来,国外通过流行病学调查发现姜黄有预防和治疗结肠癌的作用,因而掀起了姜黄研究热。至今已有逾千篇研究论文发表于一些重要的国际性医学期刊上。美国癌症研究所已经用姜黄进行了Ⅰ期临床试验。已报道姜黄对肺癌、乳腺癌、胃癌、结肠癌、白血病、黑色素瘤、前列腺癌等均有效。其实早在中国唐代，苏敬等撰写的《新修本草》中就记载了姜黄的抗癌作用，称其"主心腹结积"；《日华子本草》称其"治癥瘕血块"；《本草求真》云其"凡一切结气积气，癥瘕瘀血，血闭痈疽，并皆有效"。姜黄的主要成分是姜黄素（curcumin）、姜黄酮（turmerone）、姜烯（zingiberene）等。其中姜黄素含量为1.8%~5.4%。

姜黄的抗癌作用更是多靶点的。姜黄素有抗炎、抑制血管生成、抗氧化等作用，抑制细胞周期中的几种信号转导路径，包括与蛋白激酶C有关的转导和转录因子NF-κB。目前发现姜黄可以上调22种基因和下调17种基因的表达，其中包括原癌基因。这些基因与细胞增殖周期、细胞凋亡等有关。

一项双盲、随机和安慰剂对照的研究表明，补充微量元素硒明显减少皮肤癌、结肠癌、前列腺癌和肺癌的发生。硒还有助于防止肝癌。但不推荐服用大剂量硒补充剂，美国癌症协会（American Cancer Society）的防癌抗癌营养和运动指南（Guideline on Nutrition and physical activity for cancer prevention and cancer survivors）指出每日服用硒不应超过200mg。

大豆异黄酮防止癌病的机制不仅在于其抗氧化作用，而且可能在于其所含植物雌激素可竞争性抑制人体雌激素。大豆异黄酮总共有12种，分为3类，即黄豆苷类（daidzin）、染料木苷类（genistin group）、黄豆黄素苷类（glycitin group）。在大豆加工、微生物发酵或体外酸水解作用下，染料木苷类释放出染料木素（genistein），即异黄酮苷元，美国癌症研究所已于1996年将其列入肿瘤化学预防药物临床发展计划之中，主要预防目标是乳腺癌和前列腺癌。多项研究表明，富含大豆制品的食物降低多种癌病特别是结肠癌、乳腺癌和前列腺癌的死亡率。

研究表明，绿黄蔬菜具有防癌作用，并认为是因为含有维生素A和黄碱素的缘故。

很多研究报告指出，绿茶有防止癌病的作用。绿茶中的茶多酚能阻断亚硝胺在体内合成，能抑制细胞突变和癌细胞的发展。

中医的传统经验认为海藻类可以软坚化结，用于治疗癌病。海带被认为是抗癌食品。日本北里大学教授山本一郎证实海带确有抗癌作用，对大肠癌效果特别好。

中医历来重视以食物防治疾病。早在西周时期就有"食医"（专管帝王饮食卫生的医师）。中医历史上有《食疗本草》《食医心鉴》《食物本草》《饮膳正要》等多部食疗养生专著。《素问·五常政大论》说："大毒治病，十去其六；常毒治病，十去其七；小毒治病，十去其八；无毒治病，十去其九。谷肉果菜，食养尽之,无使过之,伤其正也。"至今仍是很好的指导原则。唐代名医孙思邈寿命逾百岁,主张"凡欲治病,先食疗。既食疗不愈,后乃用药尔"。中医早就提出忌肥甘厚味,要求饮食有节,不可暴食暴饮,不可饥饱无常,食物不可过热、过冷、过硬。

中医常用食疗药物的性能列于表 7-1。

表 7-1　中医常用食疗药物的性能

食疗药名	性味	归经	功用
人参	甘、微苦,平	脾、肺、心	大补元气,生津,安神
黄芪	甘,温	肺、脾	补气固表,利尿,托毒排脓
山药	甘,平	脾、肺、肾	补脾养胃,生津益肺,补肾涩精
大枣	甘,温	脾、胃	补中益气,养血安神
黄精	甘,平	脾、肺、肾	补气养阴,健脾,润肺,益肾
白扁豆	甘,微温	脾、胃	健脾化湿,和中消暑
冬虫夏草	甘,平	肺、肾	补肺益肾,止血,化痰
枸杞	甘,平	肝、肾	滋补肝肾,益精明目
百合	甘,寒	心、肺	养阴润肺,清心安神
玉竹	甘,微寒	肺、胃	养阴润燥,生津止渴
麦冬	甘、微苦,微寒	心、肺、胃	养阴生津,润肺清心
北沙参	甘、微苦,微寒	肺、胃	养阴清肺,益胃生津
银耳	甘、淡,平	肺、胃	滋阴润肺,养胃生津
知母	苦、甘,寒	肺、胃、肾	清热泻火,生津润燥
当归	甘、辛,温	肝、心、脾	补血活血,调经止痛,润肠通便
葛根	甘、辛,凉	脾、胃、肺	生津止渴,升阳止泻,解肌退热
葱白	辛,温	肺、胃	发汗解表,散寒通阳
生姜	辛,微温	肺、脾、胃	解表散寒,温中止呕,化痰止咳,解鱼蟹毒
大蒜	辛,温	脾、胃、肺	消肿解毒,杀虫止痢
薄荷	辛,凉	肺、肝	疏散风热,清利头目,利咽,透疹,疏肝行气
胡荽	辛,温	肺、胃	开胃消食,发表透疹
薏苡仁	甘、淡,凉	脾、胃、肺	利水渗湿,健脾止泻,解毒散结,除痹,排脓
核桃仁	甘,温	肾、肺、大肠	补肾,温肺,润肠
紫苏子	辛,温	肺	降气化痰,止咳平喘,润肠通便
甜杏仁	甘,平	肺、大肠	润肺止咳,降气平喘,润肠通便
海带	咸,寒	肝、胃、肾	软坚散结,利水消肿

食疗药名	性味	归经	功用
莲藕	甘、涩,平	肝、肺、胃	收敛止血,化瘀
莲子	甘、涩,平	脾、肾、心	补脾止泻,养心安神,益肾涩精,止带
白果	甘、苦、涩,平	肺、肾	敛肺定喘,止带缩尿
土茯苓	甘、淡,平	肝、胃	解毒,除湿,通利关节
天麻	甘,平	肝	平肝息风止痉

食疗方很多。以下仅列举我们多年来针对一些癌病患者的状况使用和推荐的部分食疗方。

1. 气阴双补益肺汤　北沙参 30g,鲜百合 3 个(先分瓣洗净),银耳 10g,生晒参 6g,甜杏仁 10g,胡萝卜 1 条(约 180g),鲜一字排约 150g,生姜 20g,盐少许(宜偏淡)。水约 3L。烧开后转小火维持沸腾 1.5 小时,然后加鲜百合煮沸 5 分钟即可。有咳血者可加鲜莲藕 200g。

此汤味鲜美,富营养,补气养阴。其中,沙参甘,微寒,养肺胃阴;百合甘寒,养阴润肺,清心安神;银耳滋阴润肺,养胃生津;人参大补元气,生津,安神;甜杏仁润肺止咳,降气平喘。

这款食疗汤适用于肺癌气阴两虚者(表现有气短疲乏,口干,干咳或痰少,黏滞难咯,舌红少苔,脉细弱)。

2. 气阴双补益胃汤　石斛 15g,麦冬 10g,北沙参 30g,银耳 10g,生晒参 6g,胡萝卜 1 条(约 180g),鲜一字排约 150g,生姜 20g,盐少许(宜偏淡)。有呕血者可加鲜莲藕 200g。水约 3L。烧开后转小火维持沸腾 2 小时即可。

气阴双补益胃汤适用于胃癌气阴两虚者(表现有气短疲乏,口干食少,舌红少苔,脉细弱)。

3. 清热生津饮　新鲜西瓜汁、雪梨汁、马蹄汁、鲜猕猴桃汁各 200ml。

此汁甘润凉爽,清热生津,富含多种维生素等抗氧化剂。适用于鼻咽癌或其他癌病放疗引起的咽喉口舌放射性炎症(表现有咽喉灼痛,口舌溃烂,口干,吞咽困难)。

4. 利湿健脾益气汤　生薏苡仁 30g,土茯苓 30g,白扁豆 30g,鲜葛根 60g,鲜一字排约 150g,胡萝卜 1 条,生姜 20g,盐少许(宜偏淡)。水约 3L。烧开后转小火维持沸腾 2 小时。

利湿健脾益气汤适用于癌病患者气短疲乏,食欲不振,苔腻便溏者。其中生薏苡仁和土茯苓利湿健脾抗癌,二者均甘淡无苦味,不影响汤味的鲜美;白扁豆健脾益气。

5. 益脑息风汤　土茯苓 30g,天麻 30g,生薏苡仁 30g,冬虫夏草 7 条,枸杞子 15g,生龟甲和生鳖甲各 30g(均打碎),鲜一字排约 150g,胡萝卜 1 条,生姜 20g,盐少许(宜偏淡)。水约 3L。烧开后转小火维持沸腾 2.5 小时。

益脑息风汤适用于原发性和转移性脑瘤。其中,土茯苓甘淡,是抗脑瘤良药,生薏苡仁抗癌去痰湿,虫草益气提升免疫力,天麻补脑平肝息风,枸杞子补益肝脑,生龟甲和生鳖甲养阴软坚息风。

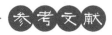

1. Clark LC,Combs Jr GF,Turnbull BW,et al. Effects of selenium supplementation for cancer prevention in patients with carcinoma of skin. A randomized controlled trial. Nutritional Prevention of Cancer Study Group[J]. JAMA,1996,276(24):1957-1963.

2. IA Sadek,HM Ismail,HN Sallam,et al. Survey of hormonal levels in meat and poultry sold in Alexandria,Egypt[J]. Eastern Mediterranean Health Journal,1998,4(2):239-243.

3. Block G,Patterson B,Subar A. Fruit,vegetables,and cancer prevention:a review of the epidemiological evidence[J]. Nutr Cancer,1992,18(1):1-29.

4. 尹卫平,梁菊,吴文澜. 抗癌天然药物研究进展[M]. 北京:科学出版社,2009.

5. 蔡东联. 实用营养师手册[M]. 上海:第二军医大学出版社,1998.

6. Setchell KD,Cassidy A. Dietary isoflavones:biological effects and relevance to human health [J]. J Nutr,1999,129(3):758S-767S

中医治癌各论

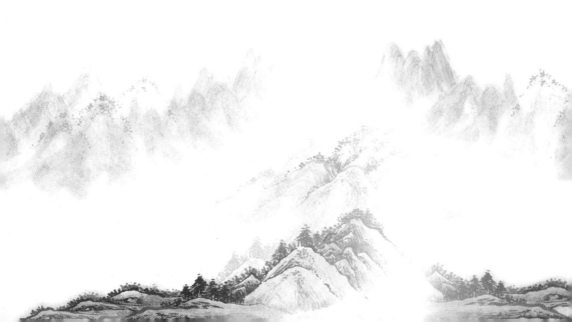

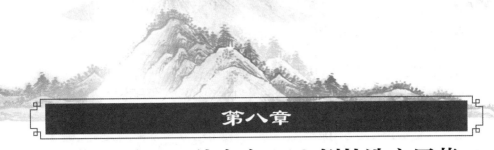

第八章

中医治疗 37 种癌病 212 例的选方用药

一、肺癌 33 例（病例 1~33）

肺癌是最常见的恶性肿瘤,在美国、香港等地区,发病率居全部肿瘤的第一位。就世界范围而言,肺癌约占全部癌病的 13%。从组织细胞学上看,肺癌有多种,最常见的是 4 种,即腺癌、鳞状细胞癌、大细胞癌和小细胞癌。其中肺小细胞癌恶性程度最大。以下 33 例肺癌是我们治疗的部分有代表性的肺癌实例。这 33 例中,有 5 例(第 1、17、20、23 和 24 例)属于纯中医治疗,即未手术、无放化疗、无标靶治疗和西医其他抗癌治疗。第 3 例和第 18 例都是西医治疗无效后改用纯中医治疗的。有多例是未完成西医治疗改用中医治疗的。其他是中西医合作治疗的。还有很多疗效可观的病例,限于篇幅,不可能一一介绍。

病例 1(病案 0000082)　侯女士,72 岁。2000 年 4 月开始出现咳嗽,声音嘶哑,疲劳,消瘦,治疗无效,次月检查发现左肺上叶肺癌(图 8-1)。

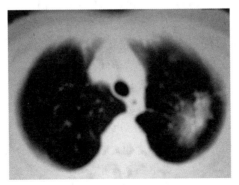

图 8-1　左肺上叶肺癌,单纯中医治疗,存活 4 年多

患者未做手术,拒绝放化疗,仅用中药治疗,5 个月后声音恢复正常,8 个月后复查,肺部癌瘤既无缩小,亦无增大。此后一直服中药 3 年多,精神、食

欲、睡眠均良好,一如常人,体重亦增加两千克多(患者尚有糖尿病和高血压史)。第三年患者服药断断续续,次年开始消瘦,疲劳,颈部淋巴结肿大,情况迅速恶化,再度治疗效果差,于 2004 年 6 月 27 日去世,存活 4 年多。此患者初诊方用玄参 10g,麦冬 10g,生甘草 6g,桔梗 10g,木蝴蝶 6g,瓜蒌壳 10g,丹参 10g,鱼腥草 30g,土茯苓 30g,败酱草 30g,白花蛇舌草 30g,莪术 10g,法夏 10g,黄连 6g,党参 10g,怀山药 10g。方中鱼腥草、土茯苓、败酱草、白花蛇舌草和莪术抗癌,麦冬、玄参、党参、怀山药等养阴润肺,益气扶正,配用其余药物针对咳嗽、音哑、胸闷等进行对症治疗。此后,仍然按照抗癌、扶正、对症治疗三原则加减变化。

按语: 根据肺癌的临床表现,中医古籍有关肺癌的论述散见于"肺积""咳嗽""咯血"等病证中。《素问·玉机真脏论》说:"大骨枯槁,大肉陷下,胸中气满,喘息不便,内痛引肩项,身热……真脏见,十月之内死。"所述症状类似肺癌晚期临床表现,并明确指出预后不良。此患者肺癌未手术切除,也无放化疗和标靶治疗等其他西医治疗,单纯中医治疗存活 4 年多,首三年精神、食欲、睡眠均良好,一如常人,咳嗽、音哑、疲劳等症状消失,体重也回升,反映了中医药的疗效。如果她坚持服药不中断,有可能存活更长时间。

病例 2(病案 0000198) 利先生,57 岁,华人。2000 年 5 月发现左肺非小细胞癌,Ⅲa 期。7 月手术切除。手术前后均有化疗,用紫杉醇和卡铂(carboplatin)。10 月正电子发射体层成像(PET)显示复发,做放疗,咳嗽剧烈,于 2000 年 10 月 31 日开始就诊。初诊方为土茯苓 30g,败酱草 30g,仙鹤草 30g,白花蛇舌草 30g,黄芪 30g,当归 6g,丹参 15g,莪术 15g,制鳖甲 15g,浙贝母 12g,生薏苡仁 30g。此后按照抗癌、调补和对症治疗三原则加减,情况逐渐改善。2002 年 7 月 15 日就诊后未再就诊。2007 年 5 月 29 日再度来诊,身体健康无症状,并告诉我们过去 5 年常服我们于 2002 年 7 月 15 日开的处方(半枝莲 30g,土茯苓 30g,仙鹤草 30g,生薏苡仁 30g,莪术 21g,丹参 15g,生地 15g,麦冬 12g,百合 15g,百部 12g,浙贝母 12g,木瓜 15g,白芍 15g)。2010 年 11 月 9 日电话追访肺癌无复发,已经存活逾 10 年。

按语: 按照世界卫生组织(WHO)的文件,治疗条件较好的欧洲地区,肺癌的 5 年生存率也只有 9%。此患者Ⅲa 期肺癌中西医合作治疗存活逾 10 年。不仅反映中医药的疗效,也说明中西医合作治疗并无矛盾。

病例 3(病案 0000252) 季女士,73 岁。1999 年 11 月出现咳嗽,咯血,经 X 线摄片、痰脱落细胞检查、CT 扫描、纤维支气管镜及细针抽吸活检等,于 2000 年 1 月确诊为右下肺腺癌Ⅲb 期($T_4N_2M_0$)。患者尚有高血压、糖尿病和冠心病已 10 年。从 2000 年 2 月至 11 月经过化疗 6 个疗程,放疗 23 次,初期肺癌曾明显缩小,其后多次复查包括 2000 年 11 月 30 日的复查均显示肺癌持续扩大,并发现右侧胸水和肝转移而放弃西医治疗。当时患者头发脱落,口腔溃疡,吞咽困难,气短,咳嗽,疲乏,消瘦,无食欲。从 2000 年 12 月 7 日开始单纯中医治疗,次月 16 日复查显示肺癌仍然增大,但口腔溃疡及气短均明显好转,食欲及精神改善。2001 年 3 月 14 日复查显示肺癌缩小。2002 年 3 月 27日复查示肺癌阴影再度缩小,胸水消失。患者精神、食欲等一般状况接近正常。2003 年 2 月患者感冒,X 线检查发现左下肺炎,用抗生素治疗,曾停用中药近 2 个月。7 月 17 日恢复就诊服中药。但病情渐趋恶化,于 2003 年 11 月5 日去世。其初诊方用青黛 3g(吞粉),败酱草 30g,仙鹤草 30g,土茯苓 30g,白花蛇舌草 30g,玄参 10g,麦冬 10g,怀山药 10g,丹参 10g,山栀 6g。此后按抗癌、调补和对症治疗三原则加减变化。

　　按语:患者高龄兼有高血压、糖尿病和冠心病,其Ⅲb 期肺腺癌经化疗、放疗近 1 年,依然增大,并出现胸水及肝转移而放弃西医治疗,其后用单用中药治疗存活近 3 年,其间肺癌一度缩小。停用中药 2 个月则病情恶化,明确显示了中医药的抗癌疗效。

　　病例 4(病案 0000395)　谭先生,58 岁。2001 年 9 月因咳嗽就诊,X 线检查显示左上肺和右下肺均有多个阴影,活检为肺小细胞癌,不能手术,化疗 1次,脱发,口腔溃烂,非常疲乏,感到难以承受,寻求中医治疗,并接受我们建议继续化疗至 2002 年 3 月结束,肺癌阴影如故。未再化疗,继续服中药,2003 年7 月 14 日复查肺癌无增大,但同年 8 月发现颅内转移而接受放疗约 10 次,并继续中药治疗,2005 年 12 月去世,存活 4 年多。此例是小细胞癌,系 4 种常见肺癌中预后最差的,而且属于广泛期,但在有中药治疗的情况下,存活达 4年多。其初诊方有败酱草 30g,土茯苓 30g,仙鹤草 30g,白花蛇舌草 30g,葶苈子 10g,浙贝母 10g,百部 10g,党参 10g,生白术 10g,茯苓 10g,生甘草 6g,百合10g,石斛 10g,莪术 10g,丹参 10g,玄参 10g。其后仍然按照抗癌、调补和对症治疗三原则加减变化。

　　按语:肺癌中预后最差的小细胞癌广泛期,不能手术切除,中西医合作治疗存活 4 年多。再次反映中医药的疗效及说明中西医合作治疗并无矛盾。至2015 年为止,笔者近 50 年来治疗各种肺癌 800 多例,体会到抗肺癌较好而可供选用者有知母、王不留行、绞股蓝、蚤休、土茯苓、白花蛇舌草、半枝莲、石见穿、白英、山慈菇、龙葵、没药、艾叶、青黛、青蒿、夏枯草、姜黄、莪术、大黄、郁金、八月札、仙鹤草、葶苈子、南星、牡蛎、昆布、猪苓、生薏苡仁、全蝎。每次可选择 4~5 种抗癌药联合使用,数月后可换另一组。

病例 5（病案 0000S18） 刘先生,62 岁。2002 年 1 月出现背痛就诊,服西药止痛,但左臂逐渐麻痹,左锁骨上淋巴结肿大,活检发现腺癌细胞。6 月做CT 扫描见左上叶肺癌(T_4N_3)。诊断为Ⅲb 期肺腺癌,癌细胞分化程度差。不能手术,做化疗和放疗。2003 年 2 月 11 日初诊看中医,当时面色苍白,咳嗽,手足麻痹,舌紫苔黄脉细数。服中药后不久,症状消失,觉得身体逐渐强壮。服中药 5 年余,一直健康,停中药已 2 年多,2009 年 9 月 22 日电话追访仍健康,存活已逾 8 年。其初诊方有败酱草 30g,土茯苓 30g,仙鹤草 30g,白花蛇舌草30g,桔梗 10g,杏仁 10g,百部 10g,前胡 10g,川贝 6g,白前 10g,连翘 10g,鱼腥草 30g,莪术 10g,党参 10g,生白术 10g,茯苓 10g,百合 10g。其后仍然按照抗癌、调补和对症治疗三原则加减变化。

按语:此患者Ⅲb 期肺腺癌不能手术切除,放化疗后中医治疗存活逾 8 年仍然健康。

病例 6（病案 0001007） 余先生,76 岁。1990 年切除左肺鳞状细胞癌,术后未放化疗,定期复查达 16 年。至 2006 年 6 月发现右肺阴影,支气管镜活检仍为鳞状细胞癌,拒绝化疗,2006 年 7 月 26 日开始中医治疗,其后曾经放疗月余,并服中药至 2009 年 3 月。至 2010 年 6 月 25 日去世,存活近 4 年。期间有 3 年生活质量良好,可游泳、登山而不气喘,体重增加。其初诊方用知母20g,绞股蓝 30g,仙鹤草 30g,土茯苓 30g,白花蛇舌草 30g,莪术 10g,百合 10g,人参 10g,炒白术 10g,茯苓 10g,山楂 10g,神曲 10g,炒麦芽 10g,法夏 10g,陈皮 10g,紫菀 10g,百部 10g,桔梗 10g,白前 10g,炙甘草 6g,浙贝母 10g,葶苈子10g,大枣 10g。其后继续遵循抗癌、调补和对症治疗三原则加减变化。

按语:肺鳞状细胞癌 16 年后复发,拒绝化疗,接受放疗并服中药存活近4 年。

病例 7（病案 0000S1） 陈先生,43 岁。2002 年 11 月出现咳嗽,服抗生素、止咳药无效,2 周后发现右颈部淋巴结肿大,经细针穿刺活检(FNA)和PET 诊断为非小细胞肺癌。进行化疗。2003 年 2 月 11 日磁共振成像(MRI)显示有颅内转移(图 8-2),放疗 10 次后,2003 年 2 月 18 日开始服用中药达 4年之久,于 2007 年 2 月 9 日去世。其中首 3 年生活质量接近正常。其初诊方用败酱草 30g,仙鹤草 30g,土茯苓 30g,白花蛇舌草 30g,莪术 10g,丹参 10g,黄芪 30g,当归 6g,生地 15g,党参 10g,生白术 10g,茯苓 10g,山楂 10g,神曲 10g,炒麦芽 10g,鸡内金 6g,沙参 15g,天花粉 10g,百合 10g。其后继续按照抗癌、调补和对症治疗三原则加减变化。

按语:肺癌化疗后出现脑转移,放疗 10 次后中医治疗存活 4 年。

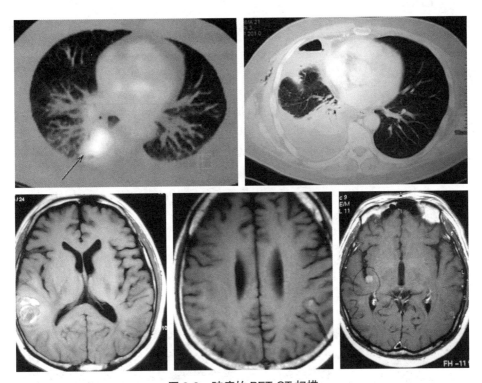

图 8-2　肺癌的 PET-CT 扫描

右肺癌块呈现高浓度放射性,显示 ^{18}FDG 集聚,并有右侧胸腔积液。MRI 显示多发性脑转移

病例 8(病案 0000773)　陈先生,42 岁。2002 年 7 月出现咯血,X 线检查发现左肺阴影,支气管镜活检诊断为肺腺囊癌(adenoid cystic carcinoma)(图 8-3),接受化疗和放疗至 9 月,此后定期复查。2004 年 1 月发现肺部阴影扩大,2 月手术切除,但复查阴影仍在,至 9 月阴影扩大,第二次手术。2004 年 10 月 7 日开始至 2010 年 10 月一直中药治疗加间断化疗,肺部阴影无明显变化,

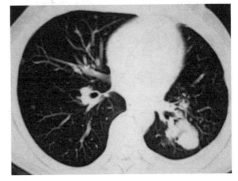

图 8-3　肺腺囊癌。中西医合作治疗,
存活 8 年多

体重、食欲、精神等一般状况良好,2010 年 11 月以后,患者未再就诊,2011 年 3 月 26 日去世。存活 8 年多。初诊方有绞股蓝 20g,仙鹤草 30g,土茯苓 30g,白花蛇舌草 30g,莪术 10g,生薏苡仁 30g,杏仁 10g,浙贝母 10g,百部 10g,法夏 10g,人参 6g,炒白术 10g,云苓 10g。此后 6 年,按照抗癌、扶正、对症治疗加减。

按语:肺腺囊癌中西医合作治疗存活8年多。

病例9(病案0001000) 陈女士,51岁。2006年1月开始喉痒咳嗽6月多,痰黄或白,有时咯血,无胸痛气促。多次就诊为"气管敏感",治疗无效,后经X线和CT检查发现右上肺阴影(图8-4),细针穿刺活检(FNA)证实为腺癌。PET判断为$T_3N_1M_0$,属于第Ⅲa期。2006年6月7日开始中药治疗并服吉非替尼(iressa),至今已9年多,状况良好(无症状)。初诊方:知母20g,王不留行15g,土茯苓30g,莪术10g,百合10g,仙鹤草30g,白茅根30g,连翘10g,人参6g,白术10g,茯苓10g,葶苈子15g,川贝6g,百部10g,杏仁10g,白前10g,紫菀10g,桔梗10g,法夏10g,陈皮10g。此后按照抗癌、扶正、对症治疗加减。

按语:标靶药吉非替尼有效率仅为18.7%,而且通常在使用8~12个月后癌细胞就形成耐药性(Jones H等,2004)。此例患者Ⅲa期肺腺癌未手术切除,中药治疗并服吉非替尼,存活9年多,健康良好。应当是中西医合作治疗都发挥了疗效。并表明中西医合作治疗无冲突。

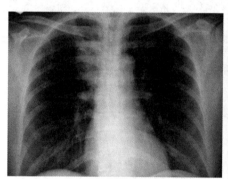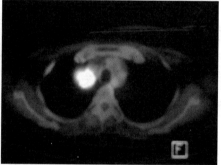

图8-4 右上肺癌的X线检查(左)和PET(右)

病例10(病案0001093) 陈女士,68岁。2006年8月开始咳嗽,9月CT及PET发现左侧肺癌及胸水并有多发性淋巴转移(肺癌大小为5.2cm×3.6cm×4.0cm,SUVavg达7.23),被诊断为4期肺癌,不能手术,服吉非替尼(iressa)4个月后,肿瘤增大,乃停用吉非替尼。2007年2月1日开始中医治疗。同月开始局部放疗月余。此后仅用中医治疗逾5年,精神、食欲良好,体重从46kg增加至50kg。2011年10月CT复查与2006年9月比较,癌块消失(图8-5),乃于2012年12月结束治疗。其后追访3年健康无症状。其初诊时胸痛,咳嗽咯血,疲劳,消瘦,失眠。初诊方用知母20g,王不留行20g,绞股蓝30g,土茯苓30g,白花蛇舌草30g,连翘10g,莪术10g,延胡索10g,仙鹤草30g,百合10g,酸枣仁10g,沙参10g,枸杞10g,生地15g,人参6g,白术10g,茯苓

10g。其后仍然按照抗癌、调补和对症治疗三原则加减变化。

按语：末期肺癌，不能手术切除，服吉非替尼 4 个月无效而停用，其后仅姑息性放疗月余，中医治疗逾 5 年，复查肺癌消失。

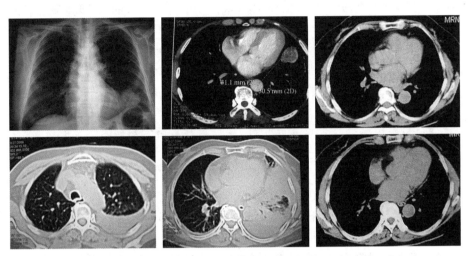

图 8-5　左侧 4 幅 2006 年 9 月的影像显示左侧肺癌及胸水，未能手术切除。
最右侧 2 幅 2011 年 10 月的影像已经见不到癌块

病例 11（病案 0000236） 邝女士，52 岁。因咳嗽做 X 线检查发现右上肺上中叶两个阴影，考虑为肺癌，2000 年 5 月 26 日手术切除，病理细胞学检查报告为支气管肺泡癌。其后仍有疲乏、干咳，未做放化疗，同年 12 月 21 日开始服中药逾 3 年。其后追访 15 年未复发。其父亲、两个舅舅、姐姐和丈夫均死于肺癌。这样的家族史，复发的风险极高，但患者至今已逾 15 年未复发，中药的抗癌和调补提升免疫力很可能起了重要作用。其初诊方用土茯苓 30g，仙鹤草 30g，败酱草 30g，白花蛇舌草 30g，黄芪 30g，当归 6g，百合 10g，党参 10g。其后仍然按照抗癌、调补和对症治疗原则加减变化。

按语：患者来自肺癌高风险家族，其本人支气管肺泡癌手术切除后未做放化疗，服中药逾 3 年，其后追访 15 年未复发。

病例 12（病案 0000703） 邝女士，59 岁。是病例 11 的姐姐。因反复咳嗽约 1 年，X 线检查未见异常，于 2003 年 9 月做 PET 和 CT 扫描，发现左下肺癌，在 CT 指导下做穿刺活检诊断为肺腺癌。2004 年 2 月手术切除，4 月 14 日开始就诊服中药。当时咳嗽剧烈，疲劳，失眠头痛，经中药治疗后缓解，惜仅服中药月余即停。次年 3 月发现淋巴扩散，用过吉西他滨（gemzar）等。2006 年 9 月出现左侧胸水，用培美曲塞（alimta）治疗，无效，改用厄洛替尼（tarceva），

2009年5月PET显示更多淋巴结扩散和胸膜转移,开始再度来诊服中药2年,状况稳定,其后失去联络。后来获悉她2014年3月去世,存活逾10年。其初诊方用绞股蓝20g,藤梨根30g,土茯苓30g,白花蛇舌草30g,麻黄6g,杏仁10g,生甘草6g,葶苈子15g,桔梗10g,百部10g,川贝6g,前胡10g,莪术10g,丹参10g,法夏10g,白芷10g,蔓荆子10g,生白术10g,大青叶30g。2009年5月12日再度来诊时用黄芩10g,知母15g,绞股蓝30g,石见穿30g,白花蛇舌草30g,莪术10g,郁金10g,桃仁10g,延胡索10g,人参6g,生白术10g,百合10g,丹参10g,酸枣仁15g,柏子仁15g。其后仍然按照抗癌、调补、对症治疗三原则加减变化。

按语:肺腺癌切除术后复发扩散,先后用培美曲塞和厄洛替尼无效,曾经寻求中医治疗2年,去世时存活逾10年。

病例13(病案0001608) 萧女士,64岁。患者有严重类风湿关节畸形,2008年4月拟做关节矫形术时,X线检查发现肺部巨大阴影。经PET-CT扫描及支气管镜活检发现肺鳞状细胞癌,侵及心房和肺静脉(图8-6),不能手术切除。患者咳嗽咯血,头晕,未接受化疗。于2008年6月3日开始中药治疗,咳嗽咯血好转,仍然头晕,乃于2009年12月1日予头部CT扫描,发现脑转移(图8-6)。接受头部姑息放疗10次。继续中药治疗,至2011年情况开始转差,9月17日去世。存活逾3年。其初诊方用绞股蓝30g,土茯苓30g,仙鹤草30g,知母20g,连翘10g,莪术10g,百部10g,百合10g,酸枣仁10g,人参6g,生白术10g,茯苓10g,炙麻黄6g,杏仁10g,紫菀10g,桔梗10g,陈皮10g,白前10g,川贝6g,生甘草6g。其后继续按照抗癌、调补、对症治疗三原则加减变化。

按语:这样一个发生脑转移的末期肺癌患者,从未手术、化疗和标靶治疗,仅头部放疗10次,中医治疗存活3年多,效果是不容否认的。

病例14(病案0000791) 吴女士,50岁。2004年10月发现右肺阴影(图8-7),11月20日手术切除,病理学报告为支气管肺泡癌(Bronchiolo-alveolar carcinoma)。术后未做化疗。因一直咳嗽,痰多,呈泡沫状夹杂黄色,疲乏,轻度尿失禁,焦虑失眠,于2005年1月12日开始服用中药。初诊时舌淡红,苔白,脉细弱。初诊方:荆芥10g(后下),防风10g,桔梗10g,大青叶30g,连翘10g,紫菀10g,百部10g,白前10g,杏仁10g,川贝10g,陈皮10g,炒白术10g,大枣10g,百合15g,生地15g,麦冬10g,丹参15g,酸枣仁15g,炙甘草9g。2周后咳嗽减轻,加用土茯苓30g、仙鹤草30g、绞股蓝30g、八月札30g、知母20g等。其后继续遵循抗癌、调补、对症治疗三原则加减变换。症状逐渐消失。继续中药治疗2年后,改为间断性服中药逾4年未复发。其后自停中药1年多,2013

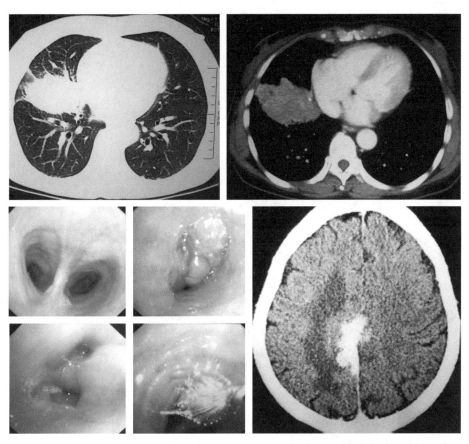

图 8-6　肺鳞状细胞癌侵及心房和肺静脉（上图），不能手术切除，也未化疗。扩散至脑（右下图）。中医治疗存活 3 年多。左下图为其支气管镜检查情况

年 1 月 CT 复查显示肺再现病灶，最大者约 1cm，化疗 2 个月，用培美曲塞和卡铂。8 月重新开始中医治疗至今，目前情况稳定。从 2004 年 10 月算起，存活已逾 11 年。

按语：支气管肺泡癌术后未放化疗，服中药 6 年未复发，停中药 1 年多后复发。其后中西医合作治疗，至 2015 年 10 月为止，存活已逾 11 年。

病例 15（病案 0001269）　黎女士，57 岁。2007 年 8 月因咳嗽半年

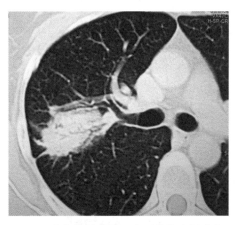

图 8-7　支气管肺泡癌。术后单纯中医治疗。至今逾 6 年未复发

87

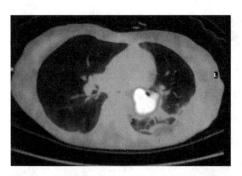

图8-8　肺鳞状细胞癌,贴紧主动脉,不能手术切除。中西医合作治疗,现已存活逾8年

反复诊治不愈并出现杵状指,做CT扫描、支气管镜检查和胸膜活检,发现贴紧大血管(图8-8)的Ⅳ期肺鳞状细胞癌($T_4N_0M_1$),不能手术切除,次月(2007年9月21日)开始中医治疗。2个月后接受化疗继以放疗共2个多月,并继续服中药至今,肺癌未消失,但状况较稳定,2013年10月和2014年3月2次X线复查肺部清,未见肺癌。2014年9月CT复查称左肺有一2cm肿瘤,开始放化疗约5个月,其后继续中医治疗至今,目前情况稳定。从2007年8月发现末期肺鳞癌算起,存活已逾8年。其初诊方用知母20g,绞股蓝30g,土茯苓30g,白花蛇舌草30g,大青叶30g,鱼腥草30g,莪术10g,人参6g,生白术10g,茯苓10g,桃仁10g,郁金10g,浙贝母10g,生牡蛎30g,紫菀10g,桔梗10g,陈皮10g,百部10g,白前10g,杏仁10g,制半夏10g。其后继续按抗癌、调补、对症治疗三原则加减变化。

按语: 末期肺鳞状细胞癌,不能手术切除,中西医合作治疗状况较稳定,已存活近8年。

病例16(病案0000676)　王先生,55岁。2003年4月体检发现右肺阴影,按肺结核治疗1年。2004年6月复查发现阴影扩大,经CT、PET和穿刺活检确诊为肺非小细胞癌,有淋巴结和骨盆扩散,不能切除。化疗2个月余,放疗1个月余。2003年10月15日开始服中药4年,2010年7月状况仍良好(咳少,无气促,食欲和精神良好,体重稳定,工作和生活如常),时已存活逾6年,此后失去联络。其初诊方用绞股蓝30g,仙鹤草30g,土茯苓30g,白花蛇舌草30g,人参6g,生白术10g,黄芪30g,当归6g,莪术10g,丹参10g,生地15g,浙贝母10g,杏仁10g,百部10g,前胡10g,葶苈子15g,益智仁6g,肉苁蓉15g。其后仍然按照抗癌、调补和对症治疗三原则加减变化。

按语: 末期肺非小细胞癌(淋巴结和骨盆扩散),不能切除,中西医合作治疗4年状况仍然良好。

病例17(病案0002713)　区先生,80岁。2010年1月因进行性气促就诊,CT发现左侧大量胸水和肝脏占位性病变,并有严重脊柱侧凸和左肺萎缩(图8-9),经抽胸水及活检确诊为肺恶性间皮瘤(malignant mesothelioma),不能手术,亦不予化疗(家属被告知化疗也只能存活数周),乃寻求中医治疗。从

2010 年 2 月 4 日开始,纯中药治疗逾 2 年半,于 2012 年 8 月 24 日去世。其初诊方有王不留行 20g,土茯苓 30g,绞股蓝 30g,白花蛇舌草 30g,连翘 10g,莪术 10g,百合 10g,黄芪 30g,当归 6g,人参 6g,生白术 10g,茯苓 10g,神曲 10g,猪苓 15g,泽泻 15g,葶苈子 15g,炙麻黄 6g,杏仁 10g,生甘草 6g。其后仍然按照抗癌、调补和对症治疗三原则加减变化。

按语: 恶性间皮瘤至今仍是致命性疾病,中位生存期仅 9~12 个月。本例肺恶性间皮瘤,有大量胸水和肝脏占位性病变,并有严重脊柱侧凸和左肺萎缩,不能手术,亦未放化疗,纯中药治疗存活逾 2 年半。明确显示了中医药疗效可观。肺癌患者不少有胸腔积液,患者除咳嗽外,有突出的呼吸

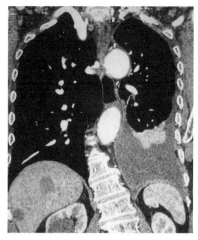

图 8-9 左侧大量胸水和肝脏占位性病变,并有严重脊柱侧凸和左肺萎缩,经抽胸水及活检确诊为肺恶性间皮瘤。未手术和放化疗,单纯中医治疗逾 2 年半

困难而影响患者的生活质量,因此,临床上肺癌患者胸水的治疗是一个常见而重要的问题。一般认为对于胸水可按中医的悬饮论治。《金匮要略》论述“饮后水流在胁下,咳唾引痛,谓之悬饮”。又说:“病悬饮者,十枣汤主之。”十枣汤中,甘遂、大戟、芫花均为峻下有毒之品,须慎用。其实,胸水也有可能属于支饮范畴。《金匮要略》论述“咳逆倚息,短气不得卧,其形如肿,谓之支饮”。又说:“支饮亦喘而不能卧,加短气,其脉平也。”这与胸水的表现也是吻合的。

在治疗上,支饮的治疗有葶苈大枣泻肺汤(“支饮不得息,葶苈大枣泻肺汤主之”)、泽泻汤(“心下有支饮,其人苦冒眩,泽泻汤主之”)、木防己汤(“膈间支饮,其人喘满,心下痞坚,面色黧黑,其脉沉紧,得之数十日,医吐下之不愈,木防己汤主之”)、厚朴大黄汤(“支饮胸满者,厚朴大黄汤主之”)、十枣汤(“夫有支饮家,咳烦胸中痛者,不卒死,至一百日或一岁,宜十枣汤”)、小青龙汤(“咳逆倚息不得卧,小青龙汤主之”)。

病例 18(病案 0001702) 周女士,75 岁。2007 年 4 月因反复咳嗽约 4 个月就诊,发现左侧肺癌,手术切除。病理报告为腺癌。2008 年 5 月发现双侧胸膜扩散,服吉非替尼(iressa)1 个月,肺癌大小如故,于 2008 年 7 月 31 日开始中医治疗。1 个月后 X 线复查显示肺癌增大,胸痛明显,乃停用吉非替尼,加用吗啡,但患者仍然继续中医治疗。服中药 4 个月后,咳嗽、气促等症状改善,体重开始增加。此后情况大致稳定。患者情绪一直低落,但家人坚持要求中

医治疗。2011年情况渐差,于2011年12月30日去世,单纯中医治疗达3年多。其初诊方是绞股蓝30g,土茯苓30g,知母20g,仙鹤草30g,连翘10g,莪术10g,丹参10g,百合10g,浙贝母10g,葶苈子15g,百部10g,紫菀10g,白前10g,桃仁10g,郁金10g,党参10g,生白术10g,云苓10g,神曲10g,炒麦芽10g,厚朴10g,姜半夏10g,苏子10g,酸枣仁15g。其仍然按照抗癌、调补和对症治疗三原则加减变化。

按语: 肺腺癌双侧胸膜扩散,标靶治疗无效(肺癌增大),单纯中医治疗存活3年多。

病例19(病案0003970) 杨女士,30岁。2010年10月手术切除右上肺癌,病理学报告为腺癌,称无需放化疗。2011年11月突发面部抽搐、流涎,CT发现脑瘤,肺和淋巴结均有癌灶。手术切除脑瘤,病理检查显示肺癌扩散。2011年12月13日开始服用中药,并服用吉非替尼(iressa),未接受放疗。初诊方有土茯苓30g,白英20g,绞股蓝30g,王不留行20g,仙鹤草30g,莪术10g,白芍10g,炙甘草6g,元胡10g,鱼腥草30g,连翘10g,百部10g,杏仁10g,川贝6g,紫菀10g,地龙10g,百合10g,沙参15g,人参6g,炒白术10g,云苓10g,神曲10g,酸枣仁15g。其后仍然按抗癌、调补和对症治疗三原则加减变化。治疗后1年半状况平稳,无咳嗽、气促,体重由63kg增加至68kg。2013年6月PET-CT复查声称有脑瘤出血,停吉非替尼,要求放疗。但当时并无头痛头晕,无呕吐抽搐,无咳嗽气促,食欲、精神和体重正常。患者7月完成10次放疗。9月出现头痛头晕,恶心,无食欲,高热,发热前无畏寒。2013年10月西医改用另一标靶药厄洛替尼,并要求患者停中药。停中药2周后情况恶化,患者再度服中药约1个月,再被要求停服,仅服厄洛替尼。2014年2月15日即仅服厄洛替尼约3个月后,PET-CT显示脑、双肺、脊椎、肝、左乳和多个淋巴结均有扩散,出现咳嗽、气促、食欲差、腰痛、头晕等,明显消瘦。西医称厄洛替尼无效,要求改用化疗。其后患者化疗1个半月,情况进一步恶化,西医停化疗,称已经无药可选。2014年6月3日患者恢复来诊,重新寻求中医治疗,当时与停服中药前比较,患者已判若两人,体重由68kg降至45kg,需要坐轮椅,咳嗽、气促都加重,无食欲,双下肢明显浮肿,心率达每分钟120次。患者表示后悔停中药,但已太迟,2014年6月11日(8天后)不幸去世。

按语: 患者最初看中医时肺腺癌已经脑扩散,其后中医治疗2年情况一直较为平稳(无咳嗽、气促、头痛、头晕、呕吐抽搐等,体重由63kg增加至68kg,精神佳,每次均自己步行来诊),后被要求停中药,只做标靶治疗和化疗,情况迅速恶化,出现咳嗽、气促、食欲差、头晕等,体重由68kg降低至45kg,与停中药前比判若两人,需坐轮椅,双下肢明显浮肿,心率达每分钟120次,停中药仅5

个多月即去世。尽管用了厄洛替尼和化疗，诸多症状均加重，令人深为惋惜和遗憾。这个例子表明盲目排斥中医是无理和对患者有害的。

病例 20（病案 0004354）　陈女士，80 岁。2012 年 5 月发现右上肺腺癌，西医告诉是第 4 期，不能手术，抽过 1 次胸水，EGFR 基因分析表明不宜标靶治疗，建议化疗。患者和家属拒绝放化疗。西医称只可存活约 4 个月。2012 年 6 月 26 日来诊寻求中医治疗。当时体重仅 43kg，胸闷、心悸、气促、咳嗽，大便 2~3 日 1~2 次。舌淡紫，苔微黄，脉弦细数，脉率 108 次 / 分钟。患者尚有高血压、糖尿病、高脂血症、哮喘等。初诊方予绞股蓝 30g，白英 20g，土茯苓 30g，石见穿 30g，白花蛇舌草 30g，全瓜蒌 10g，丹参 10g，虎杖 10g，连翘 10g，人参 6g，黄芪 30g，党参 10g，炒白术 10g，山楂 10g，神曲 10g，炒麦芽 10g，蒲公英 30g，沙参 15g，麻黄 6g，杏仁 10g，百部 10g，浙贝母 10g，紫菀 10g，地龙 10g，葶苈子 15g，猪苓 15g，云苓 10g，泽泻 15g，炙甘草 6g。此后仍然按照抗癌、调补、对症治疗三原则加减。喘咳和食欲改善，脉率渐降。2013 年 10 月 26 日告知 X 线检查显示肺部情况稳定无恶化，脉率降至 82 次 / 分钟。2014 年 1 月 28 日在家洗头后昏迷，救护车到时心跳已停止。从明确第 4 期肺腺癌诊断算起，单纯中医治疗存活 1 年又 8 个月。

按语：末期肺腺癌不能手术，未放化疗和标靶治疗，西医称只可存活约 4 个月，单纯中医治疗存活 1 年又 8 个月。

病例 21（病案 0003533）　邬先生，61 岁。2010 年 3 月体检发现肺纵隔多发性淋巴结肿大，穿刺活检诊断为转移性未分化癌，未能手术，化疗 4 次即停，称难以耐受而且效果不佳。2011 年 5 月因咳嗽、气短来诊，寻求中医治疗。至今单纯中医治疗已逾 4 年，目前无症状，精神佳，体重稳定。其初诊方是知母 20g，黄芩 10g，土茯苓 30g，石见穿 30g，白花蛇舌草 30g，绞股蓝 30g，莪术 10g，百合 10g，麦冬 10g，百部 10g，紫菀 10g，杏仁 10g，浙贝母 10g，鱼腥草 30g，人参 6g，炒白术 10g，云苓 10g，神曲 10g，黄芪 30g，当归 6g，生甘草 6g。其后仍然按照抗癌、调补、对症治疗三原则加减。

按语：未分化癌恶性程度较大。此例肺纵隔多发性转移性未分化癌，未能手术，化疗仅仅 4 次即停，其后单纯中医治疗已逾 4 年，目前无不适。

病例 22（病案 0003913）　吴先生，74 岁。2011 年 4 月体检时发现纵隔淋巴结肿大，经 PET-CT 扫描和活检诊断为肺腺癌Ⅲb 期。不能手术，11 月 22 日开始服用吉非替尼（iressa）。次日即来诊开始中医治疗。半年后因皮疹和经济原因停吉非替尼，仅仅服中药。至今已逾 4 年。2014 年 3 月和 9 月两次影像学复查未见肺癌。目前无症状,食欲精神佳,体重稳定。其初诊方是白英20g,绞股蓝30g,土茯苓30g,蚤休10g,白花蛇舌草30g,连翘10g,莪术10g,丹参10g,人参6g,炒白术10g,云苓10g,神曲10g,黄芪30g,当归6g,百合10g,炙甘草6g。其后按抗癌、调补、对症治疗三原则加减变化。

按语:肺腺癌Ⅲb期不能手术,服用吉非替尼半年即停,仅仅服中药。至今已逾4年。

病例 23(病案 0004106) 陈先生,75岁。2005年曾经因双侧肾细胞癌做过双肾部分切除术。2011年11月因气促就诊,X线检查发现左侧大量胸水,PET-CT扫描发现左肺癌大量胸水和多发性骨扩散(图8-10),诊断为末期肺癌。患者未手术和放化疗,也未做标靶治疗,于2012年2月25日来诊开始单纯中医治疗。目前单纯中医治疗已逾3年半,仍有气促,有时胸痛,食欲正常,体重略有减轻。其初诊方是白英20g,土茯苓30g,半枝莲30g,石见穿30g,白花蛇舌草30g,连翘10g,姜黄6g,葶苈子15g,猪苓15g,泽泻15g,车前子20g,百合10g,沙参15g,黄芪30g,当归6g,党参10g,炒白术10g,云苓10g,神曲10g,山楂10g,炒麦芽10g,蒲公英30g,炙甘草6g。其后按抗癌、调补、对症治疗三原则加减变化。

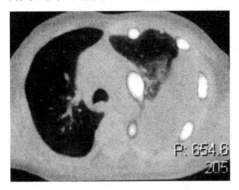

图8-10 左肺癌大量胸水和多发性骨扩散

按语:末期肺癌,未手术和放化疗,也未做标靶治疗,单纯中医治疗已逾3年半。

病例 24(病案 0004477) 黄先生,75岁。2012年8月发现肺鳞状细胞癌,属于第4期($T_4N_2M_{1b}$),不能手术。患者拒绝放化疗和其他西医治疗。于2012年9月11日开始单纯中医治疗直至2014年6月3日去世,存活近2年。初诊时咳嗽,气促,消瘦,疲乏,胃脘胀,舌红苔薄白,脉弦滑;予石见穿30g,土茯苓30g,白英20g,仙鹤草30g,白花蛇舌草30g,半枝莲30g,莪术10g,连翘10g,百部10g,川贝6g,杏仁10g,紫菀10g,党参10g,炒白术10g,云苓10g,神曲10g,厚朴10g,黄芪30g,百合10g,沙参10g,炙甘草6g。其后按抗癌、调补、对症治疗三原则加减变化。

按语:肺鳞状细胞癌第4期($T_4N_2M_{1b}$),不能手术,未放化疗,单纯中医治疗存活近2年。

病例 25（病案 0003015）　李先生，71 岁。2010 年 7 月因左背痛和咳嗽约 4 个月就诊，经 PET-CT 和支气管镜活检诊断为肺非小细胞癌，侵入胸壁和第 4 肋骨及胸椎。不能手术。2010 年 7 月 28 日开始中医治疗，次月开始化疗，继续中医治疗。中西医合作治疗近 1 年后，化疗结束，继续中医治疗。至今存活 5 年。目前无症状，体重稳定，食欲和精神佳。其初诊方是白英 20g，土茯苓 30g，石见穿 30g，绞股蓝 30g，白花蛇舌草 30g，莪术 10g，桃仁 10g，郁金 10g，人参 6g，炒白术 10g，云苓 10g，神曲 10g，生薏苡仁 30g，杏仁 10g，白蔻仁 10g，炙麻黄 6g，百部 10g，白前 10g，紫菀 10g，款冬 10g，川贝 6g，地龙 10g，鱼腥草 30g，黄芩 10g，生甘草 6g。其后仍然按抗癌、调补、对症治疗三原则加减变化。

按语：末期肺非小细胞癌（侵入胸壁和第 4 肋骨及胸椎），不能手术。中西医合作治疗近 1 年后，继续中医治疗。至今存活 5 年。目前无症状。

病例 26（病案 0002852）　林女士，47 岁。2007 年 10 月发现系统性红斑狼疮，服免疫抑制剂。2008 年 9 月因咯血就诊，发现右肺肿瘤，活检为淋巴上皮样癌，不能手术切除，予化疗，用顺铂（cisplatin）和氟尿嘧啶（5-FU），无效，换用化疗药仍然无效，改为放疗 22 次。2010 年 2 月完成肺部放疗后，出现复视，脑部扫描见肿瘤。2010 年 4 月来诊寻求中医治疗。当时咳嗽咯血，气促胸闷，胸骨后痛，食欲差，腹痛腹泻，舌淡苔微黄，脉细弱。初诊方予仙鹤草 30g，黄芩 10g，三七粉 3g（吞），知母 20g，石见穿 30g，土茯苓 30g，白花蛇舌草 30g，大青叶 30g，鱼腥草 30g，郁金 10g，桃仁 19g，延胡索 10g，炙麻黄 6g，杏仁 10g，百部 10g，白前 10g，紫菀 10g，款冬 10g，川贝 6g，法夏 10g，人参 6g，炒白术 10g，云苓 10g，山楂 10g，神曲 10g，炒麦芽 10g。其后仍然按照抗癌、调补、对症治疗三原则加减变化。并间断性化疗，换用过多种化疗药。从明确诊断开始已存活逾 6 年，至今中医治疗已逾 5 年，仍在治疗中。

按语：肺淋巴上皮样癌脑转移，不能手术切除，中西医合作治疗，已存活逾 6 年。

病例 27（病案 0001142）　杜女士，63 岁。2006 年 12 月手术切除右肺癌，报告为腺癌，Ⅲb 期。术后化疗用顺铂等。5 月结束化疗，2007 年 6 月 27 日开始中医治疗逾 5 年。2014 年 10 月 10 日电话追访仍然健康如常，存活已逾 8 年。初诊时头发脱光，失眠，疲乏，舌紫苔微黄，脉甚细弱。初诊方有知母 20g，王不留行 20g，土茯苓 30g，绞股蓝 30g，白花蛇舌草 30g，连翘 10g，莪术 10g，丹参 10g，百合 10g，当归 6g，黄芪 30g，人参 6g，生白术 10g，云苓 10g，神曲 10g，酸枣仁 15g，柏子仁 10g。

按语：Ⅲb 期肺腺癌，中西医合作治疗，存活已逾 8 年，仍然健康如常。

病例28（病案0002846）　李先生,75岁。2010年2月出现咳嗽,迅速消瘦(体重从46.7kg降低至40kg)和右侧锁骨上淋巴结肿大,经CT和活检诊断为肺腺癌,扩散至淋巴结、右肾上腺、胸骨、右侧第5肋骨、第7和12胸椎以及第1腰椎,并有胸水和心包积液,属于第4期,不能手术切除。2010年4月27日开始中医治疗。来诊时胸痛、气促、咳嗽、食欲差、十分疲劳,舌稍紫,苔粗黄,脉滑数,癌胚抗原(CEA)1618μg/L,体重41kg。初诊方予蚤休10g,土茯苓30g,石见穿30g,绞股蓝30g,知母20g,白花蛇舌草30g,莪术10g,桃仁10g,郁金10g,炙麻黄6g,杏仁10g,百部10g,白前10g,紫菀10g,款冬10g,地龙10g,川贝6g,葶苈子15g,法夏10g,人参6g,炒白术10g,云苓10g,山楂10g,神曲10g,炒麦芽10g,生甘草6g。疼痛和咳嗽减轻,食欲和精神改善。5月开始加用西医靶向药吉非替尼(iressa)。此后继续中西医合作治疗,8月复查肺癌缩小,CEA降至130μg/L。2011年4月和8月2次复查显示肺癌阴影大小无变化。患者无骨痛和气促,咳嗽轻微,食欲精神如常,体重升高至45kg。中药和吉非替尼结合治疗近2年后,2012年3月,X线检查称肺癌开始增大约0.3cm,但症状无恶化,2012年9月底停服吉非替尼,10月开始化疗,其后生活质量转差,肺癌阴影也增大,换用化疗药依然无效,2013年9月18日去世。如此广泛扩散的4期肺癌患者中西医合作治疗存活3年半。

按语:广泛扩散的末期肺癌,中西医合作治疗存活3年半。

病例29（病案0004715）　李女士,62岁。2012年6月开始咳嗽,咯血,气促。12月经PET-CT和支气管镜活检诊断为末期肺腺癌($T_4N_2M_{1b}$),不能手术。2013年1月17日来诊寻求中医治疗。初诊时咳嗽,咯血,气促,右下肋骨痛,便秘,十分疲乏无力,舌红苔薄黄,脉细数、每分钟106次。PET-CT显示骨扩散,肺门纵隔和右锁骨上淋巴结肿大,心包积液。初诊方予白英20g,仙鹤草30g,土茯苓30g,知母20g,黄芩10g,三七粉3g(吞),葶苈子15g,猪苓15g,云苓10g,泽泻15g,车前子20g,百部10g,白前10g,杏仁10g,川贝6g,地龙10g,紫菀10g,蝉蜕6g,法夏10g,陈皮10g,党参10g,炒白术10g,神曲10g,炒麦芽10g,炙甘草6g。此后仍然按照抗癌、调补、对症治疗三原则加减。次月开始加服吉非替尼(iressa)。至今中医治疗已2年半,情况稳定,仍在治疗中。

按语:末期肺腺癌中西医合作治疗已2年半。

病例30（病案0004042）　何先生,76岁。2012年1月诊断为晚期肺鳞状细胞癌,不能手术。于2012年1月11日来诊寻求中医治疗。初诊时咳嗽,脉率达每分钟140次。初诊方予蚤休10g,土茯苓30g,白英20g,仙鹤草30g,白花蛇舌草30g,鱼腥草30g,百部10g,白前10g,杏仁10g,川贝6g,紫菀10g,款冬 10g,地龙 10g,防风 10g,桔梗 10g,陈皮 10g,百合 10g,沙参 15g,党参 10g,炒白术 10g,云苓 10g,生薏苡仁 30g,白蔻仁 10g,炙甘草 6g。此后仍然按照抗癌、调补、对症治疗三原则加减。2012 年 3 月开始接受放化疗 2 个月,此后仅仅服用中药。至今中医治疗已逾 4 年,无症状,精神食欲均佳,体重稳定(图 8-11)。

按语：晚期肺鳞状细胞癌曾放化疗 2 个月,中医治疗已逾 4 年,无症状。

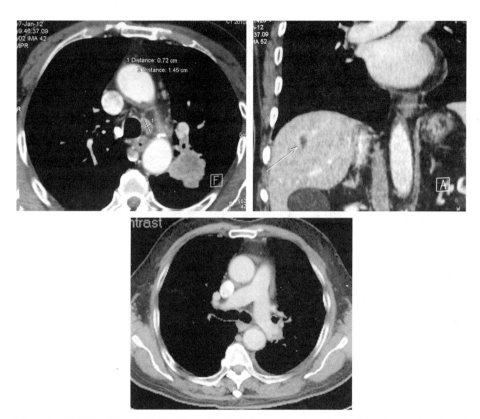

图 8-11　何先生,晚期肺鳞状细胞癌,不能手术,仅放化疗 2 个月,中医治疗已逾 4 年,现无症状。上图为 2012 年 1 月 7 日 CT,显示肺和肝的状况。下图是 2015 年 4 月 2 日 CT 复查,显示肺癌消失

病例 31(病案 0004289)　丁女士,64 岁。2012 年 5 月发现Ⅲb 期肺腺癌,不能手术切除,同月 30 日来诊开始中医治疗。次月开始加用西医治疗,先后有过放疗、化疗和标靶治疗,中医治疗则一直进行。2014 年 2 月疑有脑扩散,4 月手术切除颅内病灶,但病理学检查未见癌细胞。至今患者中医治疗已逾 3 年,状况平稳,生活如常。其初诊方用白英 20g,绞股蓝 30g,土茯苓 30g,白

花蛇舌草 30g,连翘 10g,莪术 10g,百合 10g,沙参 10g,黄芪 30g,当归 6g,人参 6g,党参 10g,炒白术 10g,茯苓 10g,酸枣仁 15g,生牡蛎 30g,炙甘草 6g。此后继续按照抗癌、调补、对症治疗三原则加减。

按语:Ⅲb 期肺腺癌中西医合作治疗已逾 3 年。

病例 32(病案 0005480) 潘女士,64 岁。2013 年 11 月发现肺腺癌,已扩散至脑和多处骨骼。做头部放疗 10 次,服厄洛替尼。2014 年 1 月 25 日来诊寻求中医治疗。来时疲乏,脊骨痛,手颤,便秘等。初诊方用土茯苓 30g,石见穿 30g,半枝莲 30g,白花蛇舌草 30g,山慈菇 10g,制龟甲 10g,黄芪 30g,当归 6g,枸杞 10g,山萸肉 10g,续断 15g,人参 6g,炒白术 10g,茯苓 10g,神曲 10g,山楂 10g,炒麦芽 10g,蒲公英 30g,姜黄 8g,姜半夏 10g,虎杖 10g,大青叶 30g,炙甘草 6g。至今此末期肺癌患者中医治疗已经逾 1 年半,状况稳定。

按语:肺腺癌扩散至脑和多处骨骼,中西医合作治疗已逾 1 年半,状况稳定。

病例 33(病案 0003554) 黄女士,70 岁。2008 年 7 月发现右肺癌及脑垂体巨腺瘤,手术切除肺癌,病理细胞学检查系腺癌。同月 γ 刀治疗脑垂体巨腺瘤。其后定期复查。2011 年 3 月发现右肺癌复发,出现 3 个病灶,同时脑垂体巨腺瘤摄取 [18]FDG 明显增加。仅放疗 1 次即改为中医治疗,于 2011 年 5 月 18 日来诊开始单纯服用中药。至今中医治疗已逾 4 年,从未化疗,亦未用过标靶药。食欲佳,体重稳定,无咳嗽气促等。其初诊方有土茯苓 30g,败酱草 30g,知母 20g,白花蛇舌草 30g,连翘 10g,莪术 10g,百合 10g,丹参 10g,酸枣仁 15g,柏子仁 10g,生牡蛎 30g,麦冬 10g,山萸肉 10g,党参 10g,炒白术 10g,黄芪 30g,炙甘草 6g。其后仍然按抗癌、调补和对症治疗三原则加减。

按语:肺腺癌复发并有脑垂体巨腺瘤,仅放疗一次即单纯服用中药,从未化疗,亦未用过标靶药。至今中医治疗已逾 4 年。

二、乳腺癌 6 例(病例 34~39)

乳腺癌在妇女中占癌病的首位,其中 75%~80% 是浸润性导管癌,10% 是浸润性小叶癌,二者的生物学行为相似,在乳腺癌中恶性程度较大。根据 WHO 发布的欧洲统计资料,乳腺癌的 5 年生存率可达 73%。愈早期的乳腺癌治愈率愈高。但是,Abeloff、Wolff 等指出在早期就发现的乳腺癌,初诊后首 5 年扩散者达 75%,尤其是雌激素受体阴性者。少部分患者甚至在初诊后 20~30 年仍然复发扩散(Abeloff's Clinical Oncology.4th ed.Churchill Livingstone,2008)。因此,乳腺癌患者需要长期观察治疗,长达 10 年或更久。

　　适用于乳腺癌的抗癌中药有败酱草、白花蛇舌草、半枝莲、半边莲、石见穿、没药、艾叶、山慈菇、蒲公英、知母、生薏苡仁、喜树、夏枯草、姜黄、王不留行、郁金、八月札、瓜蒌、浙贝母、牡蛎、海藻等。

　　很多西医常用 CA15-3 作为判断乳腺癌疗效和监测病情的指标，乳腺癌患者也常因此而紧张，但这是有争议的。著名的《希氏尔内科学》2008 年新版就直指 CA15-3 基本无价值（"Although CA15-3 and CA27-29are approved by FDA for monitoring the breast cancer, they are not specific for the breast cancer and are of little value in patient management." Goldman L., Ausiello D. Cecil Medicine. 23th ed. Saunders Elsevier, 2008：1363）

　　病例 34（病案 0000558）　施女士，51 岁。1998 年 12 月发现右侧乳腺癌，次月 8 日手术，诊断为Ⅱb 期乳腺癌。术后化疗及放疗多次，先后用过阿霉素（adriamycin）、环磷酰胺（cyclophosphamide）、甲氨蝶呤（methotrexate）、氟尿嘧啶（5-FU）。2002 年 2 月开始咳嗽，气短，背痛，MRI 和 CT 扫描发现肺、肝、骨骼转移，再度化疗，用多西他赛（docetaxel）、卡培他滨［capecitabine（xeloda）］以及标靶治疗药物来曲唑（femara）等。出现脱发，手、足溃疡及色素沉着，趾甲脱落，故从 2002 年 10 月放弃西医治疗，开始单纯中医药治疗，患者食欲、精神好转，体重增加，咳嗽、气短、背痛等症状消失，生活质量恢复至病前，可以多次跳舞聚餐。2003 年 11 月 14 日 CT 复查表明病情明显改善。给她诊治的澳洲肿瘤科专家甚感惊奇，对患者说她开始相信中国医学的价值（图 8-12）。可惜患者自以为完全康复，又出于经济原因自行停用中药数月，再度就诊时情况已明显恶化，于 2005 年 1 月 17 日去世。从发现乳腺癌全身广泛转移算起，存活 3 年。此病例的初诊方是败酱草 30g，土茯苓 30g，仙鹤草 30g，白花蛇舌草 30g，黄芪 30g，当归 6g，丹参 10g，莪术 10g，党参 10g，生白术 10g，葶苈子 15g，半枝莲 30g，全瓜蒌 10g，百部 10g，杏仁 10g，川贝 6g，郁金 10g。以后均按抗癌、扶正、对症的原则加减治疗。

　　按语：这个患者右侧乳腺癌手术切除后化疗及放疗多次，仍然发展为肺、肝、骨骼转移，再度化疗，出现脱发，手、足溃疡及色素沉着，趾甲脱落，故放弃西医治疗。众所周知，这种情况的存活期通常会很短暂，以至于澳洲肿瘤科专家 1 年后再见到这位患者时感到吃惊。又过了 1 年后，状况依然良好。假如中医治疗癌病无效，一个乳腺癌广泛转移到肺、肝和骨骼而放弃西医治疗的患者，会自动恢复生活质量至病前并且存活一年又一年吗？而且一旦患者停止中医治疗，患者的情况又再度恶化，通过反证方式进一步说明了中医药的疗效。也说明癌病需要较长期治疗，不能过早停药。

From:　　　　■■■■■■■■■■■

To:　　　chenbz@hku.hk

Sent:　　Tuesday, November 11, 2003 11:16AM

Subject:　■■■■■■

Dear Dr Chen

I am a medical oncologist in Adelaide, Australia and had previously been involved in the care of Lai. As you well know when I saw her 12 months ago she had widespread metastatic breast cancer with liver, lung and bony metastases and seemed to have a very short life expectancy. I was so pleased to see her this week and absolutely speechless at how well she is. She showed me the chinese medicine and discussed her program and I would be extremely interested in knowing more about her treament although I understand how busy you are. She has requested a repeat CT and these will be performed prior to her return to Hong Kong and I will arrange for copies to be made.

Kind regards

■■■■■■■■■

图 8-12　来自肿瘤专科医生的电邮指 12 个月前患者乳腺癌已经扩散到肝、肺和骨，曾经以为其生命会很短暂，没想到其目前状况非常良好，希望了解患者用的中药

病例 35（病案 0000437）　黎女士，53 岁。2001 年 11 月活检确诊左乳同时有两种癌（浸润性导管癌和管状腺癌），2002 年 1 月手术，术后未做过放化疗，同月 17 日开始服中药，至今已逾 10 年未复发，健在。她的初诊方有王不留行 20g，败酱草 30g，土茯苓 30g，仙鹤草 30g，白花蛇舌草 30g，连翘 10g，鱼腥草 30g，大青叶 30g，莪术 10g，丹参 10g，天冬 10g，党参 10g，生白术 10g，百部 10g，白前 10g，前胡 10g，杏仁 10g，川贝 6g，桔梗 10g。此后继续按照抗癌、调补和对症治疗的原则加减变化。

按语： 活检确诊左乳同时有两种癌（浸润性导管癌和管状腺癌），术后未做过放化疗，服中药 5 年，至今已逾 10 年未复发。

病例 36（病案 0000S236）　林先生，45 岁。2005 年 11 月手术切除乳房肿块，病理诊断为侵润性导管癌，放疗 25 次。2006 年 2 月 21 日开始服中药 5 年抗癌、调补身体提升免疫力。现已逾 9 年无复发。其初诊方是蒲公英 30g，王不留行 20g，土茯苓 30g，莪术 10g，连翘 10g，葛根 30g，丹参 10g，生地 15g，百合 10g，酸枣仁 10g，柏子仁 10g，人参 6g，白术 10g，茯苓 10g。其后继续按抗癌、调补和对症治疗三原则加减变化。

按语： 男性患乳腺癌少见，我们治疗过 3 例。1 例不久后失去联络，另外 2 例均效果良好。此例即为其中之一。其侵润性导管癌术后放疗 25 次，中医治疗 5 年，现已逾 9 年无复发。

病例 37（**病案** 00001637）　冯女士，45 岁。2004 年 7 月发现左侧乳腺癌并已淋巴扩散。手术切除后放化疗。2008 年 5 月发现乳腺癌复发和双肺扩散（图 8-13），不愿再做化疗。次月 21 日开始单纯服中药逾 4 年，食欲、精神均好，体重稳定，其后失去联络。其初诊方是蒲公英 30g，王不留行 15g，土茯苓 30g，仙鹤草 30g，莪术 15g，连翘 15g，百合 15g，沙参 15g，人参 10g，生白术 12g，茯苓 15g，黄芪 30g，枸杞 15g。其后的加减变换继续遵循抗癌、调补和对症治疗三原则。

按语：乳腺癌淋巴扩散，术后放化疗仍然发生双肺扩散，其后单纯中医治疗存活逾 4 年。

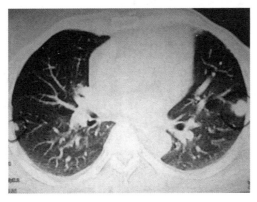

图 8-13　乳腺癌多发性肺扩散。单纯中医治疗已逾 4 年

病例 38（**病案** 0004069）　冯女士，69 岁。2012 年 1 月发现左乳腺癌并有多发性骨、淋巴结和肺扩散（图 8-14），属于末期，未手术。2012 年 2 月 9 日来诊寻求中医治疗，同月开始化疗约 5 个月，其后服来曲唑并继续中医治疗。至今中西医合作治疗已逾 3 年，始终未手术切除乳腺癌或任何转移灶。她初诊时肋骨痛，食欲差，口干苦，恶心，便秘，头晕，气促，苔黄脉滑。现在食欲、精神良好，体重稳定，无骨痛和其他症状。仍然在中医治疗中。其初诊方有蒲公英 30g，半枝莲 30g，石见穿 30g，土茯苓 30g，白花蛇舌草 30g，制龟甲 10g，姜黄 8g，三七粉 3g（吞），黄芪 30g，当归 6g，枸杞 15g，连翘 10g，法夏 10g，人参 6g，炒白术 10g，茯苓 10g，山楂 10g，神曲 10g，炒麦芽 10g，夏枯草 10g，炙甘草 6g。其后仍然按照抗癌、调补和对症治疗三原则加减变化。此例末期乳腺癌始终未手术，治疗逾 3 年仍状况良好，另有 1 例邱女士（病案 0004855）也是左乳腺癌多发性肺和骨扩散，中西医合作治疗逾 2 年半，始终未手术切除乳腺癌或任何转移灶，至今食欲、精神良好，体重稳定。尽管如此，我们仍然建议乳腺癌患者有手术机会者仍应尽早手术。

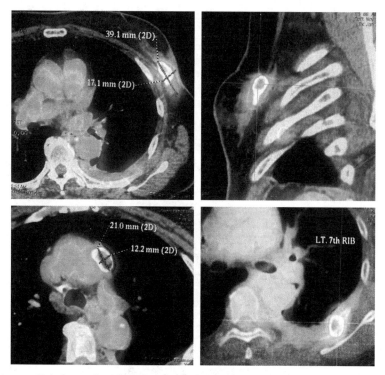

图 8-14　冯女士,69 岁。末期乳腺癌(有多发性骨、淋巴结和肺扩散),始终未手术,
中西医合作治疗已逾 3 年,目前状况良好

按语:末期乳腺癌(有多发性骨、淋巴结和肺扩散),始终未手术,中西医合作治疗已逾 3 年,目前状况良好。

病例 39(病案 0001995)　黄女士,51 岁。1989 年切除左乳腺癌后放疗。1992 年出现骨转移,放化疗。2008 年 3 月出现淋巴结和多处骨转移疼痛,于2009 年 1 月 17 日来诊寻求中医治疗达 5 年多,间断性西医治疗,于 2014 年10 月去世。其中 4 年多生活质量较好,仍然工作。表明中西医合作治疗并无冲突。其初诊方用石见穿 30g,制龟甲 10g,半枝莲 30g,土茯苓 30g,仙鹤草30g,连翘 10g,莪术 10g,生薏苡仁 30g,浙贝母 10g,生牡蛎 30g,延胡索 15g,人参 6g,黄芪 30g,生白术 10g,茯苓 10g,生地 15g。其后继续按照抗癌、调补、对症治疗三原则加减变化。

按语:此例乳腺癌已经多次复发和广泛骨转移后才来看中医,间断性西医治疗,仍然存活 5 年多,其中 4 年多生活质量较好,仍然工作。表明中西医合作治疗并无冲突。我们近 10 年来治疗的 500 余例乳腺癌患者中,术后即坚持服中药者至今仅有 3 例复发,也没有发生过子宫癌,存活期已逾 10 年者至今近百例。以上仅仅是数则个案举例而已。

三、结肠癌 25 例（病例 40~64）

结肠癌 90% 以上是腺癌。根据其发病及临床特征分析,中医古籍有关结肠癌的论述散见于"肠积""积聚""癥瘕""肠风""脏毒"等病证中。

同其他癌病一样,结肠直肠癌的治疗也须遵循抗癌、调补、对症治疗和长期治疗四原则,攻补兼施,扶正祛邪。适用于结肠直肠癌的抗癌中药有败酱草、白花蛇舌草、绞股蓝、苦参、姜黄、生薏苡仁、八月札、没药、藤梨根、石见穿、山慈菇、白英、青蒿、鬼箭羽、喜树、海藻、昆布等。

病例 40（病案 0000653） 杨女士,66 岁。2003 年 1 月出现反复便血,直至 7 月发现是结肠癌,8 月 19 日手术,病理报告为腺癌,有淋巴结转移(pT_3N_1),未做化疗或放疗,同年 9 月 4 日开始单纯中药治疗 5 年,其后一般状况良好,存活逾 10 年无癌病复发迹象。其初诊方用败酱草 30g,仙鹤草 30g,土茯苓 30g,白花蛇舌草 30g,黄芪 30g,当归 6g,党参 10g,炒白术 10g,厚朴 10g,玄胡 10g,生地 15g,木通 10g,生甘草 6g,淡竹叶 10g,黄柏 10g,连翘 10g。此后,采用辨病和辨证论治相结合的思路,按抗癌、调补、对症治疗的原则加减。

按语: Ⅲb 期(pT_3N_1)结肠腺癌术后未放化疗,单纯中药治疗 5 年,存活逾 10 年无复发,一般状况良好。

病例 41（病案 0000466） 刘女士,75 岁。2000 年 7 月手术切除结肠癌继之以放疗。2002 年 2 月出现右下肢疼痛,不能行走,MRI 发现结肠癌复发并有右股骨转移。患者于 2002 年 3 月 11 日坐轮椅来就诊,服中药后,疼痛渐渐减轻,同年 5 月已能步行。服中药 5 年多,至今已存活 11 年,食欲、精神、睡眠均佳,体重稳定。其初诊方用制鳖甲 10g,生龟甲 10g,怀牛膝 15g,桑寄生 15g,莪术 10g,木瓜 10g,玄胡 10g,仙鹤草 30g,土茯苓 30g,败酱草 30g,白花蛇舌草 30g,白芍 10g,生甘草 6g,黄芪 30g,当归 6g,党参 10g。此后,采用辨病和辨证论治相结合的思路,按抗癌、调补、对症治疗的原则加减。

按语: 结肠癌复发并股骨转移不能行走,坐轮椅来诊,服中药后 2 个月多能步行。中医治疗 5 年多,追访 11 年,食欲、精神、睡眠均佳,体重稳定。

病例 42（病案 00000A3） I.Web,男,55 岁,澳洲农场主,1996 年 9 月发现不明原因的贫血,体重减轻,1997 年 5 月诊为结肠癌,随即手术并做病理细胞学确诊。同年 7 月发现肝和双肺有多处癌扩散,于 8 月 12 日开始 5-FU 化疗,医师说其寿命只有 2~3 个月。化疗开始后患者感虚弱不适,食欲不振,20 余天内血红蛋白从 14.1g/dl 降至 11.3g/dl,白细胞计数从 7400/mm³ 降至 6100/mm³,3 日后(9 月 11 日)患者开始加用中药,尽管同一化疗仍在继续,血红蛋白稳定上升,3 个月后达到正常。与此同时,癌胚抗原(CEA)从 58.9ng/ml 逐次降至 21.4ng/ml。11 月 18 日复查发现肺部转移病灶明显缩小,次年 3 月 11 日复查见肺部转移癌进一步缩小。患者服中药至 1999 年 5 月而停止,仅用西药,病情迅速恶化,于 9 月 26 日去世。

按语:一个结肠癌广泛扩散到肝、肺的晚期癌症患者存活期长达 2 年多,而且其间除最后 3 个月外,生活质量良好,仍能跳舞、旅游和做生意,中药的作用是不可否认的。

病例 43(病案 0000884) 梁女士,73 岁。患者 2004 年 5 月开始常有便秘,同年 8 月发现右下腹包块,经结肠镜检查及活检诊断为结肠癌,9 月 24 日手术切除,10 月 12 日服中药,但仅仅就诊于中医 1 次就没有再服中药。2005 年 11 月患者再次就诊于中医,询问其停中药 1 年的原因,答曰其主管西医警告须做化疗,不能服中药,经化疗逾半年,发现左肺阴影,曾经于 2005 年 9 月 30 日手术,证实结肠癌扩散至肺,西医称已经尽力,建议看中医试试。此后患者单纯用中药治疗 3 年多,其中首 2 年多健康状况曾经明显改善。其初诊方是绞股蓝 30g,土茯苓 30g,仙鹤草 30g,白花蛇舌草 30g,莪术 15g,丹参 15g,延胡索 12g,香附 12g,人参 10g,生白术 12g,茯苓 15g,神曲 12g,生地 15g,麦冬 10g,百合 15g。其后加减变换仍然遵循上述三原则。2008 年状况逐渐转差,至 10 月 21 日去世。

按语:结肠癌术后,西医禁止服中药,化疗逾半年,结肠癌扩散至肺,西医称已尽力,建议看中医。此后患者单纯用中药存活 3 年。

病例 44(病案 0000358) 陈女士,70 岁。2001 年 6 月手术切除结肠癌(图 8-15)。病理细胞学报告为腺癌,有淋巴结扩散,属于 Dukes C 期。术后化疗 10 次,2001 年 8 月 20 日开始连续服中药 2 年,其后断续服中药 3 年,追访 11 年,西医复查未见癌复发。其初诊方是败酱草 30g,仙鹤草 30g,土茯苓 30g,白花蛇舌草 30g,黄芪 30g,当归 6g,党参 15g,生白术 12g,莪术 21g,丹参 15g,法夏 12g。其后加减变换思路不变,仍

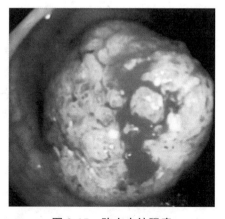

图 8-15　陈女士结肠癌

然遵循我们的抗癌、调补和对症治疗三原则。

按语：Dukes C 期结肠癌，术后化疗 10 次，连续服中药 2 年，其后断续服中药 3 年，追访 11 年无复发。

病例 45（病案 0000486） 罗女士，70 岁。2002 年 4 月因反复便血伴消瘦约 6 个月就诊，经 CT 和结肠镜活检诊断为 II 期腺癌，4 月 12 日手术切除。术后未化疗或放疗，5 月 23 日开始中医治疗。同年 12 月发现内裤有血点，检查发现阴道后壁有直径 1cm 大小的结节，活检为腺癌。接受化疗和放疗约 1 个月，并继续服中药至 2008 年 3 月。现在已存活 13 年多，无症状，精神、食欲、睡眠均佳，体重稳定。其初诊方用仙鹤草 30g，败酱草 30g，土茯苓 30g，白花蛇舌草 30g，黄芪 30g，当归 6g，党参 10g，生白术 10g，莪术 10g。其后仍然按照抗癌、调补和对症治疗三原则加减变化。

按语：结肠腺癌中西医合作治疗逾 13 年无复发。

病例 46（病案 000S189） 刘先生，70 岁。2000 年 8 月因便血约半个月就诊，经结肠镜检查诊断为结肠癌。同月手术切除，术后化疗。此后定期复查。2003 年 11 月发现复发，化疗 6 次后，肿瘤"消失"。2004 年 9 月又复发，再度化疗并放疗。2005 年 3 月 2 日 CT 发现肺、胰、肝、肾扩散，停用西医治疗，仅服中药，于 2006 年 11 月 12 日去世。如此广泛转移的晚期结肠癌，仅用中药，存活了 1 年又 8 个多月。其中 1 年多病情平稳，生活质量较好，仅仅最后 3 个月病情才恶化。其初诊方用仙鹤草 30g，绞股蓝 30g，半枝莲 30g，土茯苓 30g，白花蛇舌草 30g，莪术 15g，丹参 15g，川楝子 10g，延胡索 12g，广木香 12g，人参 10g，炒白术 12g，茯苓 15g，连翘 15g，元参 12g，枳实 12g，酸枣仁 15g，麦冬 12g。

按语：结肠癌放化疗后仍然肺、胰、肝、肾广泛扩散，停用西医治疗，纯中医治疗存活 1 年又 8 个多月。其中 1 年多病情平稳，生活质量明显改善。

病例 47（病案 0000783） 胡女士，60 岁。2003 年 9 月发现直肠癌，10 月 27 日手术，病理报告证实为腺癌 III 期（$pT_3pN_2pM_x$），术后用 5-FU 化疗，但 CEA 持续升高，乃停止化疗，2004 年 10 月 21 日开始单纯服用中药近 2 年半，再改为间断性服中药，至今逾 10 年无复发。其初诊方为：败酱草 30g，土茯苓 30g，仙鹤草 30g，白花蛇舌草 30g，莪术 10g，丹参 10g，当归 6g，黄芪 30g，人参 6g，生白术 10g，茯苓 10g，山楂 10g，神曲 10g，炒麦芽 10g，法夏 10g，桃仁 10g，生大黄 6g。此后仍然按照抗癌、调补、对症治疗三原则加减。

按语：III 期（$pT_3pN_2pM_x$）结肠腺癌，术后化疗，但 CEA 持续升高，乃停止化疗，单纯中医治疗 5 年，逾 10 年无复发。

病例 48（病案 0000194） 钟先生，39 岁。2000 年 10 月 2 日因右下腹剧痛就诊，手术切除阑尾时发现升结肠肿瘤，同月再次手术切除结肠肿瘤，病理报告证实为结肠腺癌Ⅲ期（pT_3pN_2）。立即于 2000 年 11 月 16 日服中药，等待化疗。其后用 5-FU 化疗 1 年并坚持服中药 2 年，5-FU 的毒副作用明显较轻，包括血象竟然一直正常，生活质量也较好。其后改为间断性服中药 5 年。追访逾 10 年无复发，身体健壮。此例患者的初诊方有：败酱草 30g，土茯苓 30g，仙鹤草 30g，白花蛇舌草 30g，莪术 10g，丹参 10g，当归 6g，黄芪 30g，党参 10g，茯苓 10g，生薏苡仁 30g。此后仍然按照抗癌、调补、对症治疗三原则加减。

按语： 结肠腺癌Ⅲ期（pT_3pN_2）。术后中西医合作治疗，追访 10 年，身体健壮。值得注意的是，患者在术后化疗前已经先服中药，化疗期间仍然坚持服中药，5-FU 的毒副作用明显较轻，包括血象竟然一直正常，生活质量也较好。表明中药治疗与化疗完全无冲突，而且能减轻化疗的毒副作用。我们还有很多例存活 5 年以上的中西医合作治疗的患者，也显示出生活质量比单用化疗好，化疗的毒副作用较轻。

病例 49（病案 0001157） 赵女士，76 岁。2006 年 6 月因黑便就诊，发现乙状结肠癌，患者尚有糖尿病肾衰竭和心脏病。2007 年 2 月手术，病理报告为腺癌Ⅲ期（pT_2N_1）。虽然有淋巴结扩散，但术后拒绝化疗，于 2007 年 7 月 7 日开始中医治疗，服中药 2 年多后改为间断性服用中药 4 年多，未有癌病复发。2011 年 10 月 1 日死于心脏病。其初诊方用八月札 30g，苏梗 10g，土茯苓 30g，仙鹤草 30g，莪术 10g，丹参 10g，百合 10g，酸枣仁 15g，钩藤 10g，白芷 10g，延胡索 10g，人参 6g，生白术 10g，茯苓 10g，瓜蒌壳 10g。其后继续按抗癌、调补和对症治疗加减变化。

按语： 乙状结肠腺癌Ⅲ期（pT_2N_1），尚有糖尿病肾衰竭和心脏病。术后拒绝化疗，纯中药治疗 6 年多无复发。

病例 50（病案号 0002097） 吴女士，64 岁。2008 年 7 月出现黑便、疲乏、消瘦、头晕，经 CT 和结肠镜检查发现升结肠癌。8 月手术切除，术后病理报告为腺癌。称无扩散，未予放化疗。次年 2 月 PET-CT 发现左肺扩散，再次手术切除。术后建议化疗，患者拒绝。于 2009 年 3 月 12 日开始中医治疗。同年 10 月 CEA 升高为 4.1ng/ml，但 11 月又降至 2.9ng/ml。2010 年 2 月至 11 月 CEA 升至 3.7ng/ml，再升至 4.2ng/ml 和 4.9ng/ml，患者紧张，西医要求化疗，但患者开始中医治疗以来，食欲、精神良好，无咳嗽、气促、胸痛等，体重稳定。患者仍然不愿化疗，继续单纯中医治疗。2010 年 7 月和 2011 年 1 月 PET-CT 复查均显示结肠癌无局部复发和远处扩散。2011 年 3 月中医治疗已经 2 年，中药开始减半量。至 2014 年 3 月,中医治疗已逾 6 年,期间 CEA 仍然多次升降,但患者仍然状况良好(食欲、精神良好,体重稳定,无症状)。这个患者的初诊方是败酱草 30g,土茯苓 30g,仙鹤草 30g,白花蛇舌草 30g,莪术 10g,丹参 10g,人参 6g,生白术 10g,茯苓 10g,黄芪 30g,当归 6g。此后仍然按照抗癌、调补和对症治疗的原则加减。

按语: 结肠腺癌肺扩散,术后拒绝化疗,纯中医治疗逾 6 年,期间 CEA 仍然多次升降,仍拒化疗,目前状况良好。这个病例表明,CEA 对于诊断和监察疗效的价值有限。评估癌病患者的病情更应当综合其他信息,如医学影像学、体重、精神、食欲、症状等,不能仅仅依赖癌标志物。

病例 51(病案 0003820) 陈先生,72 岁。2007 年 12 月发现结肠癌,同月手术切除,有淋巴结扩散,术后化疗 8 个月。2011 年 6 月发现多发性肝和门静脉区域淋巴结扩散,2011 年 9 月 28 日来诊寻求中医治疗。其后西医要求停中药并进行化疗,肝转移癌最大者从 2011 年 9 月 19 日的 1.2cm×1.3cm 增大为 2011 年 12 月 29 日的 2.4cm×2.7cm,同时体重从 83.5kg 降为 81.5kg。2012 年 4 月 17 日患者再次来诊恢复中医治疗。此后未再接受化疗。2012 年 12 月西医称有肺扩散,但患者拒绝化疗。至今单纯中医治疗逾 3 年半,定期西医复查,每次均称肝肺转移癌增大,一再要求化疗,患者均觉难以耐受而拒绝。停化疗改为纯中医治疗 3 年半来,食欲良好,体重稳定,精神和睡眠较佳,无黄疸和腹水,无咳嗽和气促。其初诊方有败酱草 30g,土茯苓 30g,仙鹤草 30g,白花蛇舌草 30g,姜黄 8g,石见穿 30g,连翘 10g,钩藤 10g,蒲公英 30g,党参 10g,炒白术 10g,云苓 10g,生薏苡仁 30g,杏仁 10g,白蔻仁 10g,黄芪 30g,当归 6g,炙甘草 6g。

按语: 结肠癌淋巴结扩散,术后化疗 8 个月,出现多发性肝和门静脉区域淋巴结扩散,寻求中医治疗。其后西医要求停中药,化疗 3 个月肝转移癌增大,体重下降。患者停化疗,再次寻求中医治疗。定期西医复查,每次均称肝肺转移癌增大,一再要求化疗,患者均因难以耐受而拒绝。停化疗改为纯中医治疗至今逾 3 年半,食欲良好,体重稳定,精神和睡眠佳,未出现黄疸和腹水,也无咳嗽和气促。

病例 52(病案 0000956) 梁女士,54 岁。2003 年 6 月因便血就诊,发现直肠癌,手术切除,属于第 3 期。术后化疗 7 个多月。2006 年 3 月 30 日来诊,为改善体质和防止复发寻求中医治疗逾 5 年。2013 年 1 月结肠镜复查正常。中医治疗以来追访近 9 年无复发。其初诊方用知母 20g,怀牛膝 15g,麦冬 10g,生地 15g,玄参 10g,沙参 15g,天花粉 10g,山栀 6g,连翘 10g,莪术 10g,

王不留行 20g,土茯苓 30g,绞股蓝 30g,丹参 10g,西洋参 6g,生白术 10g。其后仍然按照抗癌、调补、对症治疗三原则加减变化。

按语: 直肠癌 3 期切除术后化疗 7 个月,中医治疗逾 5 年,追访近 9 年无复发。提示中西医合作治疗效果良好,并无冲突。

病例 53(病案 0001417) 邝女士,63 岁。2007 年 5 月发现贫血,胃镜检查未见异常,直至 12 月结肠镜检查始发现升结肠癌,手术切除,病理学报告为腺癌,多个淋巴扩散,并有肝转移($pT_3N_2M_1$)。2008 年 1 月 9 日开始中医治疗,食欲和精神改善,2008 年 2 月下旬开始化疗 6 个月。11 月手术切除缩小的肝转移灶,此后继续中医治疗逾 5 年,生活质量良好。2013 年 3 月跌倒致股骨骨折入医院,5 月 30 日去世。此患者的初诊方用败酱草 30g,土茯苓 30g,仙鹤草 30g,白花蛇舌草 30g,连翘 10g,莪术 10g,丹参 10g,制鳖甲 10g,生牡蛎 30g,人参 6g,生白术 10g,云苓 10g,百合 10g,酸枣仁 15g,柏子仁 10g。

按语: 如此末期结肠癌(肝和多个淋巴结转移)中西医合作治疗存活长达约 6 年,提示中西医结合治疗不仅没有冲突,而且能够提高患者的存活期和生活质量。

病例 54(病案 0000875) 陈女士,54 岁。2005 年 1 月体检时发现贫血(Hb9.8g/dl),经结肠镜检查和 CT 扫描诊断为升结肠癌。同月手术。术后化疗 6 次。同年 9 月 29 日来诊开始中医治疗。初诊方有败酱草 30g,仙鹤草 30g,土茯苓 30g,白花蛇舌草 30g,莪术 10g,丹参 10g,当归 6g,黄芪 30g,人参 6g,生白术 10g,云苓 10g,连翘 10g。此后仍然按照抗癌、调补和对症治疗三原则加减治疗 5 年,至今已逾 10 年,健康良好。

按语: 结肠癌术后化疗 6 次,中医治疗 5 年,至今已逾 10 年无复发,健康良好。提示中西医合作治疗并无冲突。

病例 55(病案 0002596) 刘女士,77 岁。2009 年 9 月体检发现贫血(Hb7.2g/dl)。经结肠镜活检和 CT 扫描诊断为结肠腺癌淋巴扩散。2009 年 11 月 17 日来诊开始中医治疗。10 天后手术切除结肠癌。此后未化疗,继续按照抗癌、调补和对症治疗三原则加减进行中医治疗 5 年无复发。至今健康良好,生活如常。其初诊方有败酱草 30g,仙鹤草 30g,土茯苓 30g,白花蛇舌草 30g,黄芩 10g,莪术 10g,人参,生白术 10g,云苓 10g,神曲 10g,黄芪 30g,当归 6g。

按语: 结肠腺癌淋巴扩散,切除术后未化疗,中医治疗 5 年无复发。至今健康良好,生活如常。

　　病例 56（病案 0002580）　丘先生,78 岁。2009 年 5 月因便血和右颈部淋巴结肿大就诊,发现结肠腺癌,并怀疑有多发性肺转移。10 月 8 日手术切除结肠癌。因高血压和冠心病未予化疗。2009 年 11 月 7 日来诊开始中医治疗。来诊时食欲差,十分疲劳,大便时秘时泻,口干苦,睡眠差,舌红紫,苔黄,脉弦滑。予败酱草 30g,土茯苓 30g,仙鹤草 30g,白花蛇舌草 30g,黄连 6g,莪术 10g,丹参 10g,人参 6g,生白术 10g,云苓 10g,山楂 10g,神曲 10g,炒麦芽 10g,黄芪 30g,当归 6g。此后仍然按照抗癌、调补和对症治疗三原则加减治疗近 4年,从未放化疗或标靶治疗。后追访时已逾 5 年无复发。

　　按语:结肠腺癌颈淋巴结扩散,术后未化疗,仅服中药,逾 5 年无复发。

　　病例 57（病案 0001698）　林先生,61 岁。2008 年 6 月出现便血就诊,经过内镜活检发现直肠癌,次月手术切除,病理细胞学报告是直肠腺癌,淋巴扩散（pT_3N_1）。2008 年 7 月 29 日来诊寻求中医治疗时尚未化疗。当时头晕无力,口干,舌红紫,苔黄腻,脉细弱。予败酱草 30g,土茯苓 30g,仙鹤草 30g,白花蛇舌草 30g,连翘 10g,莪术 10g,丹参 10g,人参 6g,生白术 10g,云苓 10g,生苡仁30g,杏仁 10g,白蔻仁 10g,厚朴 10g,绵茵陈 30g,黄芪 30g,当归 6g。次月开始放疗 25 次,继以化疗 3 个月余。体重降至 63.7kg。其后继续中医治疗 5 年,体重回升至 73kg,精神食欲良好,血象和肝肾功能正常,复查未见癌病复发迹象,乃结束治疗。存活逾 6 年,生活如常。

　　按语:直肠腺癌淋巴扩散,中西医合作治疗,存活逾 6 年,生活如常。

　　病例 58（病案 0001956）　欧阳女士,78 岁。2005 年 11 月手术切除结肠腺癌,次年 8 月发现 3 个肝右叶转移病灶,手术和化疗后消失。2008 年 6 月再次发现肝转移,累及肝左叶。第 3 次手术,术后仅化疗 1 次即停。2009 年 1 月6 日来诊开始中医治疗。当时尚有感冒咳嗽,其初诊方有败酱草 30g,土茯苓30g,仙鹤草 30g,白花蛇舌草 30g,连翘 10g,莪术 10g,丹参 10g,制鳖甲 10g,党参 10g,生白术 10g,荆芥 10g,防风 10g,白芷 10g,炙麻黄 6g,杏仁 10g,紫菀10g,百部 10g,白前 10g,川贝 6g,金银花 10g,虎杖 10g,生甘草 6g。2 个多月后,超声波复查肝胆脾胰肾均未见异常。其后 2 年,继续按照抗癌、调补和对症治疗三原则加减治疗,体重从 62kg 升至 65kg,食欲、精神如常,多次复查肝肾功能、血象、CEA 和 CA19-9 等均正常。2011 年 3 月 31 日 CT 复查发现双肺有多发性 2.5cm 左右结节,考虑肺转移,此后 1 年多,生活质量渐差,出现胸水、气促、咳嗽、消瘦等,2012 年 4 月 30 日去世。

　　按语:末期结肠癌从首次发现肝转移算起,存活 5 年多。最后 3 年多中医治疗期间,不再有任何西医抗癌治疗,多次复查肝肾功能、血象、CEA 和

CA19-9 等均正常。中医治疗虽然未能治愈此末期癌病,但显然都助患者延长了生命并改善了生活质量。仅最后 1 年生活质量转差。

病例 59(病案 0004102) 潘女士,80 岁。2010 年 11 月手术切除直肠癌,当时已是晚期($T_3N_2M_1$),术后化疗。2011 年 11 月发现肝内转移癌增多,患者拒绝化疗,于 2012 年 2 月 24 日来诊寻求单纯中医治疗达 2 年又 8 个月后去世。期间首 2 年生活质量良好如常。其初诊方用败酱草 30g,仙鹤草 30g,土茯苓 30g,白花蛇舌草 30g,连翘 10g,姜黄 6g,泽兰 10g,制鳖甲 10g,蒲公英 30g,绵茵陈 30g,党参 10g,炒白术 10g,茯苓 10g,山楂 10g,神曲 10g,炒麦芽 10g,黄芪 30g,当归 6g,炙甘草 6g。其后继续按照抗癌、调补和对症治疗三原则加减变换。

按语: 晚期($T_3N_2M_1$)直肠癌发现肝内转移癌增多后停化疗,单纯中医治疗达 2 年又 8 个月。期间首 2 年生活质量良好如常。

病例 60(病案 0004874) 黄先生,63 岁。2013 年 3 月 11 日因腹胀就诊,发现乙状结肠癌并且有多发性肝转移,属于末期结肠癌($T_3N_2M_1$)。次月 12 日来诊寻求中医治疗,当时尚未手术,仅放置支架暂时解除肠梗阻。初诊方用败酱草 30g,仙鹤草 30g,土茯苓 30g,半枝莲 30g,白花蛇舌草 30g,姜黄 6g,连翘 10g,黄芩 10g,广木香 10g,泽兰 10g,制鳖甲 10g,蒲公英 30g,黄芪 30g,当归 6g,党参 10g,炒白术 10g,茯苓 10g,神曲 10g,炙甘草 6g。2013 年 4 月 18 日手术切除结肠癌,但未切除肝转移癌,术后病理细胞学报告是结肠腺癌。术后化疗用卡培他滨和奥沙利铂,但呕吐十分剧烈,仅化疗 1 周即终止,当时肝内转移癌有 5 个病灶。此后患者仅仅服用中药。2013 年 9 月肝扫描复查显示肝转移癌灶减少为 1 个,西医感到惊奇。至今患者中医治疗逾 2 年,仍在治疗中,肝转移癌仍然存在,但无黄疸及腹水,食欲和精神良好,体重从 66kg 回升至 75kg 左右,恢复上班已 1 年多。

按语: 结肠癌多发性肝转移,切除结肠癌,但未切除肝转移癌,术后化疗仅 1 周即因剧烈毒副作用而终止,此后仅服用中药,肝转移癌灶从 5 个减少为 1 个,西医感到惊奇。至今患者中医治疗逾 2 年,恢复上班。

病例 61(病案 0005029) 郭女士,88 岁。2013 年 5 月因反复便血就诊,经结肠镜活检发现结肠腺癌,因高龄,并患有高血压和糖尿病,未手术,也未做放化疗、标靶治疗等,于 2013 年 6 月 27 日来诊,寻求中医治疗。我们曾经建议患者考虑先手术再中医治疗,患者拒绝手术。初诊方予仙鹤草 30g,败酱草 30g,土茯苓 30g,白花蛇舌草 30g,姜黄 6g,黄芩 10g,地榆 10g,槐米 10g,炒蒲黄 10g,生地 15g,党参 10g,生白术 10g,黄芪 30g,当归 6g,茯苓 10g,神曲 10g,蒲公英 30g,炙甘草 6g。此后处方加减变换继续遵循抗癌、调补和对症治疗三原则,单纯中医治疗逾 2 年。2015 年 9 月患者不慎跌倒,骨盆碎裂,其后状况迅速转差,10 月 27 日去世,存活 2 年又 5 个月。

按语: 结肠腺癌因高龄并患有高血压和糖尿病,未手术切除,也未做放化疗、标靶治疗等,单纯中医治疗逾 2 年。

病例 62(病案 0002693) 沈先生,41 岁。2009 年 1 月出现便血,西医按照痔疮治疗后止血。7 月再次便血,乃予结肠镜检查,发现直肠癌。9 月手术切除后病理细胞学报告为腺癌,并有淋巴结扩散,属于"三期"肠癌。术后放化疗。2010 年 1 月 23 日开始中医治疗 5 年未复发,至今健康。其初诊方有败酱草 30g,土茯苓 30g,仙鹤草 30g,白花蛇舌草 30g,黄连 6g,莪术 10g,人参 6g,生白术 10g,茯苓 10g,神曲 10g,黄芪 30g,当归 6g,白芍 10g,连翘 10g,广木香 10g,炙甘草 6g。此后继续按照抗癌、调补和对症治疗三原则加减治疗。

按语: 直肠腺癌淋巴结扩散,中西医合作治疗 5 年未复发,至今健康。

病例 63(病案 0002941) 老先生,88 岁。2009 年因"肺炎"入院发现乙状结肠腺癌。因高龄和血小板计数低,尚有高血压和心力衰竭,未予手术。2010 年 6 月 10 日来诊寻求中医治疗。当时患者虚弱,头晕,下肢凹陷性肿,舌红有瘀斑,苔黄,心律不齐。初诊方予败酱草 30g,土茯苓 30g,白花蛇舌草 30g,姜黄 6g,丹参 10g,人参 6g,生白术 10g,茯苓 10g,山楂 10g,神曲 10g,炒麦芽 10g,酸枣仁 10g,柏子仁 10g,生牡蛎 30g,黄芪 30g,当归 6g,炙甘草 6g。1 个多月后,西医认为可以手术,于 7 月 27 日做微创手术切除结肠癌,病理学报告示腺癌,有淋巴结扩散(T_2N_1)。术后未放化疗,也未做标靶治疗,仅仅中医治疗达 5 年。现身体仍较虚弱,但状况稳定。

按语: 结肠腺癌淋巴结扩散。术后未放化疗,也无标靶治疗,仅仅中医治疗达 5 年。

病例 64(病案 0001272) 陈先生,48 岁。2007 年 7 月因便血和小便不畅就诊,经结肠镜活检发现直肠及乙状结肠腺癌,手术切除,病理细胞学报告为 Dukes C 期结肠腺癌(pT_3N_1)。术后尚未化疗即于 2007 年 9 月 27 日来诊开始中医治疗,当时里急后重,大便每日 3~5 次,小便不畅,疲乏,失眠,舌红苔黄,脉稍弱。次月开始化疗 5 个月,化疗期间和化疗后继续中医治疗近 5 年无复发。2015 年 5 月追访仍然健康,已经存活近 8 年,即已根治。这表明中西医合作治疗效果良好,并无冲突。其初诊方用败酱草 30g,土茯苓 30g,仙鹤草 30g,

白花蛇舌草 30g，连翘 10g，莪术 10g，延胡索 10g，广木香 10g，厚朴 10g，人参 6g，生白术 10g，茯苓 10g，百合 10g，酸枣仁 10g，柏子仁 10g。其后仍然按照抗癌、调补和对症治疗三原则加减变化。

按语：Dukes C 期结肠腺癌（pT_3N_1）术后中西医合作治疗，至今近 8 年健康无复发。

四、肝癌 10 例（病例 65~74）

原发性肝细胞肝癌（HCC）在全世界范围内是位居第五的常见癌病，以男性较多见。每年发病人数达 1 百万，其中 80% 来自发展中国家。哈佛大学教授为主的专家们编著的 2015 年最新版（第 19 版）*Harrison's Principles of Internal medicine*（544~552 页）总结肝细胞癌（HCC）治疗方法选择要点：

HCC<2cm：射频消融术（RFA），经皮肝穿刺注入无水乙醇（PEI），或者切除；

HCC>2cm，无血管浸润：切除、RFA，或者原位肝移植（orthotopic liver transplantation，OLTX）；

单叶肝多发性癌并有血管浸润：经导管动脉栓塞化疗（TACE）或者 sorafenib；

双叶肝癌无血管浸润：TACE 加原位肝移植（OLTX）；

肝外 HCC 并有黄疸：sorafenib 或者贝伐珠单抗（bevacizumab）加厄洛替尼（erlotinib）。

尽管有以上多种手段，原发性肝癌的 5 年生存率仍然很低。根据 WHO1995 年发布的统计资料，即使在诊断和治疗条件较好的欧洲，肝癌的 5 年生存率也只有 5%。2015 年版 *Harrison's Principles of Internal* 指出未治疗者生存中位数 16 个月，TACE 可使之延长至 19~20 个月。晚期患者生存中位数 6 个月。

中医经典中与原发性肝癌症状相似的疾病描述见于癥瘕、积聚、黄疸、鼓胀、胁痛等论述中。《诸病源候论·癥瘕病诸候》提到"盘牢不移动者是癥也"。《灵枢·水胀》论述鼓胀说："腹胀身皆大，大与肤胀等也。色苍黄，腹筋起，此其候也。"《素问·脏气法时论》说："肝病者，两胁下痛引少腹，令人善怒。"

适用于肝癌的抗癌中药有半边莲、半枝莲、石见穿、龙葵、蚤休、山慈菇、蒲公英、野菊花、青蒿、绞股蓝、夏枯草、姜黄、仙鹤草、三棱、莪术、丹参、鬼箭羽、海藻、猪苓、生薏苡仁、大黄、紫草、王不留行、没药、延胡索、郁金、八月札、仙鹤草、蟾皮、蜈蚣、土鳖虫等。大量现代研究证实姜黄具有广谱抗癌作用。我们治疗肝癌的方药中常含有泽兰、制鳖甲，这两味药不仅是中医传统上的软坚化结药,而且韩国、日本有不少现代研究证实它们有抗纤维化的作用。我们也常用蒲公英改善肝功能。

但是,中医辨证也有局限性,必须与辨病即西医诊断相结合。随着西医早期诊断技术的发展,一些严重疾病在出现临床症状前就被发现。HCC 临床表现上,约 24% 无症状。从中医辨证来看,无证可辨。但治疗却是不可延误的。虽然有一些报道中医早期诊断肝癌的文章,如提出所谓"肝瘿线"即舌两侧紫斑等,或者舌下静脉瘀紫等,但是谁敢于凭借这点发现向患者宣布他(她)患有肝癌? 又有谁能根据无上述表现而判断患者没有肝癌? 最终的肝癌确诊依据仍然得依靠医学影像学和病理细胞学。因此,上述所谓肝瘿线等在临床上毫无实用诊断价值。对这类暂时无症状的肝癌,治疗上仍然遵循抗癌、调补和长期治疗的原则。

病例 65(**病案** 0000698)　叶先生,50 岁。全家均为 HBV 携带者,其父及弟均死于肝癌。患者 2003 年 11 月发现肝占位性病变,12 月 23 日手术切除,病理报告为肝细胞癌和肝硬化,术后疲劳,肝区痛,肝功能较差,未化疗放疗,从 2004 年 3 月 17 日开始,仅服中药至今,身体健康,无症状,已逾 12 年无复发。其初诊方为蒲公英 30g,半枝莲 30g,土茯苓 30g,白花蛇舌草 30g,连翘 10g,绵茵陈 30g,莪术 10g,丹参 10g,泽兰 10g,制鳖甲 10g,当归 6g,黄芪 30g,人参 6g,生白术 10g。此后也按照抗癌、调补身体提升免疫力和对症治疗这三个原则加减。

按语: 携带 HBV 的肝硬化和肝细胞癌患者,手术切除肝癌后,仅服中药,至今已逾 12 年无复发。

病例 66(**病案** 0000905)　郑女士,68 岁。患者是 HBV 携带者。2004 年 12 月发现肝癌,2005 年 3 月切除,病理报告为肝细胞癌。术后未放化疗,从 2005 年 7 月 5 日开始,仅服中药,2 年后称有复发,做 TACE,患者继续中医治疗,至今存活已逾 11 年,一般状况良好,仍在治疗中。其初诊方用柴胡 10g,郁金 10g,青皮 10g,绵茵陈 30g,人参 6g,生白术 10g,茯苓 10g,蒲公英 30g,土茯苓 30g,白花蛇舌草 30g,丹参 10g,连翘 10g。其后仍然按照抗癌、调补和对症治疗加减变化。

按语: 携带 HBV 的肝细胞癌患者,中西医合作治疗,至今存活已逾 11 年,一般状况良好。

病例 67(**病案** 0001082)　杨女士,65 岁。发现携带 HBV20 余年。2006 年经 MRI 检查考虑为肝癌,因肝功能差,未能手术,做 TACE 治疗 2 次,患者称不愿再做TACE,于2007年1月25日开始中药治疗4年。2012年2月17日追访,患者称稳定,时已存活逾5年。其初诊方用石见穿30g,土茯苓30g,仙鹤草30g,白花蛇舌草30g,连翘10g,莪术10g,延胡索10g,香附10g,绵茵陈30g,制鳖甲10g,人参6g,生白术10g,茯苓10g,蒲公英30g,枸杞10g。其后继续按照抗癌、调补和对症治疗加减变化。

按语:因肝功能差,未能手术切除肝癌,仅接受TACE治疗2次,不愿再做TACE,改为中医治疗逾4年,后曾经追访情况稳定,时已存活逾5年。

病例68(病案0001105) 杜先生,60岁。HBV携带者。2006年9月发现肝癌,10月手术切除,病理报告为肝细胞癌,术后未放化疗,从2007年3月22日开始服中药近3年半至2010年8月,期间精神、食欲、体重、肝功能等一般状况良好。2014年10月追访仍然稳定。时已存活8年多。其初诊方用虎杖10g,连翘10g,土茯苓30g,蒲公英30g,仙鹤草30g,莪术10g,丹参10g,制鳖甲10g,绵茵陈30g,延胡索10g,郁金10g,川楝子6g,人参6g,生白术10g,茯苓10g。其后加减变化继续抗癌、调补和对症治疗。

按语:HBV携带者,肝细胞癌切除术后未放化疗,服中药近3年半至,状况良好。后追访时已存活8年多。

病例69(病案0000757) 方先生,65岁。1996年发现携带乙型肝炎病毒。2003年4月因腹痛急诊发现原发性肝癌,PET显示肝内2个病灶,较大者在左叶,较小者在右叶。6月手术切除两个病灶,分别为6cm×9cm和2.7cm。2004年1月13日开始中药治疗,并先后做过TACE、RFA和口服标靶药物sorafenib等。2008年3月27日去世,存活4年多。其初诊方是蒲公英30g,半枝莲30g,土茯苓30g,白花蛇舌草30g,法夏10g,生薏苡仁30g,绵茵陈30g,连翘10g,人参6g,生白术10g,茯苓10g,莪术10g,制鳖甲10g,桔梗10g,杏仁10g,百部10g,川贝6g,前胡10g,白前10g。其后也遵抗癌、调补和对症治疗三原则加减变化。

按语:肝细胞癌中西医合作治疗存活4年多。

病例70(病案0000921) 刘先生,60岁。HBV携带者。2005年9月因右上腹痛就诊,发现肝癌和胆结石,甲胎蛋白(AFP)逾8000g/L。仅做过1次射频消融,即于2005年12月28日开始中医治疗,2009年12月去世,存活达4年多。首3年多生活质量良好如常人。其初诊方是半枝莲30g,土茯苓30g,仙鹤草30g,白花蛇舌草30g,莪术10g,丹参10g,连翘10g,百合10g,麦冬10g,酸枣仁10g,夜交藤15g,生牡蛎30g,人参6g,生白术10g,茯苓10g,制鳖甲 10g。此后也按照抗癌、调补身体提升免疫力和对症治疗这三个原则加减。

按语: HBV 携带者。肝癌仅做过 1 次射频消融,中医治疗存活达 4 年多。

病例 71(病案 0004208) 欧阳先生,73 岁。HBV 携带者。2012 年 1 月发现肝癌,2 月做射频消融治疗,2012 年 4 月 25 日开始中医治疗。此后中西医合作治疗至今逾 3 年,生活质量如常人,仍在治疗中。其初诊方有仙鹤草 30g,半枝莲 30g,土茯苓 30g,白花蛇舌草 30g,连翘 10g,莪术 10g,泽兰 10g,制鳖甲 10g,蒲公英 30g,酸枣仁 10g,生牡蛎 30g,覆盆子 10g,山萸肉 10g,党参 10g,炒白术 10g,茯苓 10g,黄芪 30g,当归 6g,炙甘草 6g。此后仍然按照抗癌、调补和对症治疗这三个原则加减。

按语: 中西医合作治疗肝癌至今逾 3 年,生活质量如常人,仍在治疗中。

病例 72(病案 0004336) 杜先生,63 岁。HBV 携带者。2009 年 3 月手术切除右叶肝癌,病理学报告为肝细胞癌。2010 年 10 月因肝癌再次手术,切除肝右叶。2011 年 7 月第三次复发,接受射频消融治疗。2012 年 5 月第四次复发,肝癌出现于左叶,西医计划予化疗(TACE)。患者拒绝,于 2012 年 6 月 15 日开始单纯中医治疗至今逾 3 年,食欲佳,体重稳定,无黄疸、腹水,睡眠、精神和二便如常人。仍在治疗中。其初诊方是仙鹤草 30g,半枝莲 30g,土茯苓 30g,石见穿 30g,白花蛇舌草 30g,莪术 10g,泽兰 10g,制鳖甲 10g,蒲公英 30g,连翘 10g,党参 10g,炒白术 10g,茯苓 10g,神曲 10g,生薏苡仁 30g,杏仁 10g,白蔻仁 10g,炙甘草 6g。其后继续遵抗癌、调补和对症治疗三原则加减变化。

按语: HBV 携带者。肝细胞癌西医治疗 3 年内 4 次复发,改为单纯中医治疗至今逾 3 年无复发,生活质量如常人。

病例 73(病案 0004422) 黄女士,67 岁。HBV 携带者。2012 年 6 月因腹胀、下肢肿就诊,发现肝硬化、肝癌和腹水,AFP 305μg/L。西医抽腹水 1 次,未予化疗。2012 年 7 月 26 日来诊开始单纯中医治疗近 2 年无腹水、黄疸,食欲精神如常,体重从 57.5kg 升至 63kg,2014 年 6 月才开始突然恶化,2014 年 6 月 15 日去世。其初诊方有仙鹤草 30g,半枝莲 30g,石见穿 30g,土茯苓 30g,白花蛇舌草 30g,连翘 10g,莪术 10g,泽兰 10g,制鳖甲 10g,生薏苡仁 30g,猪苓 15g,云苓 10g,泽泻 15g,车前子 15g,黄芪 30g,当归 6g,枸杞 10g,人参 6g,党参 10g,炒白术 10g,神曲 10g,蒲公英 30g,炙甘草 6g。此后仍然按照抗癌、调补和对症治疗这三个原则加减。

按语: 肝硬化、肝癌,西医仅予抽腹水 1 次,未化疗。单纯中医治疗存活 2 年。按照 WHO 发布的欧洲癌病患者 5 年生存率资料,原发性肝癌的 5 年生存率仅为 5%。香港大学用标靶治疗结合化疗的 SECOX 方案［sorafenib＋卡培他滨（capecitabine）＋奥沙利铂（oxaliplatin）］生存期中位数 10.2 个月，而此例患者肝癌已出现腹水，纯中医治疗存活 2 年，疗效是不错的。

病例 74（病案 0004900） 卢先生，64 岁。HBV 携带者。2011 年 5 月手术切除左肾透明细胞癌。2012 年 10 月发现原发性肝细胞癌，接受射频消融（RFA）治疗，并发现多发性淋巴结和肺扩散。2013 年 4 月肺手术后，病理细胞学报告为肾透明细胞癌转移。患者拒绝西医化疗和标靶治疗，于 2013 年 4 月 23 日来诊寻求中医治疗肝癌。2014 年 12 月复查肝功能正常，双肺野清晰。至今单纯中医治疗已逾 2 年，体重稳定，食欲和精神良好，无腹水、黄疸等。其初诊方用半枝莲 30g，石见穿 30g，仙鹤草 30g，小蓟 15g，白花蛇舌草 30g，土茯苓 30g，莪术 10g，连翘 10g，党参 10g，炒白术 10g，云苓 10g，神曲 10g，蒲公英 30g，泽兰 10g，制鳖甲 10g，黄芪 30g，当归 6g，炙甘草 6g。其后仍然按照抗癌、调补、对症治疗三原则加减。

按语：HBV 携带者，患原发性肝细胞癌和肾透明细胞癌多发性淋巴结和肺扩散。拒绝西医化疗和标靶治疗，单纯中医治疗逾 2 年，体重稳定，食欲和精神良好，无腹水、黄疸等。

五、胆囊癌 6 例（病例 75~80）

90% 的胆囊癌是腺癌，不足 5% 是鳞状细胞癌。其他还有未分化癌、小细胞癌等。

胆囊癌在癌病中是凶险程度较大的。美国每年胆囊癌新发病例约 7200 人，中位生存期仅仅 3 个月（Cecil Medicine., 23rd edition, edited by L.Goldman and D.Ausiello, P.1160~1161, Saunders, Philadelphia, 2008），5 年生存率不足 5%。美国医学界一般认为，手术是胆囊癌的唯一治疗选择，明确指出放化疗无效（Cecil Medicine, 23rd ed, P.1160~1161, 2008; Harrison's Principles of Internal Medicine, 19th edition, edited by D.L.Kasper, A.S.Fauci, S.L.Hauser, et al.P.553, McGraw-Hill, 2015）。但由于胆囊癌发病隐袭，通常到诊断时大都已失去手术机会。以下 6 例胆囊癌仅有 2 例手术，但术后均仅服中药，未放化疗和标靶治疗；未手术的 4 例仅 1 例化疗，有 3 例纯中医治疗。全部 6 例存活均不少于 1 年，有的至今存活已逾 3 年，说明中医治疗胆囊癌值得进一步研究探讨。我们治疗胆囊癌较常用的药包括石见穿、半枝莲、蟾蜍、蚤休、仙鹤草、败酱草、土茯苓、白花蛇舌草、连翘、虎杖、蒲公英、金钱草、绵茵陈、泽兰、制鳖甲等。

　　病例 75（病案 0002127）　陈先生,67 岁。2008 年 10 月出现上腹胀满,胃镜检查未见异常,2009 年 2 月出现黄疸,消瘦,疲劳,查肝功能异常(ALP 和 ALT 升高),疑有肝癌,经 CT 和逆行胰胆管造影(ERCP)检查诊为胆囊癌,已无手术机会,也未予放化疗。次月(2009 年 3 月 26 日)开始单纯服用中药至 2009 年 10 月 2 日去世,从出现症状算起,存活约 1 年。其初诊方是半枝莲 30g,土茯苓 30g,白花蛇舌草 30g,大青叶 30g,连翘 10g,莪术 10g,绵茵陈 30g,金钱草 30g,杏仁 10g,橘红 10g,厚朴 10g,延胡索 10g,人参 6g,生白术 10g,云苓 10g。此后仍按抗癌、调补和对症治疗三原则加减。

　　按语:胆囊癌,已无手术机会,也未予放化疗。单纯服用中药存活约 1 年。

　　病例 76（病案 0002696）　李先生,52 岁。2009 年 10 月开始上腹痛,继而出现黄疸,经 MRI 和 PET 等检查诊为胆囊癌(图 8-16),手术时发现不能切除,关闭腹腔。2010 年 1 月 26 日开始服中药,次月开始化疗,中医治疗近 1 年,2011 年 2 月追访时已存活 1 年多。其后失去联络。其初诊方是石见穿 30g,半枝莲 30g,土茯

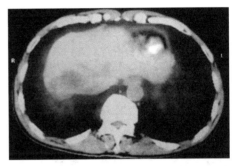

图 8-16　胆囊癌

苓 30g,白花蛇舌草 30g,虎杖 10g,黄芩 10g,莪术 10g,人参 6g,生白术 10g,茯苓 10g,生薏苡仁 30g,杏仁 10g,白蔻仁 10g,厚朴 10g,神曲 10g,蒲公英 30g,绵茵陈 30g,制鳖甲 10g。

　　按语:胆囊癌不能切除,曾经化疗,中医治疗近 1 年,追访时已存活 1 年多。其后失去联络。

　　病例 77（病案号 0004240）　许先生,62 岁。2012 年 4 月手术切除胆囊肿瘤,病理学报告为腺癌。CA19-9 为 62.6U/ml。术后未化疗,5 月 9 日来诊寻求中医治疗。当时食欲差,头晕,盗汗,气短,声音嘶哑,口干苦,无咽痛和黄疸。舌红紫,苔薄黄,脉细弱。体重 54.5kg。患者尚有高血压和冠心病,服有抗凝剂。初诊方有石见穿 45g,半枝莲 30g,仙鹤草 30g,土茯苓 30g,白花蛇舌草 30g,莪术 10g,虎杖 10g,党参 10g,炒白术 10g,云苓 10g,山楂 10g,神曲 10g,炒麦芽 10g,蒲公英 30g,绵茵陈 30g,黄芪 30g,当归 6g,炙甘草 6g。此后仍按抗癌、调补和对症治疗三原则加减。至今单纯中医治疗已逾 3 年无复发,体重增至 57kg。

　　按语:胆囊腺癌手术切除后中医治疗已 3 年无复发。

病例 78（病案 0005050） 何先生,85 岁。14 年前手术切除结肠癌,术后未放化疗,服过中药。2013 年 5 月发现 CEA 升高,安排 CT 检查,发现胆汁郁积,胆囊胀大,胆囊内有凸凹不平的肿块,密度较高,但不如结石密度高。右肺内也有边缘毛刺的密度高肿块。PET 显示胆囊内肿块 ^{18}FDG 积聚（图 8-17）,诊断为原发性胆囊癌。未予手术。同年 7 月 6 日来诊,寻求中医治疗。初诊方予石见穿 45g,半枝莲 30g,败酱草 30g,仙鹤草 30g,土茯苓 30g,白花蛇舌草 30g,虎杖 10g,连翘 10g,绵茵陈 30g,金钱草 30g,海金沙 10g,蒲公英 30g,生大黄 6g,党参 10g,炒白术 10g,云苓 10g,神曲 10g,浮小麦 30g,黄芪 30g,当归 6g,炙甘草 6g。此后仍按抗癌、调补和对症治疗三原则加减。2014 年 2 月因腹痛,诊断为肠套叠,急诊手术,发现弥漫性大 B 细胞淋巴瘤。因年纪大和弥漫性淋巴瘤,估计预后差,仍未切除胆囊癌,也未化疗。仅建议在 Caritas 医疗中心予舒缓护理,并在信中说其预后很差。患者继续中医治疗,至 2014 年 12 月,单纯中医治疗已近 1 年半,远超过胆囊癌的中位生存期 3 个月,体重仍然稳定,精神食欲良好,无黄疸、腹水等。西医开始说可能不是胆囊癌。2015 年 1 月患者曾 2 次出现胸骨后和上腹痛,西医考虑是胆结石,拟予手术,在行内镜逆行胰胆管造影术（endoscopic retrograde cholangiopancreatography,ERCP）时发

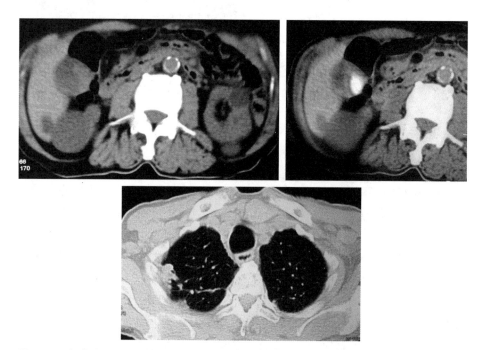

图 8-17 何先生,CT 显示胆汁郁积,胆囊胀大,胆囊内有凸凹不平的肿块,密度较高,但不如结石密度高。右肺内也有边缘毛刺的密度高肿块。PET 显示胆囊肿块 ^{18}FDG 积聚

现的确是胆囊癌,未能切除。此后患者继续中医治疗。至今单纯中医治疗已逾 2 年,目前状况大致稳定,仍在治疗中。

按语: 胆囊癌合并弥漫性大 B 细胞淋巴瘤,估计预后差,未手术和放化疗,转介去舒缓护理中心,单纯中医治疗已逾 2 年,远超过胆囊癌的中位生存期 3 个月,体重仍然稳定,精神食欲良好,无黄疸、腹水等。

病例 79(病案 0005220) 石女士,49 岁。2013 年 2 月出现呕吐,食欲差,5 月经 CT、PET 检查发现胆囊癌,已扩散(图 8-18),不能手术。患者拒绝放化疗,看一蔡姓中医 3 个多月,食欲精神改善,体重增加,肋下痛止。2013 年 9 月 25 日来诊,当时面色苍白,头晕,体重 60.5kg,舌淡苔白,脉细弱。初诊方予石见穿 45g,半枝莲 30g,土茯苓 30g,仙鹤草 30g,白花蛇舌草 30g,虎杖 10g,蒲公英 30g,姜黄 8g,泽兰 10g,制鳖甲 10g,黄芪 30g,当归 6g,枸杞 10g,阿胶 10g,白芍 15g,仙灵脾 10g,人参 6g,生白术 10g,云苓 10g,炙甘草 6g。此后按抗癌、调补、对症治疗三原则加减。有时出现黄疸,无腹水,食欲改善,体重曾经增至 63kg,2014 年 7 月又出现黄疸,体重减轻,2014 年 11 月 9 日去世,单纯中医治疗存活 1 年零 9 个月。

按语: 胆囊癌已扩散,不能手术。拒绝放化疗,单纯中医治疗存活 1 年零 9 个月。

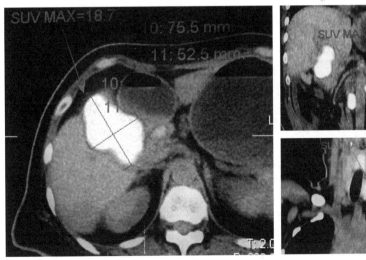
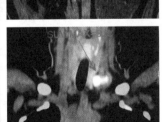

图 8-18 石女士,49 岁。胆囊癌,已扩散

病例 80(病案 0005469) 梁女士,53 岁。2013 年 8 月因出现黄疸就诊,发现胆囊癌。10 月手术切除,报告为胆囊腺癌,所切 13 个淋巴结全部有癌细

胞扩散,胰头也部分切除。术后西医称放化疗和标靶治疗对此种癌通常无效,未予治疗,患者于2014年1月(术后3个月)寻求中医治疗。来诊时食欲差,疲乏,脉细弱,体重41.5kg。初诊方予石见穿45g,半枝莲30g,土茯苓30g,仙鹤草30g,白花蛇舌草30g,莪术10g,连翘10g,蒲公英30g,泽兰10g,制鳖甲10g,金钱草30g,黄芪30g,党参10g,炒白术10g,云苓10g,山楂10g,神曲10g,炒麦芽10g,白芍15g,厚朴10g,车前子10g,防风10g,炙甘草6g。此后继续按照抗癌、调补、对症治疗三原则加减。单纯中医治疗近一年半,体重曾经增加至43.5kg,食欲精神如常,无黄疸、腹水等。但存在肺扩散,2015年3月后,情况转差,2015年5月15日去世。从2013年出现黄疸算起,存活21个月。

按语: 胆囊腺癌手术切除,所切13个淋巴结全部有癌细胞扩散,并有肺扩散,术后3个月开始单纯中医治疗近一年半去世,存活达21个月。

表8-1概括了以上6例胆囊癌患者的治疗和存活情况。

表8-1 6例胆囊癌患者的治疗和存活情况

病例	治疗和存活情况
1	未手术和放化疗,仅服中药。存活12个月
2	手术切除后仅服中药,未放化疗。存活近3年,仍治疗中
3	未手术。服中药并化疗。存活至少13个月,失去联络
4	未手术和放化疗,仅服中药。存活近2年,仍治疗中
5	未手术和放化疗,仅服中药。存活21个月
6	切除术后未放化疗,仅服中药。存活21个月

六、胆管癌5例(病例81~85)

胆管癌95%是腺癌,预后较凶险,5年生存率不足5%,通常生存期仅以月计。90%的胆管癌在发现时已经失去手术机会。能够成功手术切除者,中位生存期也仅仅10个月。胆管癌对化疗有较大耐受力,目前尚无标准的辅助化疗方案。以哈佛大学教授为主的专家们编著的最新版(2015年第19版)《哈里森内科学》指出,单用吉西他滨(gemcitabine)的生存中位数仅仅8.1个月,用吉西他滨加顺铂可达11.7个月。然而我们用中医药治疗的5例胆管癌患者至今全部存活,目前生存期超过9年者1例,超过3年者3例,超过2年者1例。这提示中医治疗值得重视和进一步研究。

国际上时有单例或者数例报道,而中医治疗胆管癌的文献资料甚少,孟琳升等编著的巨著《中医治癌大成》以及国医大师李济仁主编的《中医名家肿瘤证治精析》等均没有胆管癌和胆囊癌案例,上海中医药大学凌耀星和广西王三虎各报道过 1 例胆管癌的中医治疗,分别存活 11 个月和 2 年多去世,以下 5 例胆管癌全部经病理细胞学确诊,生存期也较长。

病例 81（病案 0004656）　郑女士,73 岁。2012 年 7 月因黄疸就诊,经内镜逆行胰胆管造影（ERCP）和毛刷细胞学检查发现胆管腺癌。患者同时患有高血压和糖尿病多年,拒绝手术和放化疗,只放置胆管支架。2012 年 12 月 18 日来诊寻求中医治疗,我们也建议她接受手术,与中医治疗无冲突。她仍然拒绝。其后单纯服用中医药做抗癌和调补治疗 8 个多月,食欲、睡眠和精神均良好,黄疸未再现,无腹水、腹痛等,体重从冬天的 44kg 增至 46kg。患者在我们再三建议下,终于在 2013 年 8 月接受手术,当时距离初发黄疸已 1 年。术后病理细胞学报告证实是胆管腺癌。患者拒绝化疗,继续中医治疗,至今中医治疗已逾 3 年,从未放化疗或标靶治疗,食欲、精神和体重良好,无症状,仍然治疗防止复发。其初诊方是:半枝莲 30g,土茯苓 30g,仙鹤草 30g,石见穿 30g,白花蛇舌草 30g,莪术 10g,泽兰 10g,制鳖甲 10g,蒲公英 30g,钩藤 10g,夏枯草 10g,绵茵陈 30g,地骨皮 30g,党参 10g,炒白术 10g,茯苓 10g,山楂 10g,神曲 10g,炒麦芽 10g,炙甘草 6g。此后仍然按照抗癌、调补和对症治疗三原则加减变化。

按语:胆管腺癌拒绝手术切除和放化疗,中医治疗 8 个月,状况良好,其后愿意接受手术,术后继续仅服中药,至今中医治疗已逾 3 年,食欲、精神和体重良好,无症状,仍然治疗以防复发。

病例 82（病案 0001010）　蓝先生,48 岁。2006 年 5 月因出现黄疸进行性加深约 4 天就诊,经 CT 检查发现胆管肿瘤,5 月 4 日手术,病理报告为原始神经外胚层瘤并有淋巴结扩散。术后放化疗。患者于 2006 年 7 月 27 日化疗开始前即来诊服中药,中医治疗 4 年半,2015 年 6 月 5 日追访仍然健康无恙,时已存活逾 9 年。其初诊方是:蒲公英 30g,土茯苓 30g,白花蛇舌草 30g,莪术 10g,丹参 10g,连翘 10g,绵茵陈 30g,制鳖甲 10g,法夏 10g,云苓 10g,人参 6g,生白术 10g,酸枣仁 10g,柏子仁 10g,泽兰 10g,生地 15g。此后,继续按抗癌、调补和对症治疗三原则加减。

按语:胆管原始神经外胚层瘤淋巴结扩散。术后中医治疗和放化疗。追访 9 年仍然健康。

病例 83（病案 0004955）　江先生,39 岁。HBV 携带者。2012 年 11 月发

现胆管癌,手术时发现胆管和附近肝组织均有癌灶,改为手术切除胆管及其周围肝组织并进行肝移植。术后服用免疫抑制剂。广州中山大学病理学报告为低分化腺癌,为鉴别胆管细胞癌和肝细胞癌做了免疫组织化学检查,肝细胞(hepatocyte)(−),CK19(+),CK8/18(−),M-CEA 弱阳性,结果支持胆管细胞癌。香港养和医院肝活检结论为 poorly-differentiated carcinoma(低分化癌)。术后化疗和标靶治疗,用过奥沙利铂(eloxatin)和吉西他滨等。2013 年 5 月 PET-CT 发现多发性腹膜转移,停化疗,于 2013 年 5 月 23 日来诊寻求中医治疗。初诊方有半枝莲 30g,石见穿 45g,土茯苓 30g,白花蛇舌草 30g,仙鹤草 30g,莪术 10g,连翘 10g,蒲公英 30g,泽兰 10g,制鳖甲 10g,黄芪 30g,当归 6g,白芍 10g,党参 10g,炒白术 10g,茯苓 10g,神曲 10g,车前子 15g,防风 10g,炙甘草 6g。6 月再次手术,住院时发生耐药菌感染,肝和横膈膜之间形成化脓灶,发热,停化疗,反复用过多种抗生素并安置引流管排脓。发热长达半年。中药用过青蒿、制鳖甲、银柴胡、黄芩、蒲公英、虎杖、连翘、半枝莲、石见穿、干蟾皮、土茯苓、白花蛇舌草、仙鹤草、三仁汤、藿香、佩兰、四君子汤等合方加减。患者自感用中药后发热控制较好。尽管约 1 年服中药未再化疗,2014 年 11 月 11 日 PET-CT 复查大部分癌灶改善,有的癌灶消失。现在中医治疗已逾 2 年半,精神、食欲改善,体重增加,无黄疸、腹水等,但肺有转移灶,仍然在中医治疗中。

按语:低分化胆管腺癌手术切除并肝移植和化疗加标靶治疗后发现多发性腹膜转移,改用中医治疗已逾 2 年半,目前精神、食欲改善,体重增加,无黄疸、腹水等。

病例 84(病案 0005414) 梁女士,75 岁。患有高血压、糖尿病,曾因胆结石切除胆囊。2013 年 1 月因食欲差、消瘦和上腹痛就诊,胃镜和结肠镜检查均无异常,经 PET-CT 和活检诊断为胆管腺癌多发性肝扩散。未能手术,予化疗和标靶治疗。先后用过西妥昔单抗(erbitux)、卡培他滨、厄洛替尼、贝伐珠单抗等。2013 年 12 月 28 日开始寻求中医治疗。来诊时胃痛,指尖皮肤干裂,眼睑肿,疲乏,消瘦,苔薄黄,脉跳啄。初诊方予石见穿 30g,半枝莲 30g,仙鹤草 30g,土茯苓 30g,白花蛇舌草 30g,虎杖 10g,连翘 10g,泽兰 10g,制鳖甲 10g,蒲公英 30g,郁金 10g,延胡索 10g,猪苓 15g,金钱草 30g,党参 10g,炒白术 10g,云苓 10g,神曲 10g,黄芪 30g,当归 6g,车前子 15g,法夏 10g,炙甘草 6g。此后化疗和中医治疗合作进行,中医治疗仍按抗癌、调补、对症治疗三原则加减。患者目前食欲如常,体重回稳,无黄疸、腹水等,仍在治疗中。此例胆管腺癌未能手术切除并有多发性肝扩散,至今已存活逾 2 年半,说明中西医合作治疗不仅无冲突,而且疗效比单纯西医治疗更好。

按语:胆管腺癌未能手术切除并有多发性肝扩散,中西医合作治疗至今已存活逾 2 年半。

病例 85（病案 0005542）　何先生，49 岁。2013 年 8 月因黄疸就诊发现胆总管癌。手术切除后病理细胞学报告为中分化腺癌。2014 年 2 月 CA19-9 升高至 5940U/ml，PET-CT 扫描显示多发性肝扩散和纵隔及腹腔淋巴结扩散。接受化疗，出现骨髓抑制和肝功能损害，于 2014 年 3 月 12 日来诊寻求中医治疗。初诊方予石见穿 30g，半枝莲 30g，土茯苓 30g，白花蛇舌草 30g，仙鹤草 30g，连翘 10g，姜黄 6g，法夏 10g，泽兰 10g，制鳖甲 10g，金钱草 30g，党参 10g，炒白术 10g，茯苓 10g，山楂 10g，神曲 10g，炒麦芽 10g，砂仁 8g，蒲公英 30g，炙甘草 6g。其后继续按抗癌、调补和对症治疗三原则加减变化。化疗继续进行，服中药 1 个多月后，肝功能恢复正常，骨髓抑制也明显改善。至今中西医合作治疗已逾 1 年半，体重稳定，无黄疸和腹水等。仍在治疗中。

按语：胆总管腺癌多发性肝扩散和纵隔及腹腔淋巴结扩散。中西医合作治疗至今已逾 1 年半，体重稳定，无黄疸和腹水等。仍在治疗中。

胆管癌的中医治疗与胆囊癌相同，仍然遵循抗癌、调补身体提升免疫力、对症治疗和长期治疗这四个原则。抗癌中药宜数味联用，并且每 1~2 个月进行更换。适用于胆囊癌的抗癌中药有石见穿、半枝莲、干蟾皮、蚤休、土茯苓、仙鹤草、败酱草、白花蛇舌草、郁金、山慈菇、龙葵、蒲公英、生薏苡仁、夏枯草、姜黄、王不留行等。

在对症治疗方面，胆管癌的临床表现与胆囊癌相似，主要是腹痛、阻塞性黄疸、消瘦、疲劳、食欲不振、腹部扪及肿块、腹水等。实验室检查可能发现血胆红素、转氨酶和碱性磷酸酶升高。因此，中医治疗主要参照腹痛、积聚、黄疸、鼓胀等进行分析，有气滞血瘀、痰瘀互结、湿热内蕴、气血虚弱等不同情况分别存在或掺杂并存，治疗上需根据不同情况，相应予以理气活血、化痰祛瘀、清热利湿健脾、补益气血等。

七、胰腺癌 6 例（病例 86~91）

在所有癌症中，胰腺癌是最具有生命威胁性的。根据 WHO 发布的统计资料，即使在诊断和治疗条件较好的欧洲，胰腺癌的 5 年生存率也只有 4%，是包括肝癌、肺癌、脑瘤等在内的所有 40 多种癌病中最低的，而英国专家指胰腺癌即使有手术机会者术后平均生存期也仅 14 个月，只能做姑息手术者则平均生存期仅 5 个月，所有胰腺癌病例的 1 年生存期不到 10%，罕有能生存 5 年 者（C.R.W.Edwards，I.A.D.Bouchier，C.Haslett，et al.Davidson's Principles and

Practice of Medicine.17th ed.Churchill Livingstone,1995:481.）。哈佛大学医学院教授等主编的名著《哈里森内科学》2015 年第 19 版（D.L.Kasper,A.S.Fauci,S.L.Hauser,et al.Harrison's Principles of Internal Medicine[M].19th ed.New York：McGraw-Hill,2015:554.）指出,各种分期的胰腺癌患者合计,5 年存活率仅 6%。化疗和放疗效果甚微。

我们近 15 年来用中药治疗过 182 例胰腺癌。有些仅就诊短时间甚至 1 次即失去联络,不应列入统计。坚持中药治疗者而现已去世的有 21 例,生存期最短者仅仅 4 个月,最长者近 10 年,平均生存 29.6 个月,中位生存期 15.2 个月,超过 1 年生存期者达 76%。这明显优于上述西方医学界所述的胰腺癌预后,提示中医治疗有令人鼓舞的效果,值得进一步研究。

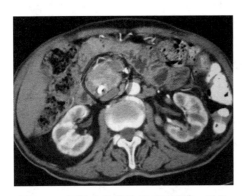

图 8-19　司徒先生胰头癌 CT 影像。单纯中医治疗存活 9 年

病例 86（病案 0000424）　司徒先生,77 岁。2001 年 9 月因出现进行性加深的无痛性黄疸约 1 个月伴体重减轻 9kg 及疲乏而就诊。查血清总胆红素达 100μmol/L,碱性磷酸酶（ALP)856U/L,谷丙转氨酶（ALT)120U/L,谷草转氨酶（AST)104U/L,谷氨酰转肽酶（GGT)994U/L,CA19-9 升达 323U/ml。经超声波、CT 和内镜逆行胰胆管造影（ERCP）诊断为胰头癌（图 8-19）。患者未能手术切除,拒绝化疗,仅放置支架引流胆汁。于 2001 年 10 月开始单纯中药治疗。当时消瘦,体重仅 43.1kg,巩膜轻黄染,有不规则畏寒发热,食纳少,疲乏无力,口干苦,大便每日 1~2 次,舌淡紫,苔微黄腻,脉弦滑。辨证属湿热气滞、痰瘀互结和气血虚弱。初诊方用柴胡 10g,黄芩 10g,当归 6g,党参 10g,白术 10g,茯苓 10g,佛手 10g,郁金 10g,莪术 10g,绵茵陈 30g,生薏苡仁 30g,猪苓 15g,土茯苓 30g,仙鹤草 30g,败酱草 30g,白花蛇舌草 30g。以后按抗癌、扶正、辨证对症治疗原则加减,约 1 个月后,黄疸消退,肝功能恢复正常,精神明显改善。2001 年 11 月 21 日 CT 复查仍显示胰头癌块,但无扩大。患者继续中药治疗。2002 年 1 月 14 日再次 CT 复查已见不到胰头癌块。体重增加,精神、食欲良好。患者仍断续服中药,至 2010 年 9 月 4 日去世,存活 9 年。当时已 86 岁,据称死于衰老。

按语:胰头癌未能手术切除,拒绝化疗,仅放置支架引流胆汁。其后单纯中医治疗存活 9 年,死于衰老。

病例 87（病案 0000942）　邝女士，30 岁。2005 年 10 月出现黄疸，腹泻，贫血，血总胆红素 278μmol/L，肝功能差，经 CT 诊断胰头癌（图 8-20），11 月首次手术，病理报告神经内分泌癌。2006 年再手术切除肝转移癌。无化疗、放疗。2006 年 2 月 22 日初诊，当时面色苍白，消瘦，日泻 5~6 次，其中夜间腹泻 4 次而无法安眠。疲劳，每日腹痛难忍，ALP 199U/L，ALT 60U/L，AST 41U/L。初诊方是土茯苓 30g，仙鹤草 30g，白花蛇舌草 30g，王不留行 15g，莪术 15g，连翘 15g，绵茵陈 30g，丹参 15g，制鳖甲 15g，人参 10g，炒白术 12g，茯苓 15g。其后之加减变化仍然遵循抗癌、调补和对症治疗三原则，抗癌中药每 1~3 个月部分性换用 1 次，先后用过的其他抗癌中药还有干蟾皮、石见穿、姜黄、败酱草、艾叶、绞股蓝等。中药治疗后约半年内，上述症状逐渐消失，腹痛止，肝功能正常。大便日 2 次，夜间无须大便。面色红润，精神佳，体重从 41.3kg 增为 50kg，患者 2009 年 10 月后自停中药 1 年多，至 2010 年 12 月肝脏再次出现癌灶，才再次就诊服中药至 2014 年 4 月，其后患者被劝说接受化疗和标靶治疗，要求停用中药。1 年多后，突然从家属来电获悉患者于 2015 年 6 月 29 日去世，化疗和标靶治疗未能延长其生存期。此患者存活近 10 年，其胰头癌和肝转移癌手术后未化疗，中医治疗下存活 8 年多保持良好状况（2014 年 3 月 8 日最后一次就诊时记录食欲如常，体重稳定为 52.2kg，比 8 年前初诊时的 41.3kg 增多 10.9kg，无腹痛、黄疸和腹水，大便如常，仍然工作），却在停止中医治疗接受化疗和标靶治疗下仅仅 1 年多就去世，令人深为惋惜。

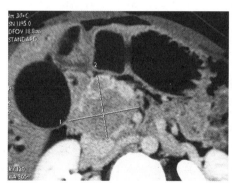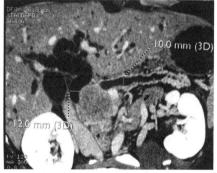

图 8-20　邝女士 CT 影像。胰头癌肝扩散，手术后单纯中医治疗存活逾 8 年

按语：胰头神经内分泌癌肝转移，手术切除后无化疗，中医治疗下存活 8 年多保持良好状况，其后停止中医治疗接受化疗和标靶治疗下仅仅 1 年多就去世，总共存活近 10 年。很显然，中医的抗癌和调补治疗帮助患者延长生存期和维持较好的生活质量，停止中医治疗对患者是有害无益的。任何医药，只要是安全有效就是好的。中西医各有所长，也各有所短。科学需要开放的头

脑和探索精神,需要尊重事实,而不是狭隘僵死的偏见。中医经过几千年无数智者的实践、探索分析、反复再实践等,积累了宝贵的经验,盲目排斥中医是无理和对患者有害的。

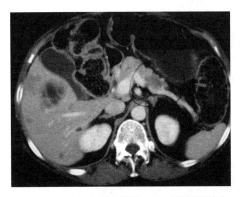

图 8-21　江女士 CT 影像。显示胰腺体部低密度癌块和肝扩散,未手术和放化疗,单纯中医治疗近 3 年,一般状况良好。自停中药 1 年多即恶化去世

病例 88(病案 0001021)　江女士,67 岁。2006 年 3 月经 CT 发现胰体癌并有多发肝转移(图 8-21),活检证实为神经内分泌癌。同年 8 月 24 日就诊,当时消瘦,疲劳,便秘,无黄疸和腹痛。舌淡紫,苔黄,脉略细弱。辨证为气血虚弱,痰瘀互结和兼夹湿热,按抗癌、扶正、辨证对症治疗原则处理,未手术,亦未化疗和放疗。中医治疗近 3 年,一般状况良好,后患者称获悉神经内分泌癌发展慢,乃自停中药达 1 年多,情况逐渐恶化,获悉其于 2011 年元旦去世,存活近 5 年。其初诊方是土茯苓 30g,仙鹤草 30g,石见穿 30g,白花蛇舌草 30g,连翘 15g,莪术 15g,丹参 15g,生大黄 10g,人参 10g,生白术 12g,茯苓 15g,神曲 12g,制鳖甲 21g,蒲公英 30g,绵茵陈 30g。其后方药加减变化依然遵循同样的三原则。

按语: 胰腺神经内分泌癌多发性肝转移,未手术,亦未化疗和放疗。中医治疗近 3 年,一般状况良好,自停中药达 1 年多后恶化,存活近 5 年。胰腺癌约 90% 是腺癌,只有不足 5% 为神经内分泌癌(其余还有囊性瘤、淋巴瘤和肉瘤等)。据美国癌病研究会(National Cancer Institute)研究报告(SEER survival monograph),411 例胰腺神经内分泌癌(neuroendocrine carcinoma)的 5 年生存期为 32.2%,而 20829 例胰腺腺癌的 5 年生存期则仅为 2.3%。需要注意的是,所谓胰腺神经内分泌癌发展较慢仅仅是与胰腺腺癌比较而言。胰腺的神经内分泌癌仍然比其他很多癌病如乳腺癌、结肠癌、鼻咽癌的预后还差,按照 WHO 的欧洲调查报告,后三者 5 年生存率分别是 73%、47% 和 34%。因此不可疏忽胰腺神经内分泌癌的治疗。尽管如此,此例患者若不中断中医治疗,有可能生存更长时间。

病例 89(病案 0002436)　黄女士,80 岁。2008 年 11 月因咳嗽疲乏约 3 个月就诊,检查时发现胰腺头部和体部低密度肿块,大小为 6.8cm×4.9cm×5.4cm

（图 8-22）。最后诊断为胰腺癌。无黄疸。2009 年 8 月 26 日就诊,未手术和放化疗,仅服中药 1 年多,未再来诊,2013 年 5 月电话追访时仍然状况平稳,当时已存活 4 年多。后于电话获悉胰腺癌扩散,2014 年 6 月去世。从 2008 年 11 月 CT 发现胰腺癌算起,存活 5 年零 7 个月。其初诊方是石见穿 30g,土茯苓 30g,白花蛇舌草 30g,绞股蓝 30g,大青叶 30g,鱼腥草 30g,莪术 10g,丹参 10g,蒲公英 30g,延胡索 15g,人参 10g,生白术 10g,茯苓 10g,神曲 10g,生大黄 6g,麻黄 6g,杏仁 10g,炙甘草 6g,川贝 6g,桔梗 10g,百部 10g,白前 10g,紫菀 10g,款冬 10g,陈皮 10g,法夏 10g。其后也按抗癌、调补和对症治疗三原则加减变化。

按语:胰腺癌未手术和放化疗,服中药 1 年多,存活 5 年零 7 个月。

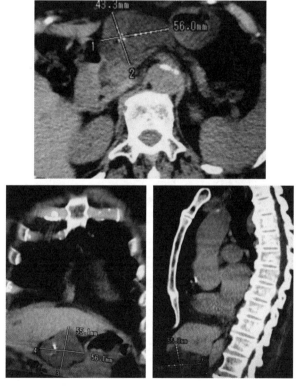

图 8-22　黄女士 CT 影像。显示胰腺头部低密度癌块,未手术和放化疗,
仅服中药,从 2008 年 11 月 CT 发现胰腺癌算起,存活 5 年零 7 个月

病例 90（病案 0004384）　阮女士,58 岁。2011 年 5 月因贫血、无食欲就诊,发现胰头癌,次月手术时称体积太大,未能切除,同月出现阻塞性黄疸,8~10 月开始 6 次化疗,肿瘤缩小后,12 月再次手术成功。病理细胞学检查为胰头

神经内分泌癌。2012 年 5 月发现多发性脑转移。放疗 10 次,并口服化疗药。2012 年 7 月 12 日开始中医治疗。来诊时头痛,恶心呕吐,走路不稳,左耳失聪,手颤,两下肢无力,便秘,失眠,舌红苔白,脉细弱。初诊方予石见穿 30g,土茯苓 30g,半枝莲 30g,仙鹤草 30g,白花蛇舌草 30g,虎杖 10g,姜黄 8g,法夏 10g,石菖蒲 10g,白芷 10g,川芎 10g,党参 10g,炒白术 10g,茯苓 10g,山楂 10g,神曲 10g,炒麦芽 10g,蒲公英 30g,黄芪 30g,当归 6g,酸枣仁 15g,生牡蛎 30g,炙甘草 6g。此后中西医合作治疗这位胰头神经内分泌癌多发性脑转移患者近 2年,中医仍然按抗癌、调补、对症治疗三原则加减变化药物。患者 2014 年 5 月 2 日去世,从 2011 年 5 月诊断胰头癌开始,存活 3 年。

按语: 胰头神经内分泌癌多发性脑转移。中西医合作治疗存活 3 年。

病例 91(病案 0004684) 招先生,54 岁。2012 年 11 月因右腿痛就诊,发现多个椎骨包括颈椎损害。深入检查后诊断为胰头腺癌肝和骨转移,有高位截瘫的危险,紧急放疗,并于 2013 年 1 月 3 日开始中医治疗。初诊方用石见穿 45g,制龟甲 10g,骨碎补 15g,枸杞 10g,续断 15g,半枝莲 30g,仙鹤草 30g,土茯苓 30g,白花蛇舌草 30g,连翘 10g,莪术 10g,泽兰 10g,制鳖甲 10g,黄芪 30g,当归 6g,党参 10g,炒白术 10g,茯苓 10g,神曲 10g,钩藤 10g,夏枯草 10g,炙甘草 6g。此后仍然按抗癌、调补、对症治疗三原则加减变化。西医放化疗继续进行。中西医合作治疗 1 年又 4 个月,患者最终于 2014 年 10 月不治,从诊断胰头腺癌肝和骨转移算起,存活近 2 年。

按语: 胰头腺癌肝和骨转移,中西医合作治疗 1 年又 4 个月,存活近 2 年。

上述 21 例胰腺癌的情况总结于表 8-2、表 8-3。

表 8-2　21 例去世胰腺癌患者的生存期和治疗情况

患者 (病案号)	年龄	诊断	生存 月数	中医治疗时间	是否合并西医治疗
司徒先生 (000424)	77	胰头癌	108	7 年	未切除和放化疗
江女士 (0001021)	67	胰体神经内分泌癌肝 扩散	58	近 3 年,停中药 1 年半后去世	未切除和放化疗
张女士 (0000913)	51	胰腺神经内分泌癌肝 转移	15	约 5 个月	手术,化疗
文先生 (000S247)	54	胰头胰体癌淋巴扩散	18	约 15 个月,去世前 停中药 2 个月余	未能切除。化疗加 放疗

续表

患者（病案号）	年龄	诊断	生存月数	中医治疗时间	是否合并西医治疗
莫女士（0001146）	48	胰尾癌肝肺腹膜转移	14	约 6 个月	手术、化疗和放疗
许女士（0001249）	45	胰腺体尾高度恶性肉瘤	12	约 4 个月	手术、化疗和放疗
卢先生（0000S97）	62	胰头癌	16	约 14 个月	化疗和放疗
朱女士（0001026）	87	胰头癌肝肾转移	4	约 3 个月	无
何先生（0001048）	74	胰头腺癌（T_3N_0）	7	约 3 个月，去世前停中药 3 个月余	手术，放疗
温女士（0000907）	73	胰头胰体癌末期	9	约 7 个月，去世前停中药 1 个月余	无
谢先生（0000794）	45	胰头癌淋巴转移，CA19-9 达 53948U/L	11	约 9 个月	化疗和放疗
罗女士（0000991）	59	胰头腺癌（$T_3N_0M_x$）	33	13 个月，去世前停中药 1 年多	手术、化疗和放疗
罗先生（0004457）	47	胰头癌	16	14 个月	未能手术切除，放化疗仅 1 个月
张先生（0005721）	58	胰体癌双肺扩散	15	12 个月	未能手术切除，放化疗 5 个月
阮女士（0004384）	58	胰头神经内分泌癌多发性脑扩散	36	21 个月	部分切除，放化疗
李先生（0005570）	57	胰头癌多发性肝转移	4	4 个月	未手术和放化疗
戴先生（0005571）	72	胰头腺癌肝和淋巴扩散	26	6 个月	手术切除及化疗
卢先生（0005342）	37	胰头低分化腺癌胃肠扩散	13	12 个月	手术切除及化疗
招先生（0004684）	54	胰腺癌肝、骨扩散	23	16 个月	未能手术。有过放化疗
黄女士（0002436）	80	胰体癌	67	14 个月	无
邝女士（000942）	30	胰腺神经内分泌癌肝扩散	116	切除术后 8 年多仅服中药，未放化疗	停中药做化疗和靶向治疗 1 年余去世

表 8-3 21 例去世胰腺癌患者的中位生存期计算

t(月)	死亡人数 (d)	期初观察人数 (n)	条件死亡率 F(=d/n)	条件生存率 S(=1-F)	生存率 $P(X>t)=\Pi S$
4	2	21	0.0952	0.9048	0.9048
7	1	19	0.0526	0.9474	0.8571
9	1	18	0.0556	0.9444	0.8095
11	1	17	0.0588	0.9412	0.7619
12	1	16	0.0625	0.9375	0.7143
13	1	15	0.0667	0.9333	0.6667
14	1	14	0.0714	0.9286	0.6190
15	2	12	0.1667	0.8333	0.5159
16	2	10	0.2000	0.8000	0.4127
18	1	9	0.1111	0.8889	0.3668
23	1	8	0.1250	0.8750	0.3210
26	1	7	0.1429	0.8571	0.2751
33	1	6	0.1667	0.8333	0.2293
36	1	5	0.2000	0.8000	0.1834
58	1	4	0.2500	0.7500	0.1376
67	1	3	0.3333	0.6667	0.0917
108	1	2	0.5000	0.5000	0.0459
116	1	1	1.0000	0.0000	0.0000

$t=15$，$P(X>15)=0.5159$；$t=16$，$P(X>16)=0.4127$，中位生存时间 T，则 $(15-16):(15-T)=(0.5159-0.4127):(0.5159-0.5)$，$T=15.2$。

八、鼻咽癌 5 例（病例 92~96）

适用于鼻咽癌的抗癌中药有土茯苓、蚤休、白花蛇舌草、半枝莲、石见穿、野菊花、青蒿、绞股蓝、黄芩、知母、没药、浙贝母、蜂房、苍耳等。

鼻咽癌患者放疗后一般都有放疗区域的灼痛甚至溃烂、剧烈咽痛、疲劳等副作用，中医治疗可以减轻这些副作用的程度和缩短其时间。放疗引起的皮肤组织灼痛甚至溃烂、剧烈咽痛等是放射性炎症的表现，在中医看来属于热毒壅盛，阴津亏损，可用玄麦甘桔汤合玉女煎加减治疗，可加板蓝根、连翘、野菊花、百合、丹参、土茯苓、蚤休、白花蛇舌草等。

鼻咽癌放疗最突出的副作用是伤害唾液腺而导致永久性口干鼻燥，但我们的观察表明，口干也可能缓慢地逐渐改善。放疗后的疲劳、口干属于气阴两虚,应予养阴生津,益气活血,清热解毒。养阴生津可选用生地、玄参、百合、玉竹、沙参、天花粉、麦冬、石斛等;益气活血可选用人参、西洋参、太子参、黄芪、生白术、怀山药等;清热解毒可选用知母、绞股蓝、土茯苓、蚤休、白花蛇舌草、半枝莲、石见穿、野菊花等。另可用淫羊藿一味温煦肾阳,意在阳中求阴,阳生阴长。

鼻咽癌患者早期吸鼻后痰中带血或鼻涕中带血,是癌瘤生长对组织的侵蚀使癌瘤区域组织血管破坏或者脆弱所致,有些患者放疗后仍有鼻涕中带血甚至鼻衄则是放疗使局部组织血管受损和脆弱所致,此时,在上述治疗中可加入仙鹤草、三七、白茅根等。

不少鼻咽癌患者放疗后诉说鼻咽部长时期多脓性分泌物倒流,可选用鱼腥草、野菊花、蒲公英、黄芩、虎杖等,并用黄芪益气,托脓外出。还可加木棉花、浙贝母、海浮石、辛夷等化痰通窍。

病例 92(病案 0000085) 廖先生,45 岁。2000 年 2 月发现鼻咽癌,患者不清楚分期,但接受放疗约 40 次并做化疗,并于同年 6 月 29 日开始中医治疗。初诊时十分疲劳、口干、咽部不适等,舌红乏苔有裂纹,脉细。予石斛 10g,百合 10g,玉竹 10g,沙参 15g,天花粉 15g,麦冬 10g,玄参 10g,女贞子 15g,丹参 10g,白芍 10g,当归 6g,黄芪 30g,怀山药 15g,仙鹤草 30g,败酱草 30g。此后按益气养阴,清热解毒原则加减。患者疲劳等症状迅速改善,口干则缓慢减轻,至今 15 年来定期复查无复发,生活质量较好。

按语:鼻咽癌,中西医合作治疗。至今 15 年来定期复查无复发,生活质量较好。

病例 93(病案 0000737) 李先生,38 岁。2004 年 2 月因痰中反复带血月余就诊,发现右耳后和左颈部淋巴结肿大,经鼻咽镜检查和活检诊断为鼻咽癌 III 期(T_2N_{2b})。放疗 39 次,化疗 4 次,于 7 月 14 日开始中医治疗。初诊方有蚤休 10g,土茯苓 30g,仙鹤草 30g,白花蛇舌草 30g,莪术 10g,丹参 10g,生地 15g,麦冬 10g,沙参 15g,天花粉 15g,阿胶 10g,当归 6g,黄芪 30g,人参 10g,生白术 10g,酸枣仁 15g,山栀 10g。此后按抗癌、调补、对症治疗三原则加减变化药物。至 2015 年已 11 年无复发,生活质量良好。

按语:鼻咽癌 III 期,中西医合作治疗。至 2015 年已逾 11 年无复发,生活工作如常。

病例 94(病案 0002353) 冼先生,51 岁。1999 年 9 月因出现早晨咯出鼻咽部分泌物时常有少许血而就诊,发现鼻咽未分化癌。放疗 30 余次。2001 年

1月原位复发,再次放疗。2006年9月第三次复发治疗,2007年5月PET显示左肺扩散,2009年5月PET显示右肺也出现扩散。2009年7月17日开始来诊服中药逾3年,无咳嗽气促,食欲精神良好,体重增加,如常工作。2014年6月复查发现复发和胸水,接受放疗和标靶治疗,3个月后失去联络。其初诊方是大青叶30g,连翘10g,知母20g,蚤休10g,土茯苓30g,白花蛇舌草30g,绞股蓝30g,莪术10g,浙贝母10g,生地15g,沙参15g,天花粉15g,百合10g,酸枣仁15g,桃仁10g,郁金10g,延胡索15g,人参6g,生白术10g,茯苓10g,葛根30g。此后仍然按照抗癌、调补和对症治疗加减变化。

按语:鼻咽癌复发及肺扩散,中西医合作治疗逾5年,后失去联络。

病例95(病案0001165) 吴女士,65岁。2002年8月出现耳鸣就诊于耳鼻喉科,次月出现右颈部肿块,经MRI等检查诊断为Ⅲ期鼻咽癌,放疗39次,化疗6个疗程,2004年5月发现骨转移(图8-23),再次放化疗,其后发现多处骨转移,血中EBV DNA达4万多,于2007年7月14日开始单纯中医治疗4年多,体重稳定,食欲、睡眠、精神、行走等一如常人。此后未再复诊,2015年6月16日电话追访,其夫告诉,患者仍然存活,但状况欠佳。从发现鼻咽癌多发性骨扩散算起已经存活逾11年。其初诊方有石见穿30g,土茯苓30g,仙鹤草30g,白花蛇舌草30g,连翘10g,莪术10g,制鳖甲10g,生地15g,百合10g,石斛10g,沙参15g,枸杞10g,丹参10g,西洋参6g,生白术10g,茯苓10g,元胡10g,酸枣仁15g。此后按抗癌、调补、对症治疗三原则加减变化药物。

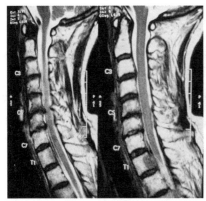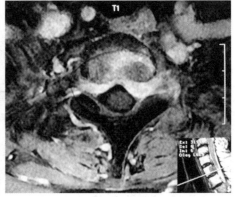

图8-23 鼻咽癌骨转移。2007年7月14日开始单纯中医治疗,至今已近5年,体重稳定,食欲、睡眠、精神、行走等一如常人

按语:此例鼻咽癌患者来诊时有多处骨转移,已属于第四期,单纯中医治疗已4年多,追访获悉,从发现鼻咽癌多发性骨扩散算起已经存活逾11年。

生活质量一如常人,中医治疗应是有相当帮助的。在我们 40 多年的医疗实践中,这样的例子非常多,提示中西医合作进行前瞻性的大样本双盲法对照研究是非常值得的。

病例 96(病案 0002220)　张女士,39 岁。2008 年 12 月因双侧鼻塞就诊,经耳鼻喉专科内镜活检诊断为鼻咽癌,MRI 检查显示多发性淋巴结扩散($T_{2b}N_2$),属于Ⅲ期。接受放化疗。2009 年 5 月 15 日开始中医治疗,5 年未复发而结束治疗,至今健康。来诊时口腔和咽部溃疡疼痛,口干,脱发,咳嗽,耳鸣,便秘,舌紫黯、难以伸出,脉弱。初诊方予知母 20g,怀牛膝 15g,麦冬 10g,生地 15g,生石膏 30g,大青叶 30g,连翘 10g,土茯苓 30g,石见穿 30g,白花蛇舌草 30g,莪术 10g,浙贝母 10g,生牡蛎 30g,西洋参 6g,生白术 10g,沙参 15g,天花粉 15g,生大黄 10g,玄参 10g,紫菀 10g,款冬 10g,杏仁 10g,百部 10g。其后继续按照抗癌、调补和对症治疗三原则加减。

按语:鼻咽癌Ⅲ期(多发性淋巴结扩散),放化疗后中医治疗 5 年未复发。至今健康,存活已逾 6 年。

我们有大批中西医合作治疗的鼻咽癌患者多年未复发,生活质量较好。提示中西医合作治疗并无冲突。

九、肾癌 5 例(病例 97~101)

肾癌的主要临床表现为血尿、腰痛、腰或腹部肿块、贫血、消瘦和疲劳等,从中医学角度看,应按"尿血""腰痛""癥""积""虚劳"等病辨证论治。

肾癌的中医治疗应遵循抗癌、调补、对症治疗三原则攻补兼施,扶正祛邪。

对于肾癌的腰腹部肿块,可选用蚤休、石见穿、生牡蛎、生薏苡仁、夏枯草、浙贝母等软坚化结,或者选用其他抗癌中药。针对肾癌的抗癌中药有石见穿、半边莲、绞股蓝、生薏苡仁、猪苓、海金沙、石韦、冬虫夏草、菟丝子、郁金、泽泻、山慈菇、藤梨根、白英、仙鹤草、猫爪草、九节茶。

尿血者,若尿急、尿频、尿痛,发热,舌红苔黄腻,脉濡数,属湿热蕴结下焦,选加小蓟、白茅根、仙鹤草,清热凉血止血;若属瘀血内阻的尿血(证见舌质紫黯或有瘀点、瘀斑,苔薄白,脉涩等),可选用三七、花蕊石、茜草;尿血属脾肾两虚者(证见腰痛,畏寒肢冷,舌质淡,苔薄白,脉沉细等),可用仙鹤草、血余炭、茜草、炮附子、党参、白术、炮姜、炙甘草。

腰痛甚者,酌加郁金、三七、延胡索活血定痛。

对于贫血、消瘦和疲劳等虚劳表现,可选用人参、白术、山药、黄芪、当归、阿胶、白芍、枸杞、续断、金匮肾气丸等补益气血和肝肾。

病例 97（病案 0000594） 梁先生,71 岁。2002 年 4 月发现右肾巨大肿瘤,手术时因血管太多和复杂,未能切除,活检证实肾细胞癌。用干扰素 3 个月余,反应剧烈而停用。于 2002 年 9 月开始单用中药治疗近 7 年,于 2009 年 6 月 1 日去世。期间巨大肾癌未缩小,但首 6 年较长期维持良好食欲、精神、体重等。其初诊方是土茯苓 30g,半枝莲 30g,仙鹤草 30g,白花蛇舌草 30g,莪术 10g,丹参 10g,麦冬 10g,续断 15g,当归 6g,黄芪 30g,党参 10g,生白术 10g,茯苓 10g,山楂 10g,神曲 10g,葶苈子 15g,生薏苡仁 30g。以后仍然按照抗癌、调补、对症治疗三原则攻补兼施,扶正祛邪。

按语:此例右肾巨大肾细胞癌未能切除,单用中药治疗近 7 年。

病例 98（病案 000S293） 崔先生,49 岁。2003 年 12 月因便血就诊,发现左侧肾细胞癌侵及降结肠。接受左肾放射性废除术和降结肠部分切除术。术后未放化疗,定期复查。至 2006 年 5 月再度便血,PET 发现原左肾部位再现肿瘤并侵及降结肠和腹膜,多处淋巴扩散,化疗 4 次,肿瘤未缩小,仍然便血并有腹痛,于 2006 年 11 月 14 日开始单纯中医治疗。予败酱草、土茯苓、白花蛇舌草等清热解毒抗癌,仙鹤草、地榆、槐米等止血,人参、白术、黄芪、当归、阿胶等健脾益气补血,便血、腹痛一度好转 2 年多,食欲精神改善,其后情况时好时差,至 2009 年情况逐渐恶化,腹痛腹泻日达 20 余次,常有便血,贫血明显,多次输血,用过仙鹤草、土茯苓、白花蛇舌草、黄连、炒蒲黄、三七粉、地榆、藕节、槐米、阿胶、白芍、人参、黄芪、赤石脂、白术、神曲、藿香等,病情仍然渐差,至 2009 年 9 月失去联络,中医治疗近 3 年。

按语:末期肾细胞癌侵及降结肠,多处淋巴扩散,化疗 4 次,肿瘤未缩小,仍然便血并有腹痛,单纯中医治疗近 3 年失去联络。

病例 99（病案 0000814） 谭先生,69 岁。2004 年 12 月因咳嗽 2 周多做 X 线胸部检查发现肺部肿瘤,进一步检查发现系肾细胞癌肺转移,患者同时有高血压和冠心病心绞痛,来诊时咳嗽,气短,心律不齐。不能手术,也不予放疗和化疗,建议看中医。患者于次月（2005 年 1 月 18 日）开始服中药,状况逐渐改善。至 2007 年 2 月失去联络为止,单纯中医治疗达 2 年多。其初诊方是半枝莲 30g,土茯苓 30g,生薏苡仁 30g,白花蛇舌草 30g,仙鹤草 30g,莪术 10g,丹参 10g,当归 6g,黄芪 30g,人参 10g,生白术 10g,茯苓 10g,连翘 10g,女贞子 15g,墨旱莲 15g,续断 15g,绞股蓝 30g。其后加减仍遵抗癌、调补和对症治疗三原则。

按语：肾细胞癌肺转移，并有高血压和冠心病心绞痛，心律不齐。不能手术，单纯中医治疗达2年多。

病例100（病案0001114） 朱先生，49岁。2006年9月因消瘦、疲乏就诊，发现左肾肿瘤，次月手术切除，证实为肾癌（图8-24）。未化疗，于2007年4月19日开始单纯中医治疗逾5年，食欲、体重、精神良好，无不适。其初诊方是王不留行20g，仙鹤草30g，土茯苓30g，白花蛇舌草30g，生薏苡仁30g，连翘10g，莪术10g，女贞子15g，墨旱莲15g，续断15g，黄芪30g，当归6g，知母20g，人参6g，生白术10g，茯苓10g等。此后仍然按抗癌、调补、对症治疗三原则攻补兼施，扶正祛邪。

按语：肾癌术后未化疗，单纯中医治疗逾5年，食欲、体重、精神良好，无不适。

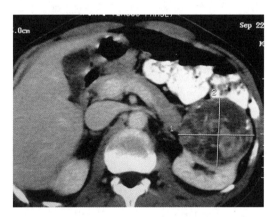

**图8-24 肾细胞癌CT影像。可见左肾形态不规则的大肿块，
低密度而且不均匀，有中央坏死区**

病例101（病案0001657） 陈女士，65岁。2008年3月出现血尿就诊，CT发现左肾肿瘤并且疑有两肺扩散（图8-25），次月手术切除左肾，病理报告为乳头状移行细胞癌。术后未放化疗，于2008年7月4日开始中医治疗逾5年，食欲、体重、精神良好。追访至2015年5月仍然存活。从发现肾癌肺扩散算起，已存活逾7年。其初诊方是半枝莲30g，土茯苓30g，仙鹤草30g，白花蛇舌草30g，连翘10g，莪术10g，地骨皮30g，百合10g，酸枣仁15g，丹参10g，党参10g，生白术10g，茯苓10g，神曲10g，沙参15g，竹茹10g，姜半夏10g。此后继续按照抗癌、调补和对症治疗三原则加减变化。

按语：左肾乳头状移行细胞癌疑两肺扩散，手术切除后未放化疗，单纯中医治疗逾5年，食欲、体重、精神良好。

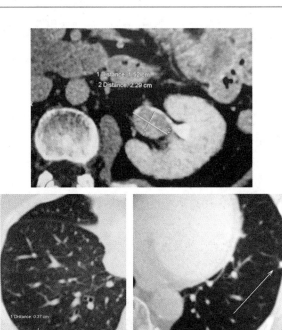

图 8-25　肾癌。CT 可见左肾肿瘤并疑有两肺扩散。术后病理报告为乳头状移行细胞癌

十、膀胱癌 8 例（病例 102~109）

膀胱癌的主要临床表现是尿血，可伴有或不伴有膀胱刺激征（尿频、尿急、排尿困难）。随着病情进展，可出现排尿阻塞。这些表现符合中医学血尿、血淋、癃闭等范畴。但是，其癌病性质（发展较快、可扩散等）又不同于一般的血尿、血淋、癃闭等。因此治疗上必须根据中医辨证选方用药结合西医辨病选用抗癌中药。适用于膀胱癌的抗癌中药有败酱草、龙葵、知母、莪术、仙鹤草、瞿麦、生薏苡仁、泽泻、石韦、蒲黄、地榆、金钱草、茜草、海金沙、萆薢、蒲公英、白英、半枝莲、蜂房、喜树、斑蝥。斑蝥毒性甚大，必须小心或不用。

尿血者，若尿急、尿频、尿痛，发热，舌红苔黄腻，脉濡数，属湿热蕴结下焦，选加小蓟、白茅根、仙鹤草，清热凉血止血；若属瘀血内阻的尿血（证见舌质紫黯或有瘀点、瘀斑，苔薄白，脉涩等），可选用三七、花蕊石、茜草；尿血属脾肾两虚者（证见腰痛，畏寒肢冷，舌质淡，苔薄白，脉沉细等），可选用仙鹤草、血余炭、茜草、炮附子、党参、白术、炮姜、炙甘草。

排尿有痛感者可用延胡索、蚤休、蒲公英、黄柏。膀胱部位滞胀不适者，可用小茴香、乌药。腰痛甚者，酌加郁金、三七、延胡索活血定痛。

对于贫血、消瘦和疲劳等虚劳表现，可选用人参、白术、山药、黄芪、当归、阿胶、白芍、枸杞、续断、金匮肾气丸等补益气血和肝肾。

病例 102（病案 0001051）　江女士，70 岁。患糖尿病多年，并患过甲状腺功能亢进。1997 年发现膀胱癌，未手术切除和化疗，用膀胱镜经尿道进行电灼治疗，此后服中药 2 年多，2011 年 6 月追访时已 14 年未复发。其初诊方有生地 15g，地骨皮 30g，知母 20g，瓜蒌壳 10g，丹参 10g，百合 10g，连翘 10g，酸枣仁 15g，柏子仁 15g，仙鹤草 30g，白花蛇舌草 30g，莪术 10g，人参 6g，生白术 10g，黄芪 30g，山栀 6g。其后也继续按照抗癌、调补和对症治疗三原则加减变化。

按语：膀胱癌电灼治疗后服中药 2 年多，后追访时已 14 年未复发。

病例 103（病案 0001705）　王先生，63 岁。2008 年 4 月因尿频及排尿不适 2 个多月后尿血而就诊，经膀胱镜检查发现膀胱癌（广泛侵润的移行细胞癌）。7 月手术时发现已经侵入结肠壁和骨盆，不能切除，于 2008 年 8 月 1 日开始中医治疗，尿频及血尿症状改善。其后化疗 2 个月，被要求停中药。化疗后患者继续中医治疗，并接受放疗。2009 年 1 月全身正电子扫描未见肿瘤，小便中亦未查出癌细胞。2009 年 4 月小便中发现癌细胞，化疗，停中药 4 个多月。2010 年 1 月出现胸水，2010 年 3 月 18 日后失去联络。此例膀胱癌就诊时已经侵入结肠壁和骨盆，属第 4 期，不能切除，中医治疗逾 1 年。可惜曾经 2 次中断中医治疗共达半年。其初诊方是半枝莲 30g，土茯苓 30g，生薏苡仁 30g，白花蛇舌草 30g，仙鹤草 30g，连翘 10g，石见穿 30g，人参 6g，生白术 10g，茯苓 10g，女贞子 15g，墨旱莲 15g，白芍 10g。其后继续遵循抗癌、调补和对症治疗三原则加减变化。

按语：膀胱广泛侵润性移行细胞癌侵入结肠壁和骨盆，不能切除，中西医合作治疗逾 1 年，症状改善，曾经全身正电子扫描复查未见肿瘤，小便中亦未查出癌细胞。可惜接受放化疗时曾经 2 次中断中医治疗共达半年，其后状况恶化，失去联络。

病例 104（病案 0002407）　吴先生，79 岁。2009 年 4 月因间断性尿血约 1 年就诊，经膀胱镜活检诊断为膀胱癌，做经尿道膀胱肿瘤电切术（TURBT）。8 月 PET 见腹内大动脉旁淋巴结肿大和 ^{18}FDG 轻度浓聚，其后西医建议切除整个膀胱，患者拒绝。2009 年 8 月 14 日开始中医治疗 3 年多，小便通畅，无血尿，食欲佳。2014 年 10 月 10 日电话追访仍然未手术和化疗，存活逾 5 年。其初诊方是半枝莲 30g，土茯苓 30g，生薏苡仁 30g，白花蛇舌草 30g，大青叶 30g，连翘 10g，虎杖 10g，小蓟 15g，仙鹤草 30g，酸枣仁 15g，人参 6g，生白术 10g，茯苓

10g,地骨皮 30g,生大黄 6g。

按语:TURBT 后发现腹内大动脉旁淋巴结肿大和 ^{18}FDG 轻度浓聚,拒绝西医切除整个膀胱的建议,中医治疗 3 年多,小便通畅,无血尿,食欲佳。电话追访时仍然未手术和化疗,已存活逾 5 年。

病例 105(病案 0004322) 李女士,85 岁。2012 年 1 月因血尿和排尿疼痛就诊,发现膀胱癌。做刮除术,病理细胞学报告为移行细胞癌,侵入肌层。拒绝放化疗,于 2012 年 6 月 12 日来诊。至今中医治疗已 3 年半无复发,体重稳定,食欲佳,不疲乏,小便通畅,无血尿。其初诊方有小蓟 15g,仙鹤草 30g,土茯苓 30g,白花蛇舌草 30g,连翘 10g,虎杖 10g,生地 15g,怀山药 15g,山萸肉 10g,续断 15g,泽泻 15g,茯苓 10g,人参 6g,炒白术 10g,黄芪 30g,当归 6g,墨旱莲 15g,何首乌 10g,炙甘草 6g。其后仍然按照抗癌、调补和对症治疗三原则加减变化。

按语:膀胱移行细胞癌侵入肌层,刮除术后拒绝放化疗,至今中医治疗已 3 年多,体重稳定,食欲佳,不疲乏,小便通畅,无血尿。

病例 106(病案 0004395) 李女士,64 岁。2004 年发现膀胱癌,刮除术后用卡介苗(BCG)灌注膀胱 14 次。2012 年 1 月和 3 月 2 次复发,均做刮除术治疗和 BCG 灌注。2012 年 7 月 19 日来诊寻求中医治疗至今 3 年,尚未复发。其初诊方用小蓟 15g,仙鹤草 30g,黄柏 10g,半枝莲 30g,土茯苓 30g,白花蛇舌草 30g,生地 15g,木通 10g,生甘草 6g,淡竹叶 10g,生薏苡仁 30g,延胡索 10g,黄芪 30g,当归 6g,党参 10g,炒白术 10g,续断 15g。其后仍然按照抗癌、调补和对症治疗三原则加减变化。

按语:膀胱癌刮除术后卡介苗(BCG)膀胱灌注,3 个月内 2 次复发,中医治疗至今 3 年未复发。

病例 107(病案 0005006) 陈先生,58 岁。2013 年 5 月初尿血,6 月再次尿血,就诊发现膀胱癌。病理细胞学报告为乳头状移行细胞癌。做刮除术 1 次。2013 年 6 月 18 日来诊开始中医治疗,至今 2 年未复发,仍然在治疗中,目前状况良好。其初诊方用蚤休 10g,小蓟 15g,仙鹤草 30g,半枝莲 30g,土茯苓 30g,白花蛇舌草 30g,连翘 10g,黄柏 10g,党参 10g,炒白术 10g,茯苓 10g,黄芪 30g,当归 6g,枸杞 10g,山萸肉 10g,生薏苡仁 30g,生甘草 6g,百合 10g,沙参 15g。其后继续按照抗癌、调补和对症治疗三原则加减变化。

按语:膀胱癌刮除术后中医治疗至今 2 年未复发,目前状况良好。

　　病例 108（病案 0005023）　彭女士,57 岁。2013 年 5 月因尿血就诊发现膀胱癌广泛扩散,同月做经尿道膀胱肿瘤电切术(TURBT),2013 年 6 月 26 日开始中医治疗,腰痛、血尿等症状消失,一般状况明显改善,2013 年 8 月切除右肾、膀胱、子宫及邻近淋巴结,此后经腹壁造口排尿,未化疗,继续中医治疗至今已逾 2 年,仍在治疗中。目前无不适,食欲和精神佳。其初诊方用小蓟 15g,仙鹤草 30g,三七粉 3g(吞),半枝莲 30g,土茯苓 30g,白花蛇舌草 30g,莪术 10g,延胡索 15g,黄柏 10g,连翘 10g,党参 10g,炒白术 10g,茯苓 10g,神曲 10g,炙甘草 6g,黄芪 30g,当归 6g。其后仍然按照抗癌、调补和对症治疗三原则加减变化。

　　按语:膀胱癌广泛扩散,切除术前后中医治疗至今已逾 2 年无不适。

　　病例 109（病案 0002910）　叶先生,74 岁。2009 年 10 月 15 日出现血尿就诊,经膀胱镜活检诊断为低分化膀胱癌,手术治疗(TURBT)。术后放化疗 2 个月,其后中医治疗逾 1 年半。2015 年 5 月 6 日追访(其时已逾 5 年)无复发。其初诊方有半枝莲 30g,生薏苡仁 30g,土茯苓 30g,白花蛇舌草 30g,连翘 10g,莪术 10g,生地 15g,地骨皮 30g,怀山药 15g,山萸肉 10g,续断 15g,人参 6g,生白术 10g,茯苓 10g,神曲 10g,黄芪 30g,当归 6g,仙鹤草 30g,生甘草 6g。

　　按语:低分化膀胱癌,中西医合作治疗。追访时已逾 5 年无复发。

十一、前列腺癌 6 例（病例 110~115）

　　我们认为癌病都不会纯虚或纯实,而是正虚邪实,虚实夹杂。前列腺癌的中医治疗仍然是遵循抗癌、调补身体提升免疫力、对症治疗和长期治疗这四个原则。适用于前列腺癌的抗癌中药有石见穿、艾叶、没药、王不留行、姜黄、白花蛇舌草、绞股蓝、蚤休、知母、石韦、萆薢、九节茶等。

　　补虚方面视辨证情况不同选用人参、黄芪、白术、山药等益气;当归、阿胶、白芍等补血;枸杞、黄精、女贞子、墨旱莲、龟甲、鳖甲、地黄等养阴;冬虫夏草、续断、菟丝子、淫羊藿、肉苁蓉等温肾阳。

　　针对血尿的常用药有小蓟、石韦、仙鹤草、生三七粉、白茅根、炒蒲黄、茜草。

　　骨转移导致的骨痛可选用石见穿、制龟甲或龟甲胶、鹿角胶、骨碎补、延胡索等。

　　病例 110（病案 0000702）　梁先生,65 岁。2004 年 1 月因反复排尿不畅、尿频数年就诊,经肛门指检、CT 和前列腺活检诊断为前列腺腺癌侵润精囊,

Gleason 评分达 9。前列腺特异性抗原（PSA）137ng/ml。未手术,于 2004 年 3 月 9 日开始服中药。其后症状逐步改善,PSA 降至 0.4ng/ml。但仍然于 5 月开始放疗至 7 月结束。同时继续服用中药。至今已逾 11 年,身体状况良好。其初诊方是土茯苓 30g,生薏苡仁 30g,仙鹤草 30g,白花蛇舌草 30g,蒲公英 30g,莪术 10g,丹参 10g,人参 6g,生白术 10g,茯苓 10g,杏仁 10g,橘红 10g,大青叶 30,法夏 10g,川贝母 6g 等。此后按抗癌、调补和对症治疗三原则加减变化。

按语:本例前列腺腺癌侵润精囊,肿瘤分级应属 T_{3b},Gleason 评分达 9,PSA 137ng/ml,分期应是第Ⅲ期,未能手术。服中药后 PSA 降至 0.4ng/ml,然后才开始放疗约 2 个月。至今已逾 11 年,身体状况良好,中医治疗应是有帮助的。

病例 111（病案 0001651） 侯先生,68 岁。2007 年 12 月出现背脊痛,次月就诊经 MRI 和 PET 发现多发性骨转移性癌和前列腺肿大,活检确诊前列腺腺癌。因有广泛骨转移,属于第Ⅳ期。PSA 44.8ng/ml。患者有糖尿病和高血压多年,肾衰竭。接受激素治疗,并于 2008 年 7 月 2 日开始中医治疗逾 7 年,病情稳定,生活质量如常。其初诊方有王不留行 20g,石见穿 30g,土茯苓 30g,白花蛇舌草 30g,仙鹤草 30g,莪术 10g,丹参 10g,连翘 10g,百合 10g,酸枣仁 15g,人参 6g,白术 10g,云苓 10g,生大黄 6g,钩藤 10g,地骨皮 30g。此后按抗癌、调补和对症治疗三原则加减变化。

按语:前列腺腺癌广泛骨转移,中西医合作治疗至今存活逾 7 年。

病例 112（病案 0002098） 李先生,64 岁。2005 年 7 月因尿频就诊,PSA 260ng/ml。CT 和 MRI 发现前列腺肿大,活检发现前列腺腺癌,有广泛骨转移和淋巴扩散,属于第Ⅳ期。接受激素治疗,2008 年 7 月又切除睾丸。2009 年 3 月 12 日开始中医治疗逾 4 年,情况稳定。2013 年 4 月 5 日来诊时无不适,小便通畅,全身无骨痛,食欲睡眠均好。此后失去联络。后获悉 2015 年 4 月即停中药 2 年后去世。从明确前列腺腺癌广泛骨转移和淋巴扩散算起,存活近 10 年。其初诊方是石见穿 30g,败酱草 30g,半枝莲 30g,土茯苓 30g,白花蛇舌草 30g,莪术 10g,丹参 10g,制龟甲 10g,人参 6g,党参 10g,炒白术 10g,茯苓 10g,神曲 10g,黄芪 30g,当归 6g,黄柏 10g,连翘 10g,生甘草 6g。其后继续按抗癌、调补和对症治疗三原则加减变化。

按语:前列腺腺癌广泛骨转移和淋巴扩散,中西医合作治疗存活近 10 年。

病例 113（病案 0002279） 郑先生,78 岁。2009 年 3 月因血尿就诊,经膀胱镜和前列腺活检诊断为前列腺腺癌合并膀胱移行细胞癌。接受雌激素注射,并于 2009 年 6 月 11 日开始中医治疗,至今逾 6 年,情况稳定,生活质量良好。其初诊方是石见穿 30g,王不留行 20g,土茯苓 30g,白花蛇舌草 30g,连翘 10g,黄柏 10g,莪术 10g,女贞子 15g,墨旱莲 15g,人参 6g,生白术 10g,茯苓 10g,黄芪 30g,白芍 10g,浮小麦 30g。其后继续遵循抗癌、调补和对症治疗三原则加减变化。

按语:前列腺腺癌合并膀胱移行细胞癌。雌激素治疗加中医治疗逾 6 年,至今情况稳定,生活质量良好。

病例 114(病案 0003368) 周先生,76 岁。2009 年 8 月因食欲不振,体重由 71.7kg 不断下降至 64.4kg,身体多处骨痛就诊,发现末期前列腺癌,PSA 1400ng/ml。患者尚有糖尿病。未切除前列腺癌,接受切除睾丸并服用雌激素约 1 个月,PSA 降至 4ng/ml,但其后 3 个月,PSA 不断升高至 140ng/ml。2011 年 2 月 9 日来诊,仅仅咨询,未用中药。继而接受化疗,3 年后,因 PSA 升高至 2068ng/ml,骨痛加剧及便秘等,2014 年 1 月 16 日再度来诊,开始中医治疗 1 年多,2015 年 3 月 1 日因心脏病去世。从发现前列腺癌多处骨转移算起,存活近 6 年。其初诊方是王不留行 20g,石见穿 30g,土茯苓 30g,半枝莲 30g,白花蛇舌草 30g,连翘 10g,黄柏 10g,莪术 10g,黄芪 30g,当归 6g,制龟甲 10g,党参 10g,炒白术 10g,云苓 10g,山楂 10g,神曲 10g,炒麦芽 10g,蒲公英 30g,砂仁 10g,生薏苡仁 30g,生大黄 6g,生甘草 6g。其后方药加减变化仍遵循我们的治癌三原则。

按语:末期前列腺癌(多处骨转移),切除睾丸并服雌激素和化疗,PSA 升至 2068ng/ml,骨痛加剧及便秘等,其后中医治疗 1 年多,后因心脏病去世。从发现前列腺癌多处骨转移算起,存活近 6 年。

病例 115(病案 0003198) 梁先生,62 岁。2010 年 7 月发现前列腺癌,仅接受放疗。于 2010 年 11 月 10 日开始中医治疗至今已 5 年,无任何症状和异常。其初诊方是石见穿 30g,土茯苓 30g,绞股蓝 30g,白花蛇舌草 30g,连翘 10g,莪术 10g,丹参 10g,人参 6g,炒白术 10g,云苓 10g,神曲 10g,黄芪 30g,当归 6g,生薏苡仁 30g,生甘草 6g。

按语:前列腺癌,仅接受放疗。其后中医治疗至今已 5 年,无任何症状,PSA 正常。

十二、甲状腺癌 4 例(病案 116~119)

内分泌腺的肿瘤并非常见肿瘤,而内分泌腺肿瘤中以甲状腺肿瘤最常见。

甲状腺癌中,最常见的是分化型,特别是乳头状癌。乳头状癌很少导致死亡,5年生存率可达95%,而未分化型退行性细胞癌是甲状腺癌中预后最差的,5年生存率不足5%。

适用于甲状腺癌的抗癌中药有蚤休、土茯苓、石见穿、黄药子、夏枯草、生薏苡仁、浙贝母、牡蛎、海藻、昆布、半夏等。黄药子有损害肝功能的毒性,用时应控制剂量和使用时间,在使用前查肝功能正常者才用,并注意在使用期间监测肝功能。

咽部不适,声音嘶哑者,加桔梗、牛蒡子、木蝴蝶、射干,利咽消肿。

胸闷不舒,加郁金、香附、枳壳,理气开郁。

结块较硬或有结节者,可酌加黄药子、三棱、莪术、露蜂房、僵蚕、穿山甲等,以增强活血软坚、消瘿散结的作用。

若结块坚硬且不可移者,可酌加土贝母、莪术、山慈菇、天葵子、半枝莲、犀黄丸(犀牛黄、麝香、乳香、没药、黄米饭)等以散瘀通络,解毒消肿。

肝火旺盛,烦躁易怒,脉弦数者,可加龙胆、黄芩、青黛、夏枯草;手指颤抖者,加石决明、钩藤、白蒺藜、天麻平肝息风;兼见胃热内盛而见多食易饥者,加生石膏、知母;火郁伤阴,阴虚火旺而见烦热、多汗、消瘦乏力、舌红少苔、脉细数等症者,用二冬汤合消瘰丸加减。虚风内动,手指及舌体颤抖者,加钩藤、白蒺藜、鳖甲、白芍。

脾胃运化失调致大便稀溏,便次增加者,加白术、薏仁、怀山药、麦芽;肾阴亏虚而见耳鸣、腰酸膝软者,酌加龟甲、桑寄生、牛膝、女贞子;病久正气伤耗,精血不足,而见消瘦乏力,妇女月经量少或经闭,男子阳痿者,可酌加黄芪、太子参、山茱萸、熟地、枸杞子、制首乌等。

病例 116(病案 0000699) 黄女士,18岁。2003年8月发现甲状腺右叶肿大结节,血液 T_3、T_4 和促甲状腺激素(TSH)正常。超声波检查显示为两个紧连结节,大小分别为 17mm×13mm×16mm 和 9mm×1.4mm×8mm。细针抽吸怀疑乳头状癌。9月切除肿大结节,病理学报告证实为甲状腺乳头状癌。术后服放射性碘治疗。2004年3月因消瘦(2个月内体重减少4.5kg)、胸背痛、疲劳、口臭、便秘等就诊,服中药8年,健康良好,癌病无复发。其初诊方是全瓜蒌10g,丹参10g,桃仁10g,郁金10g,延胡索10g,香附10g,王不留行20g,土茯苓30g,知母20g,玄参10g,麦冬10g,枳实10g,山栀6g,人参6g,生白术10g。其后继续遵循抗癌、调补和对症治疗三原则加减变化。

按语:甲状腺乳头状癌术后服放射性碘治疗。其后因消瘦明显、胸背痛、疲劳、口臭、便秘等服中药8年,健康良好,癌病无复发。

病例 117（**病案** 0000754）　莫先生，44 岁。2003 年 2 月因咽痛就诊时，医生发现其甲状腺肿大，细针抽吸活检发现癌细胞。3 月做甲状腺全切除术，病理学报告证实为甲状腺乳头状癌（其侄女 6 年后也发现甲状腺乳头状癌），称有"轻微扩散"，术后放疗和服用放射性碘，服甲状腺素片。2004 年 7 月 13 日开始中医治疗 6 年余，追访逾 12 年未复发，身体健康，工作如常。其初诊方有败酱草 30g，仙鹤草 30g，土茯苓 30g，白花蛇舌草 30g，莪术 10g，丹参 10g，葛根 30g，延胡索 10g，人参 6g，生白术 10g，茯苓 10g，黄芪 30g，当归 6g，麦冬 10g，酸枣仁 10g，夜交藤 10g，山栀 6g。其后继续抗癌、调补和对症治疗。

按语：甲状腺乳头状癌中西医合作治疗，追访逾 12 年未复发，身体健康。

病例 118（**病案** 0000854）　卢先生，40 岁。2005 年 1 月发现甲状腺有直径 2~3cm 结节，细针抽吸未见异常细胞，但手术切除后病理学报告为甲状腺癌，并有右侧颈部淋巴结转移，术后服 [131]I 和甲状腺素片。2005 年 7 月 28 日开始中医治疗逾 5 年，追访 9 年多无复发，身体健康，工作如常。其初诊方用仙鹤草 30g，绞股蓝 30g，土茯苓 30g，白花蛇舌草 30g，莪术 10g，丹参 10g，瓜蒌壳 10g，黄芪 30g，当归 6g，人参 6g，生白术 10g，海藻 15g，连翘 10g，浙贝母 10g。其后继续抗癌、调补和对症治疗。

按语：甲状腺癌右侧颈部淋巴结转移，中西医合作治疗，追访 9 年多无复发，身体健康。

以上 3 例多年未复发扩散，结局良好，但都经过西医手术切除和术后放疗，并非单纯中医治疗。以下则是 1 例恶性程度较大并有扩散的 IV 期甲状腺癌，未经手术和放化疗，单纯中医治疗。

病例 119（**病案** 0002495）　林先生，86 岁。2009 年 4 月发现右颈部肿块就诊，消瘦，超声波检查显示甲状腺右侧有 3.9cm×2.8cm×4.1cm 甲状腺肿瘤，活检为甲状腺未分化型退行性细胞癌并有上呼吸道和消化道扩散，不能手术，患者及家属拒绝放疗，于 2009 年 10 月 6 日来诊开始单纯中医治疗，从发现肿块至今存活已逾 6 年，目前状况稳定。其初诊方是蚤休 10g，土茯苓 30g，白花蛇舌草 30g，黄药子 10g，莪术 10g，浙贝母 10g，生牡蛎 30g，夏枯草 10g，生薏苡仁 30g，法夏 10g，陈皮 10g，云苓 10g，生白术 10g，海藻 10g，昆布 10g，党参 10g，丹参 10g。以后均按抗癌、扶正、对症的原则加减治疗。

按语：甲状腺癌中，未分化型退行性癌是恶性程度最大、预后最差的，因此，凡是甲状腺未分化型退行性细胞癌都被归入第四期。国际权威著作指出，此种甲状腺癌多种化疗均无效，通常只能存活 6 个月（Dennis L.Kasper，Anthony S.Fauci，Stephen L.Hauser，et al.Harrison's Principles of Internal Medicine

［J］.19th ed.New York：McGraw-Hill，2015：2307.）；美国著名的临床肿瘤学专著也指出退行性甲状腺癌一般只能存活 6 个月（Martin D.Abeloff，James O.Armitage，John E.Niederhuber，et al.Abeloff's Clinical Oncology［J］.4th ed.Philadelphia：Churchill Livingstone，2008：1274.）。此例未分化型退行性细胞癌合并有上呼吸道和消化道扩散，未手术切除和放化疗，单纯中医治疗逾 6 年仍然稳定，再次显示中医药治疗癌病的价值。

十三、卵巢癌 15 例（病案 120~134）

子宫内膜癌、卵巢癌和宫颈癌是妇科最常见的三大肿瘤。卵巢癌中，透明细胞癌和黏液性癌恶性程度较大。以下 15 例卵巢癌有多例是透明细胞癌。

卵巢癌以腹内结块，或胀或痛为主要临床特征，属于中医学"癥瘕"范畴，中医认为是由正气亏虚，脏腑失和，气滞、血瘀或痰浊蕴结腹内而致。《类证治裁·郁证》说："七情内起之郁，始而伤气，继必及血。"《医宗必读·痰饮》说："脾土虚弱，清者难升，浊者难降，留中滞膈，瘀而成痰。"《景岳全书·妇人规》说："瘀血留滞作癥，唯妇人有之，或由产后，凡内伤生冷，或外受风寒，或恚怒伤肝，气逆而血留，或忧思伤脾，气虚而血滞，或积劳积弱，气弱而不行，总由血动之时，余血未尽，而一有所逆，则留滞日积，而渐以成癥矣。"《医林改错》强调："气无形不能结块，结块者必有形之血也。血受寒则凝结成块，血受热则煎熬成块。"治疗上，前人强调健脾益气，理气活血，祛痰化瘀。

卵巢癌的中医治疗仍然是遵循抗癌、调补身体提升免疫力和对症治疗这三个原则。

抗癌中药宜数味联用，并且每 1~2 个月进行更换。适用于卵巢癌的抗癌中药有败酱草、仙鹤草、土茯苓、白花蛇舌草、龙葵、莪术、三棱、半枝莲、绞股蓝、夏枯草、姜黄、王不留行、郁金、八月札、生薏苡仁、浙贝母、牡蛎、水蛭、鬼箭羽、大黄、鳖甲、麝香。

调补扶正方面视个体情况不同，选用健脾益气、补益肝肾、益气活血等药。

病例 120（病案 Mel0000108） 女，32 岁。澳籍德国白人。1996 年 2 月发现腹腔肿瘤，同年 3 月手术切除，病理细胞学检查证实为分化程度较差的卵巢癌。手术后接受卡铂和环磷酰胺联合化疗，但 3 个月后发现肿瘤复发并广泛扩散到腹腔，改用卡铂和紫杉醇化疗，患者感恶心，虚弱，食欲不振，头发全部脱落，同年 8 月血红蛋白降低至 9.9g/dl，白细胞计数降至 3×10^9/L，次月开始加用中药治疗。此后尽管化疗仍继续，血象却稳步改善，精神、食欲均好转，2个多月后，血象完全恢复正常。她写信告诉我们说，她的医师简直难以相信，称如果不知道其背景,不会以为她正在化疗(图 8-26)。服中药 5 个月后全面复查包括再次剖腹取腹壁深部和盆腔组织做病理细胞学检查,已完全没有任何癌症的迹象。至今已逾 15 年,身体健康。其初诊方是败酱草 30g,仙鹤草 30g,土茯苓 30g,白花蛇舌草 30g,连翘 10g,莪术 10g,丹参 10g,党参 10g,生白术 10g,茯苓 10g,山楂 10g,神曲 10g,炒麦芽 10g,法夏 10g,黄芪 30g,当归 6g,阿胶 10g,淫羊藿 10g。此后,继续按抗癌、调补和对症治疗三原则加减变化。

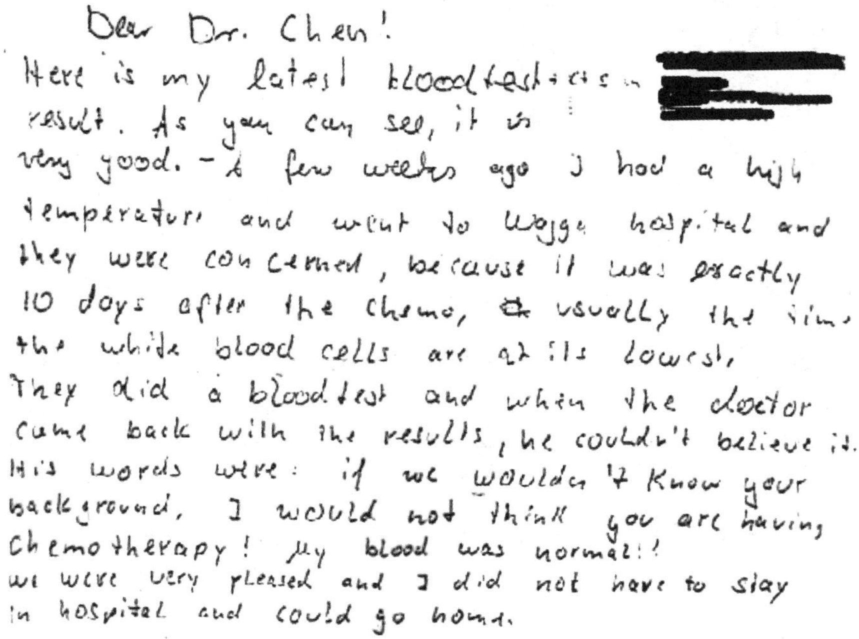

Dear Dr. Chen!
Here is my latest blood test result. As you can see, it is very good. — A few weeks ago I had a high temperature and went to Wagga hospital and they were concerned, because it was exactly 10 days after the chemo, & usually the time the white blood cells are at its lowest, they did a bloodtest and when the doctor came back with the results, he couldn't believe it. His words were: if we wouldn't know your background, I would not think you are having chemotherapy! My blood was normal!! We were very pleased and I did not have to stay in hospital and could go home.

图 8-26　卵巢癌患者化疗后出现骨髓抑制。加用中药后,血象稳步改善,其医师难以相信,称如果不知道其背景,不会认为她正在化疗

按语:低分化卵巢癌,术后化疗 3 个月时发现肿瘤复发并广泛扩散到腹腔,恶心,虚弱,食欲不振,头发全部脱落,血红蛋白和白细胞降低,加用中药后血象稳步改善,精神、食欲均好转,西医师难以相信,称如果不知道其背景,不会以为她正在化疗。服中药 5 个月后全面复查包括再次剖腹取腹壁深部和盆腔组织做病理细胞学检查,已完全没有任何癌症的迹象。追访 15 年,身体健康。

病例 121(病案 0001828)　梁女士,31 岁。2008 年 6 月出现腹痛,8 月超声波检查发现左侧卵巢肿瘤,9 月手术切除双侧卵巢和子宫,病理报告为分化程度差的子宫内膜样腺癌。10 月开始化疗,用紫杉醇和卡铂。PET 显示多

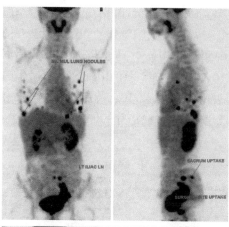

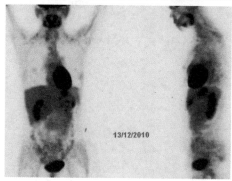

图 8-27　上图显示 2008 年卵巢癌广泛扩散至双肺和腹膜；下图为 2010 年 PET 复查影像，显示经中西医合作治疗后，双肺和腹膜转移病灶消失

发性双侧肺扩散，腹腔和骨转移（图 8-27），于 2008 年 10 月 17 日开始服中药。当时腰痛，腹痛，咳嗽，气促明显，白细胞计数低，头晕，脱发，恶心，口腔溃疡，面色苍白，消瘦，手足麻木。服中药后，诸症渐渐改善，2009 年 2 月 7 日化疗结束时，体重已由 48kg 增至 54kg。3 月，PET 复查显示病情明显改善（图 8-27）。患者继续中药治疗，至今已逾 7 年，食欲、精神均佳，身体健康如常人。西医也认为其疗效特佳，显示中西医合作治疗并无冲突。其初诊方有仙鹤草 30g，王不留行 20g，土茯苓 30g，白花蛇舌草 30g，连翘 10g，石见穿 30g，龟甲胶 10g，延胡索 10g，丹参 10g，制鳖甲 10g，浙贝母 10g，生牡蛎 30g，白芍 10g，炙甘草 6g，黄芩 10g，人参 6g，生白术 10g，茯苓 10g，绞股蓝 30g，炙麻黄 6g，杏仁 10g，川贝 6g，百部 10g，紫菀 10g，法夏 10g，葶苈子 10g。其后继续按照抗癌、调补和对症治疗三原则加减变化。

按语：分化程度差的卵巢腺癌，多发性双肺、腹腔和骨转移，中西医合作治疗，至今已逾 7 年，身体健康。西医也认为其疗效特佳，显示中西医合作治疗并无冲突。

病例 122（病案 0000364）　吕女士，38 岁。患者 2000 年 7 月发现右侧卵巢肿块，8 月手术切除双侧卵巢、输卵管和子宫，病理报告为中度分化的子宫内膜样腺癌。术后 6 次化疗，用卡铂。出现头晕，疲乏，腰痛等，于 2001 年 8 月 30 日开始每日服用中药至 2005 年 7 月，其后间断性服中药至 2008 年 2 月。从诊断至今已经 15 年，身体健康。其初诊方是生地 15g，白芍 10g，当归 6g，川芎 10g，黄芪 30g，党参 10g，生白术 10g，丹参 10g，莪术 10g，麦冬 10g，酸枣仁 10g，夜交藤 10g，生牡蛎 30g，续断 15g，佛手 10g，仙鹤草 30g，白花蛇舌草 30g，八月札 30g。其后视病情继续按抗癌、调补和对症治疗三原则加减变化。

按语:卵巢腺癌,中西医合作治疗,从诊断至今已经15年,身体健康。

病例123(病案0000892)　梁女士,64岁。2004年12月因腹部不适就诊,诊为"腹膜炎"而手术,发现实为右侧卵巢癌破裂,手术切除,病理报告为Ⅱa期腺癌。术后化疗6次,出现多种不适,于2005年11月10日开始服用中药逾6年,2015年6月22日追访仍然健康良好,时已存活逾10年。其初诊方用败酱草30g,土茯苓30g,仙鹤草30g,白花蛇舌草30g,莪术10g,丹参10g,人参6g,生白术10g,茯苓10g,生地15g,百合10g,石斛10g,沙参15g,天花粉15g,麦冬10g,酸枣仁15g,夜交藤10g,连翘10g,延胡索10g。其后仍然按抗癌、调补和对症治疗三原则加减变化。

按语:Ⅱa期卵巢腺癌,中西医合作治疗,追访逾10年,健康良好。

病例124(病案0001418)　冯女士,70岁。2006年10月因自己扪及下腹包块就诊,经超声波、CT扫描和细针抽吸活检诊断为卵巢癌并且有腹膜扩散,未手术,仅予化疗,但影像学和CA125复查见肿瘤大小和癌指数均无改善,显示化疗无效,乃中止化疗,于2008年1月9日开始单纯中医治疗逾5年。2015年6月22日追访仍然身体健康,一如常人。时已存活近9年。其初诊方是败酱草30g,土茯苓30g,仙鹤草30g,白花蛇舌草30g,连翘10g,莪术10g,丹参10g,人参6g,生白术10g,茯苓10g,百合10g,酸枣仁15g,葛根30g,延胡索10g,神曲10g。其后继续按抗癌、调补和对症治疗三原则加减变化。

按语:卵巢腺癌腹膜扩散,未手术,化疗无效后,改为单纯中医治疗逾5年。追访9年,身体健康如常人。显然,中医治癌的效果是不能否定的。

病例125(病案0000995)　邝女士,58岁。2005年11月因腹泻及腹部闷胀就诊,发现左侧卵巢癌,同月手术切除双侧卵巢、输卵管和子宫。病理报告为卵巢透明细胞癌,有腹膜扩散,属于Ⅱc期。术后化疗3个月。2006年6月1日因腹部闷胀疼痛及头晕开始中药治疗3年多。2015年6月22日追访仍然身体健康,时已存活近10年。其初诊方是土茯苓30g,仙鹤草30g,白花蛇舌草30g,莪术10g,连翘10g,丹参10g,当归6g,黄芪30g,人参6g,生白术10g,茯苓10g,枸杞10g,大腹皮10g,香附10g,猪苓15g。其后仍然遵循抗癌、调补和对症治疗三原则加减变化。

按语:原发性卵巢癌主要有三种类型:卵巢上皮癌、生殖细胞癌和间质瘤。这三种卵巢癌对治疗的反应和预后是不同的。卵巢上皮癌包括浆液性癌、黏液性癌、子宫内膜样癌、透明细胞癌。其中,透明细胞癌和黏液性癌恶性程度较大。本例卵巢透明细胞癌腹膜扩散,术后化疗3个月,其后服中药3年多,追访近 10 年无复发。

病例 126（病案 0001973） 杨女士,44 岁。2008 年 6 月体检发现左侧卵巢癌,7 月手术切除两侧卵巢及子宫,病理报告为卵巢透明细胞癌,大小为 8cm×6cm×4.5cm,并在腹水中发现转移性腺癌细胞。术后用卡铂和环磷酰胺化疗 6 次。2009 年 1 月 9 日开始中医治疗逾 5 年,从诊断至今已逾 7 年,身体健康。其初诊方是败酱草 30g,土茯苓 30g,仙鹤草 30g,白花蛇舌草 30g,连翘 10g,莪术 10g,丹参 10g,人参 6g,生白术 10g,茯苓 10g,神曲 10g,佛手 10g,厚朴 10g,黄芪 30g,白芍 10g,枸杞 10g。其后也遵抗癌、调补和对症治疗三原则加减变化。

按语:卵巢透明细胞癌出现腹水,术后化疗 6 次,其后服中药逾 5 年,追访逾 7 年,仍然健康。

病例 127（病案 0002115） 曹女士,43 岁。2009 年 3 月 14 日突发左下腹痛,超声波检查发现腹部肿块,当晚手术,病理报告为卵巢透明细胞癌,切除左侧卵巢和输卵管,肿瘤大小为 9.3cm×7.5cm×4.5cm。CA125 为 47U/ml。计划再次手术切除子宫和右侧卵巢。2009 年 3 月 20 日(手术后 6 天)即开始中医治疗,4 月再次手术切除子宫和右侧卵巢。西医指透明细胞癌恶性程度大,易复发,于 6 月开始化疗 3 个月,用紫杉醇和卡铂。继续服中药逾 5 年,从诊断至今已逾 6 年无复发,身体健康,如常工作。其初诊方是败酱草 30g,土茯苓 30g,仙鹤草 30g,白花蛇舌草 30g,大青叶 30g,连翘 10g,莪术 10g,丹参 10g,百合 10g,酸枣仁 15g,柏子仁 10g,生牡蛎 30g,人参 6g,生白术 10g,茯苓 10g,黄芪 30g,当归 6g,浙贝母 10g。其后继续按抗癌、调补和对症治疗三原则加减变化。

按语:卵巢透明细胞癌,术后化疗 3 个月,其后服中药逾 5 年,追访逾 6 年无复发。

病例 128（病案 0000554） 莫女士,58 岁。2001 年 8 月因发热 2 周和腹胀就诊,发现双侧卵巢癌,手术切除两侧卵巢,保留子宫。术后化疗 6 次。次年 8 月 CT 复诊发现复发,广泛淋巴转移。患者不愿化疗,于 2002 年 9 月 26 日开始中医治疗。食欲、精神好转,11 月接受化疗建议,此后,中西医合作治疗近 4 年至 2006 年 6 月失去联系。其初诊方是败酱草 30g,仙鹤草 30g,土茯苓 30g,白花蛇舌草 30g,黄芪 30g,当归 6g,党参 10g,生白术 10g,丹参 10g,莪术 10g,麦冬 10g,酸枣仁 15g,山栀 6g,夜交藤 15g。其后也按抗癌、调补和对症治疗三原则加减变化。

按语：卵巢癌手术和化疗后复发，广泛淋巴结扩散，其后中西医合作治疗近 4 年。

病例 129（病案 000S347）　文女士，59 岁。2007 年 5 月 12 日夜间腹痛至醒而就诊，经 CT 检查发现右侧卵巢 8.8cm×9.4cm 肿块，手术切除双侧卵巢和子宫，诊断为卵巢癌，术后化疗，被要求禁用中药。因出现脱发、疲劳、肢体疼痛、白细胞计数降低等，患者于 2007 年 7 月 10 日开始服用中药，诸多症状逐渐缓解。服中药至 2013 年 9 月无复发而结束治疗，食欲、体重、精神、工作如常。其初诊方是败酱草 30g，土茯苓 30g，仙鹤草 30g，白花蛇舌草 30g，连翘 10g，莪术 10g，丹参 10g，人参 6g，生白术 10g，茯苓 10g，姜半夏 10g，黄芪 30g，当归 6g，百合 10g，酸枣仁 10g，柏子仁 10g。其后仍然遵循抗癌、调补和对症治疗三原则加减变化。

按语：卵巢癌手术和化疗后，中医治疗逾 7 年无复发，工作如常。

病例 130（病案 0000935）　汤女士，27 岁。2005 年 10 月开始，不明原因出现左下腹反复疼痛，11 月 20 日突发剧痛急诊，发现左侧卵巢有一直径约 10cm 的囊肿已经破溃，紧急手术，病理报告认为是"边缘性恶性病变"，CA125 升至 598U/L，诊断为卵巢癌。未化疗，2006 年 1 月 19 日服开始中医治疗 3 年半。追访 6 年无复发，身体健康。其初诊方用土茯苓 30g，仙鹤草 30g，莪术 10g，女贞子 15g，墨旱莲 15g，生地 15g，白芍 10g，当归 6g，川芎 10g，黄芪 30g，人参 6g，生白术 10g，茯苓 10g，酸枣仁 15g，连翘 10g，白鲜皮 30g。其后继续按抗癌、调补和对症治疗三原则加减变化。

按语：卵巢癌手术后未化疗，中医治疗 3 年半，追访 6 年无复发。

病例 131（病案 0001483）　欧女士，47 岁。2007 年 10 月发现右侧卵巢肿瘤，11 月 7 日手术切除，病理报告为恶性程度大的原发性卵巢腺癌并扩散至肝和腹膜，腹水中也发现癌细胞。术后化疗约 3 个月，出现诸多不适，2008 年 3 月 6 日开始服中药，诸多不适逐渐减轻。其后继续中西医合作治疗逾 5 年，2013 年 9 月 27 日去世，存活近 6 年。其初诊方是败酱草 30g，土茯苓 30g，仙鹤草 30g，白花蛇舌草 30g，连翘 10g，莪术 10g，丹参 10g，制鳖甲 10g，生牡蛎 30g，浮小麦 30g，黄芪 30g，人参 6g，生白术 10g，茯苓 10g，厚朴 10g，紫菀 10g，杏仁 10g，川贝 6g，百部 10g，八月札 30g。其后也按抗癌、调补和对症治疗三原则加减变化。

按语：恶性程度大的卵巢癌多发性肝和腹膜扩散，其后中西医合作治疗逾 5 年，存活近 6 年。

病例 132（病案 0001602） 麦女士,44 岁。2001 年 4 月发现右侧卵巢肿瘤,手术切除,病理报告为卵巢腺癌。术后化疗 6 个月,其后定期复查。2006年 12 月出现反复便血,多次诊断为痔疮,直至 2008 年 4 月直肠镜检查,方发现肿瘤,已不能切除,活检为腺癌,免疫组织化学染色显示肿瘤细胞角蛋白 7（cytokeratin 7）强染而无 cytokeratin 20 染色,因而判断此直肠腺癌非原发于结肠,而是由原发性卵巢癌浸润转移而来。患者于 2008 年 5 月开始化疗,同月开始服中药。10 月化疗结束后,继续中药治疗 5 年,体重、精神、食欲等状况稳定如常。2013 年 5 月 8 日西医复查一切正常。2015 年 2 月 7 日最后一次联络时已存活近 14 年。其初诊方是败酱草 30g,仙鹤草 30g,土茯苓 30g,白花蛇舌草 30g,八月札 30g,连翘 10g,莪术 10g,人参 6g,生白术 10g,茯苓 10g,神曲10g,山楂 10g,炒麦芽 10g,姜半夏 10g,百合 10g,酸枣仁 15g,生牡蛎 30g,生大黄 6g。其后方药的加减变化仍遵循我们的治癌三原则。

按语: 卵巢腺癌手术后化疗半年,5 年后复发侵润直肠,中西医合作治疗逾5 年。最后一次联络时已存活近 14 年。

病例 133（病案 0001835） 吕女士,45 岁。2007 年 9 月体检发现左侧卵巢"囊肿",2008 年 5 月 5 日诊断为"朱古力瘤",手术切除。术后病理细胞学检查发现是卵巢中度分化子宫内膜样腺癌,于 5 月 10 日再次手术,扩大切除范围,包括全子宫,保留右侧卵巢。术后化疗 6 次,用卡铂。10 月发现左侧盆腔淋巴结肿大,未再化疗,于同月（2008 年 10 月 17 日）开始中药治疗。2009年 4 月 16 日 CT 复查报告以往明显肿大的淋巴结已消失不见,无卵巢癌复发和转移,至 2014 年 3 月结束中医治疗,如常工作。其初诊方是败酱草 30g,土茯苓 30g,仙鹤草 30g,白花蛇舌草 30g,连翘 10g,莪术 10g,丹参 10g,山栀 6g,延胡索 10g,广木香 10g,蚤休 10g,生薏苡仁 30g,生白术 10g,茯苓 10g,白鲜皮30g,苦参 10g。此后仍然按照抗癌、调补和对症治疗三原则加减。

按语: 卵巢腺癌手术切除,化疗 6 次后,发现盆腔淋巴结肿大,未再化疗,转寻中医治疗 5 年半,复查正常。

病例 134（病案号 0002739） 侯女士,72 岁。2009 年 8 月因阴道流血就诊,发现左侧卵巢肿瘤,CA125 逐月升高。2010 年 1 月手术切除,病理报告为低分化腺癌,14 个淋巴结中 7 个有癌细胞,需要化疗。但患者不愿化疗,于2010 年 3 月 3 日开始中医治疗。当时其体重只有 42kg,身软无力,尚有糖尿病、高血压和高脂血症。单纯中医治疗近 5 年,食欲如常,精神良好,体重增加至 45kg。血象、肝肾功能均正常。2015 年 7 月 4 日追访仍健在,CA125 和CEA 均正常。其初诊方是石见穿 30g,败酱草 30g,土茯苓 30g,仙鹤草 30g,白花蛇舌草 30g,连翘 10g,莪术 10g,丹参 10g,地骨皮 30g,钩藤 10g,人参 6g,白术 10g,茯苓 10g,神曲 10g,炒麦芽 10g,黄芪 30g,当归 6g。此后仍然按照抗癌、调补和对症治疗三原则加减。

按语:患者的卵巢癌经术后病理细胞学确诊,是低分化即恶性程度大的腺癌,而且有多发性淋巴扩散,14 个淋巴结中 7 个有癌细胞。按照美国癌病联合委员会(AJCC)第七次修订发布的 TNM 分期系统属于Ⅲc 期。但是术后并未化疗,单纯中医治疗近 5 年,血象、肝肾功能均正常。病后 5 年半追访仍然健在。表明中医治疗有效而且安全。

十四、宫颈癌 2 例(病例 135~136)

宫颈癌的临床表现属于中医"带下""崩漏""癥瘕""阴疮""虚劳"等范畴。唐代孙思邈《备急千金要方》记载的"妇人崩中漏下,赤白青黑,腐臭不可近,令人面黑无颜色,皮骨相连",与现代宫颈癌晚期合并感染的表现一致。

适用于宫颈癌的抗癌中药有土茯苓、败酱草、白花蛇舌草、石见穿、龙葵、山慈菇、野菊花、白英、绞股蓝、夏枯草、知母、苦参、莪术、三棱、大黄、没药、郁金、仙鹤草、半夏、苦杏仁、海藻、猪苓、瞿麦、生薏苡仁、土鳖虫、黄药子、南星、蟾皮、蜂房、蜈蚣、全蝎、农吉利。

阴道分泌物为脓性,有恶臭时,我们常选用败酱草、蒲公英、野菊花、苦参、黄柏、紫花地丁。

宫颈癌的阴道出血多为气虚而失于固摄,次为血瘀而血不循经,属血热妄行者少。气虚血瘀出血者除益气健脾外,止血选用艾叶、三七、炒蒲黄、茜草、仙鹤草、大蓟。

宫颈癌患者腹痛多为虚寒气滞,可选用延胡索、姜黄、高良姜、枳实、木香、香附。

病例 135(病案 0000484)　郭女士,76 岁。2002 年 4 月因绝经多年后阴道反复流血约 3 个月就诊,发现宫颈癌。西医拟予放疗,患者拒绝,于同月(2002 年 4 月 25 日)开始中医治疗,情况稳定近 3 年,于 2005 年 1 月 25 日死于心肌梗死。此病例的初诊方是炒蒲黄 10g,五灵脂 6g,阿胶 10g,仙鹤草 30g,败酱草 30g,土茯苓 30g,白花蛇舌草 30g,黄芪 30g,党参 10g,生白术 10g,莪术 10g,白芍 10g,麦冬 10g,生地 15g。以后均按抗癌、扶正、对症的原则加减治疗。

按语:宫颈癌流血未手术,拒绝放疗,单纯中医治疗稳定近 3 年。

病例 136(病案 0000964)　郭女士,41 岁。2006 年 3 月发现宫颈癌,手术切除部分子宫,次月(2006年4月3日)开始中医治疗,未化疗。患者同时患有白癜风和皮肤淀粉样变性。追访时存活已逾6年,食欲、精神、体重、二便如常,未再治疗。其初诊方用白鲜皮30g,土茯苓30g,金银花10g,连翘10g,大青叶30g,皂角刺10g,丹参10g,王不留行20g,莪术10g,浙贝母10g,法夏10g,茯苓10g,炒白术10g,苦参10g,火炭母15g,生薏苡仁30g。其后仍然按抗癌、调补和对症治疗三原则加减变化。

按语:宫颈癌,手术后未化疗,中医治疗3年多,追访时存活已逾6年。

十五、子宫内膜癌6例(病例137~142)

不同的子宫癌恶性程度、对治疗的反应和预后不同。例如早期子宫内膜腺癌的5年生存率可达90%,而浆液癌和透明细胞癌则只有40%~44%。西医肿瘤专家指出Ⅲ、Ⅳ期的子宫透明细胞癌5年生存率为零。

子宫内膜癌的临床表现属于中医"崩漏""癥瘕""虚劳"等范畴。

根据子宫癌的临床表现,中医分型有血瘀阻络致使血不归经、气虚不统血、肝脾肾虚、痰湿凝结等不同情况。治疗仍然是在中医理论辨证论治的前提下,结合辨病,遵循抗癌、调补身体提升免疫力、对症治疗和长期治疗这四个原则。抗癌中药宜数味联用,并且每1~2个月进行更换。

适用于子宫癌的抗癌中药有土茯苓、败酱草、白花蛇舌草、半枝莲、石见穿、龙葵、仙鹤草、山慈菇、野菊花、白英、绞股蓝、夏枯草、知母、苦参、莪术、三棱、大黄、没药、郁金、南星、半夏、苦杏仁、海藻、黄药子、猪苓、瞿麦、生薏苡仁、蟾皮、蜂房、蜈蚣、全蝎、土鳖虫

子宫癌的阴道出血多为气虚不统血,次为瘀血阻络而血不归经,属血热妄行者少。气虚血瘀出血者除益气健脾外,止血选用艾叶、三七、炒蒲黄、茜草、仙鹤草、大蓟。

对于子宫癌反复出血或大量出血而导致的气血亏虚,可根据辨证选用黄芪、白术、人参等益气;用四物汤、阿胶、枸杞等补血;用淫羊藿、肉苁蓉等温阳以助生血。

病例137(病案0000929) 张女士,56岁。2006年1月因月经淋漓不断就诊,经内镜活检发现子宫癌。同月手术切除子宫、双侧卵巢和输卵管以及邻近区域淋巴结,病理报告为子宫内膜癌。术后未放化疗,于次月(2006年2月8日)开始服中药2年后,再间断性服中药3年多无复发,身体健康,血象、肝肾功能等均正常。2015年7月追访仍健在,时已存活逾9年。此病例的初诊方是败酱草30g,仙鹤草30g,土茯苓30g,白花蛇舌草30g,连翘10g,莪术10g,

丹参 10g,人参 6g,生白术 10g,云苓 10g,黄芪 30g,当归 6g。以后均按抗癌、扶正、对症的原则加减治疗。

按语:子宫内膜癌术后未放化疗,中医治疗 5 年多无复发。追访时已存活逾 9 年,健康。

病例 138(病案 000S337)　李女士,58 岁。2007 年 1 月因出现"尿血"就诊,子宫刮除物发现子宫内膜样腺癌,同月手术切除子宫和卵巢等,病理报告证实为子宫内膜癌。术后放疗 25 次,未化疗。于 2007 年 5 月 22 日开始中医治疗,服中药 2 年多。2015 年 7 月 8 日追访仍健在,时已存活逾 8 年。其初诊方是败酱草 30g,土茯苓 30g,仙鹤草 30g,白花蛇舌草 30g,连翘 10g,莪术 10g,丹参 10g,枸杞 19g,黄芪 30g,人参 6g,生白术 10g,茯苓 10g,生地 15g。此后也继续按抗癌、调补和对症治疗三原则加减变化。

按语:子宫内膜癌中西医合作治疗追访 8 年健在无复发。

病例 139(病案 0001312)　黄女士,52 岁。2007 年 8 月因"月经不止"就诊,发现子宫癌,手术切除,病理学报告证实为子宫内膜腺癌。术后未放化疗,2007 年 10 月 20 日开始中医治疗近 2 年,2015 年 7 月 8 日追访健在,时已存活近 8 年。其初诊方是炒蒲黄 10g,阿胶 10g,三七粉 3g(吞),仙鹤草 30g,黄芪 30g,生白术 10g,人参 6g,茯苓 10g,连翘 10g,败酱草 30g,土茯苓 30g,白花蛇舌草 30g,莪术 10g,延胡索 10g。其后加减变化原则同上。

按语:子宫内膜腺癌术后未放化疗,中医治疗近 2 年,追访近 8 年健在无复发。

病例 140(病案 0001849)　黄女士,女,55 岁。2008 年 6 月因反复"尿血"就诊,发现子宫癌。8 月手术切除子宫、双侧输卵管和卵巢。病理报告为子宫内膜腺癌,术后未放化疗,于 2008 年 10 月 24 日开始中医治疗逾 3 年,2015 年 7 月 8 日追访仍健在,时已存活逾 7 年。其初诊方是败酱草 30g,土茯苓 30g,仙鹤草 30g,白花蛇舌草 30g,莪术 10g,浙贝母 10g,生牡蛎 30g,丹参 10g,白芷 10g,人参 6g,生白术 10g,茯苓 10g,黄芪 30g,枸杞 10g。其后加减变化仍然遵循抗癌、调补和对症治疗三原则。

按语:子宫内膜腺癌术后未放化疗,中医治疗逾 3 年,追访逾 7 年仍健在。

病例 141(病案 0002187)　冼女士,53 岁。停经约 1 年后,2008 年 5 月开始反复阴道出血,次年 1 月就诊发现子宫癌。2009 年 2 月手术切除子宫、双侧卵巢和输卵管,病理学报告为子宫内膜腺癌。术后放疗 6 次,未化疗,于 2009

年 4 月 24 日开始仅仅服用中药逾 5 年无复发,食欲、精神、二便和体重正常。2015 年 7 月 8 日追访时仍健在。来诊时手术处痛,觉腹内热,口干引饮,失眠,疲乏,舌红苔黄,脉稍细弱。初诊方予败酱草 30g,土茯苓 30g,仙鹤草 30g,白花蛇舌草 30g,连翘 10g,莪术 10g,延胡索 10g,丹参 10g,黄芩 10g,酸枣仁 10g,人参 6g,生白术 10g,茯苓 10g,黄芪 30g,当归 6g,白芍 10g,炙甘草 6g。此后,仍然按照抗癌、调补、对症三原则加减。

按语: 子宫内膜腺癌术后未放化疗,中医治疗逾 3 年,追访逾 7 年仍健在。

病例 142(病案 0004689) 黄女士,51 岁。2012 年 11 月发现子宫癌,手术切除子宫、卵巢、输卵管(THBSO),术后病理细胞学报告是子宫内膜腺癌,并在腹水中查到腺癌细胞。术后始终未放化疗,2013 年 1 月 4 日(术后 1 个多月)来诊寻求中医治疗。至今中医治疗已近 2 年半无复发。其初诊方是败酱草 30g,土茯苓 30g,半枝莲 30g,仙鹤草 30g,白花蛇舌草 30g,连翘 10g,莪术 10g,猪苓 15g,泽泻 15g,茯苓 10g,车前子 15g,生薏苡仁 30g,三七粉 3g(吞),知母 20g,党参 10g,炒白术 10g,神曲 10g,黄芪 30g,当归 6g,炙甘草 6g。此后,仍然按照抗癌、调补、对症三原则加减。

按语: 子宫内膜腺癌,并在腹水中查到腺癌细胞。术后始终未放化疗,中医治疗已逾 2 年半无复发。

十六、多发性骨髓瘤 3 例(病例 143~145)

多发性骨髓瘤患者的特征是溶骨性损害和压缩性骨折,最常见的主诉是疲劳和骨痛。骨痛可能是持续性,也可能是移动性的,常位于腰骶部或骨盆。发生病理性骨折时,可突发骨痛。可能出现神经根或脊椎压迫的表现。70% 的患者有贫血,是导致疲劳的主要原因。这些表现属中医"骨痹""虚劳"等范畴。其病因病机主要由于六淫外感、饮食、情志、劳损等原因使阴阳气血失调,脏腑虚损,致痰瘀互结,正虚邪实,经络阻滞,筋骨失养而成。

治疗方法应当是补气血,养肝肾,活血化瘀,化痰祛湿等。本病起病在骨,其根在髓,而肾主骨生髓,故治疗上,一方面应补肾,以求肾气壮而精气生,正胜则邪退;另一方面须以活血化瘀、化痰祛湿或清热解毒之药抑制和消灭恶性增殖之浆细胞,瘤细胞消退,则骨髓功能恢复,气血自生。单凭补肝肾气血,恶性增殖的浆细胞是不会自行消退的,而且会耗损肝肾气血,致使调补无功,所谓不破不立。换言之,就是要攻补兼施,扶正祛邪。

当血虚导致较为明显的苍白、头晕、疲劳、失眠等表现时,也应调补气血、安神;有脾虚纳呆时要健脾益胃。以上治疗概括而言就是我们一贯提倡的抗癌、调补、对症三原则,这三原则更加明确具体地体现了中医的扶正祛邪,攻补兼施。此外,还需长期治疗。

针对多发性骨髓瘤的抗癌药,可选用石见穿、蚤休、土茯苓、半枝莲、仙鹤草、白花蛇舌草、败酱草、青蒿、土鳖虫等。

在补肾方面,可用金匮肾气丸、左归丸(熟地、山药、山萸肉、枸杞子、菟丝子、鹿角胶、川牛膝)等加减。可选加续断、补骨脂、骨碎补、龟甲、鳖甲、淫羊藿、肉苁蓉、巴戟天、菟丝子、桑寄生等。

伴尿素氮、肌酐升高可选加车前草、萹蓄、石韦、大黄、土茯苓、益母草、玉米须、泽兰等。有血虚者可选加八珍汤、阿胶、淫羊藿、枸杞子、当归补血汤等。

病例 143(病案 0001683) 何女士,78 岁。2008 年初开始消瘦,体重在 3 个月内从 47.2kg 降至 42.2kg,说话无力,食欲差。同年 6 月检查发现贫血(Hb10.7g/dl),肾功能损害,血尿素 9.2mmol/L(正常值 2.9~8mmol/L),肌酐 94mmol/L(正常值 49~82mmol/L)。骨髓检查发现浆细胞高达 25%。骨检查显示骨质减少(osteopenia)。血清蛋白电泳(SPE)发现 M 蛋白带。诊断为 IgG 轻链型多发性骨髓瘤。未做放化疗,从 2008 年 7 月开始单纯服用中药治疗逾 5 年,贫血已经纠正,肾功能改善(血肌酐已经正常)。尿本 - 周蛋白转阴,食欲和精神良好,体重从 42.2kg 增加至 51.3kg。其初诊方为石见穿 30g,土茯苓 30g,仙鹤草 30g,白花蛇舌草 30g,连翘 10g,莪术 10g,丹参 10g,百合 10g,酸枣仁 15g,柏子仁 15g,生牡蛎 30g,人参 6g,生白术 10g,云苓 10g,山楂 10g,神曲 10g,炒麦芽 10g。此后,按照抗癌、调补、对症三原则加减。

按语: 多发性骨髓瘤,骨髓浆细胞高达 25%。未做放化疗,单纯服用中药治疗逾 5 年,贫血纠正,肾功能改善(血肌酐已正常),尿本 - 周蛋白转阴。食欲和精神良好,体重从 42.2kg 增加至 51.3kg。

病例 144(病案 0001477) 男,52 岁,土耳其白人。2004 年 3 月出现背痛,检查发现椎骨损害,进一步检查发现多发性骨髓瘤。接受化疗。次年复发,再度化疗,病情时有反复,于 2008 年 3 月开始不定期由土耳其来港就诊。当时有贫血(Hb10.7g/dl),IgG 升高(1750mg/dl),血清 κ 链升高(1750mg/dl),κ 链 /λ 链为 14.4。中医治疗逾 4 年,贫血纠正,食欲、精神良好,体重稳定,无骨痛,但血液 IgG 及 κ 链仍高,继续治疗。2012 年 4 月 10 日最后一次来港就诊,其后失去联络。其初诊方是土茯苓 30g,石见穿 30g,仙鹤草 30g,白花蛇舌草 30g,连翘 10g,莪术 10g,人参 6g,生白术 10g,茯苓 10g,麦冬 10g,百合 10g,浙贝母 10g。其后继续按照抗癌、调补和对症治疗三原则加减变化。

按语: 多发性骨髓瘤化疗后复发,再度化疗病情反复,其后中医治疗逾 4

年,贫血纠正,食欲、精神良好,体重稳定,无骨痛。

病例 145(病案 0002794) 叶先生,49 岁。2009 年 3 月因血象异常做骨髓检查,发现浆细胞达 15%,血清 IgG 明显升高,肩背痛,疲乏,头晕,盗汗,诊断为多发性骨髓瘤。未化疗。2010 年 3 月 30 日开始单纯中医治疗逾 5 年,西医复查指标情况稳定,仍在治疗中。其初诊方是石见穿 30g,土茯苓 30g,蚤休10g,白花蛇舌草 30g,连翘 10g,莪术 10g,制龟甲 10g,生地 15g,怀山药 15g,山萸肉 10g,续断 15g,桃仁 10g,郁金 10g,延胡索 10g,黄芪 30g,当归 6g,白芍10g,浮小麦 30g,人参 6g,生白术 10g,茯苓 10g,生甘草 6g。其后继续按抗癌、调补和对症治疗三原则加减变化。

按语: 多发性骨髓瘤,骨髓浆细胞达 15%,未化疗,单纯中医治疗逾 5 年,情况稳定。

十七、白血病 8 例(病例 146~153)

病例 146(病案 0000513) 罗姓男童,3 岁。因高热近 1 周就诊,Hb6.8g/dl,白细胞计数 15.7×10⁹/L,中性粒细胞计数仅 1.38×10⁹/L,以淋巴细胞为主,见幼稚细胞,血小板计数 206×10⁹/L,经骨髓检查,于 2002 年 2 月确诊急性淋巴细胞白血病。化疗,4 月 16 日 Hb7.4g/dl,白细胞计数 2.91×10⁹/L,血小板计数 106×10⁹/L,显示骨髓抑制,于 4 月 18 日开始加用中医治疗。其后血象稳步改善,至 6 月 20 日完全回复正常,Hb12g/dl,白细胞计数 5.051×10⁹/L,中性粒细胞计数 3.33×10⁹/L,血小板计数 202×10⁹/L。此后也一直维持正常。2012 年 7 月 26 日最后一次来诊时已逾 10 年,一直健康良好。其初诊方有大青叶 10g,土茯苓 10g,仙鹤草 10g,白花蛇舌草 10g,党参 3g,生白术 3g,茯苓3g,山楂 3g,神曲 3g,炒麦芽 3g,法夏 3g,丹参 3g。此后亦按抗癌、调补、对症治疗三原则加减变化。

按语: 急性淋巴细胞白血病化疗一般效果良好,此病例中西医合作治疗平稳顺利,疗效颇佳,逾 10 年无复发,健康良好。表明中西医合作治疗并无冲突。

病例 147(病案 0000548) 卢小姐,13 岁。2002 年 2 月 19 日因发热、皮肤紫癜、膝痛就诊,发现急性淋巴细胞白血病。化疗最初半年期间,骨髓抑制明显,数次暂缓化疗,于 2002 年 9 月 19 日开始加用中医治疗,当时患者全血细胞计数降低,面色苍白,头发脱落,恶心,十分虚弱疲乏,脉象非常细弱。加用中药后 2 周,Hb 从 9.2g/dl 升至 9.5g/dl,白细胞计数从 0.95×10⁹/L

升至 2.17×10⁹/L,中性粒细胞比例也加大,恶心等症状消失,食欲和精神均改善。此后血象均较好,化疗较顺利。2003 年 1 月 16 日血象完全回复正常(Hb13.5g/dl,白细胞计数 5.351×10⁹/L,血小板计数 369×10⁹/L,中性粒细胞计数 3.65×10⁹/L,淋巴细胞计数 1.18×10⁹/L)。化疗结束后,患者继续中医治疗逾 3 年。其后逾 10 年至大学毕业一直健康。其初诊方有仙鹤草 30g,败酱草 30g,土茯苓 30g,白花蛇舌草 30g,生薏苡仁 30g,金银花 10g,连翘 10g,莪术 10g,党参 10g,黄芪 30g,当归 6g,生地 15g,麦冬 10g,沙参 15g,天花粉 15g。此后按抗癌、调补、对症治疗三原则加减变化。

按语:急性淋巴细胞白血病。中西医合作治疗,其后逾 10 年至大学毕业一直健康。

病例 148(病案 0000563)　简小姐,18 岁。2002 年 2 月 10 日因发热就诊,发现全血细胞减少,有幼稚淋巴细胞,骨髓检查显示增生极度活跃,原始和幼稚淋巴细胞比率明显增多,诊为急性淋巴细胞白血病(acute lymphoblastic leukemia),接受化疗,病情缓解,血象正常,但肝功能差,疲乏,咳嗽,消瘦,于 2003 年 2 月 27 日寻求中医治疗。其后肝功能逐步回复正常,食欲、精神改善,体重增加,血象维持正常。观察逾 10 年,身体健康,已大学毕业工作。此例初诊方是土茯苓 30g,大青叶 30g,仙鹤草 30g,白花蛇舌草 30g,黄芪 30g,党参 15g,生白术 12g,茯苓 15g,当归 6g,丹参 15g,莪术 15g,麦冬 12g,生地 15g,桔梗 10g,百部 12g,白前 12g,前胡 12g,川贝 12g,杏仁 10g,法夏 12g。其后之加减变化继续遵循抗癌、调补和对症治疗三原则。

按语:急性淋巴细胞白血病,中西医合作治疗,观察逾 10 年,身体健康,已大学毕业工作。

病例 149(病案 0000610)　邱小姐,12 岁。2001 年 12 月 18 日诊为急性淋巴细胞白血病,接受化疗。2003 年 4 月 30 日因虚弱寻求中医治疗,当时白细胞计数和血小板计数均较低,分别是白细胞计数 2.79×10⁹/L,血小板计数 97×10⁹/L。其后血象逐渐改善,6 月 11 日 Hb13.3g/dl,白细胞计数 7.49×10⁹/L,血小板计数 146×10⁹/L,已属完全正常,精神、食欲也改善。此后断续用中药治疗,观察 10 年,身体健康。其初诊方是生地 15g,木通 10g,生甘草梢 6g,淡竹叶 10g,黄柏 10g,连翘 10g,仙鹤草 30g,土茯苓 30g,大青叶 30g,白花蛇舌草 30g,桔梗 10g,生白术 10g,茯苓 10g,山楂 10g,神曲 10g,炒谷芽 10g,怀山药 15g。其后仍然遵循抗癌、调补和对症治疗三原则加减变化。

按语:急性淋巴细胞白血病,中西医合作治疗,观察 10 年,身体健康。

病例 150（病案 0000S287） 罗谢氏，70 岁。2005 年 10 月因疲乏、苍白就诊，发现贫血和白细胞计数低，经骨髓穿刺等进一步检查诊为急性淋巴细胞白血病，接受化疗。患者 2006 年 9 月 12 日来诊，寻求中医治疗。当时白血病已缓解，但患者感疲乏虚弱，常有感冒，咽痛，腹胀，反酸，眠差，心悸。服中药后，诸症改善，观察 9 年多，生活如常。其初诊方是大青叶 30g，土茯苓 30g，仙鹤草 30g，白花蛇舌草 30g，水牛角 30g，生地 15g，连翘 10g，莪术 10g，丹参 10g，当归 6g，黄芪 30g，人参 6g，生白术 10g，茯苓 10g，百合 10g，酸枣仁 15g，玄参 10g，麦冬 10g，生甘草 6g，桔梗 10g。其后继续按照抗癌、调补和对症治疗加减变化。

按语：急性淋巴细胞白血病，化疗后中医治疗，观察逾 9 年，生活如常。

病例 151（病案 0000S329） 袁女士，74 岁。2006 年 8 月 28 日因皮肤紫癜、牙龈出血就诊，经骨髓穿刺等检查发现急性早幼粒细胞白血病，先后用维 A 酸、口服砒霜水剂治疗。2007 年 3 月 27 日开始寻求中医治疗，当时患者血象已正常，但咳嗽、咽痛、眠差，并担忧血癌复发。服中药后，诸症悉解，精神食欲改善，此后继续抗癌、调补和对症治疗 7 年多，身体健康。其初诊方有土茯苓 30g，绞股蓝 30g，白花蛇舌草 30g，荆芥 10g，防风 10g，玄参 10g，麦冬 10g，生甘草 6g，桔梗 10g，连翘 10g，紫菀 10g，百部 10g，杏仁 10g，浙贝母 10g，法夏 10g，人参 6g，生白术 10g，茯苓 10g，莪术 10g，丹参 10g，百合 10g，酸枣仁 15g，柏子仁 15g，生牡蛎 30g。其后继续遵循抗癌、调补和对症治疗三原则加减变化。

按语：急性早幼粒细胞白血病，中西医合作治疗，观察 7 年多，身体健康。

病例 152（病案 0001694） 彭姓男童，12 岁。2006 年 5 月因右颈部肿块就诊，发现原始 T 淋巴细胞白血病（T lymphoblastic leukaemia），化疗 1 年多，未服过中药。2008 年复发，再度化疗，并于 2008 年 7 月 22 日寻求中医治疗。当时患者头发脱光，贫血（Hb9.7g/dl），白细胞明显减少（1.37×10^9/L），血小板也减少。苔白腻，脉洪数。8 月 15 日 Hb 升至 10.2g/dl，白细胞计数升至 5.67×10^9/L。1 个多月后患者做骨髓移植，入监护隔离病房，未能服中药。次年 3 月 10 日查白细胞计数和血小板计数均低，PET 显示胸腺肿大和 ^{18}FDG 浓聚，右颈部有 ^{18}FDG 浓聚肿块，于 2009 年 3 月 14 日恢复中医治疗，并做胸腺和右颈部放疗，未再化疗。患者血象和一般状况逐步改善，12 月回复正常，此后继续中医治疗，至 2013 年 4 月血象维持正常，身体健康。从 2008 年复发算起，时已 5 年，此后未再治疗。其初诊方用水牛角 30g，生地 15g，丹皮 10g，赤芍 10g，大青叶 30g，土茯苓 30g，仙鹤草 30g，黄芪 30g，当归 6g，阿胶 10g，人参 6g，生白术 10g，茯苓 10g,神曲 10g,炒麦芽 10g,生薏苡仁 30g,杏仁 10g,白蔻仁 6g,厚朴 10g,青蒿 30g。其后继续按照抗癌、调补和对症治疗三原则加减变化。

按语: 原始 T 淋巴细胞白血病复发,中西医合作治疗 4 年多,血象恢复正常后观察 3 年多维持正常,身体健康。急性淋巴细胞白血病中,原始 T 淋巴细胞白血病是恶性程度较大的,化疗和骨髓移植并没有完全控制病情,放疗亦只能消灭胸腺和颈部局部的癌细胞。分析这个例子,再次表明中医抗癌是有效的,与西医治疗也并无冲突,并且中西医合作治疗是有益的。

病例 153(病案 0001085)　黄姓少年,14 岁。2006 年 12 月 17 日因阴茎涨大 10 余小时不能缩软就诊,查白细胞计数高达 $333.89 \times 10^9/L$,贫血明显(Hb8.3g/dl),脾肿大,始发现慢性粒细胞白血病。化疗后,血象改善,脾缩小,但阴茎仍然勃起,于 2007 年 2 月 22 日来诊开始中医治疗,2 周后,阴茎不再勃起,但仍然涨大。1 个多月后,阴茎恢复正常大小。3 个多月后,血象完全正常。继续中医治疗至 2012 年 2 月终止治疗。至今 8 年多,身体健康,一切检查正常。其初诊方用水牛角 30g,生地 15g,丹皮 10g,赤芍 10g,土茯苓 30g,大青叶 30g,王不留行 15g,白花蛇舌草 30g,连翘 10g,生薏苡仁 30g,丹参 10g,当归 6g,枸杞 10g,黄芪 30g,人参 6g,生白术 10g。其后继续按照抗癌、调补和对症治疗三原则加减变化。

按语: 慢性粒细胞白血病。化疗后血象改善,但阴茎仍然勃起,中医治疗 2 周后,阴茎不再勃起,3 个多月后,血象完全正常。继续中医治疗 5 年。至今 8 年多,身体健康,一切检查正常。

以上 8 例不同的白血病,治疗上都体现了抗癌、调补、对症治疗和长期治疗四原则。这四原则是我们治癌的体会。

白血病是西医病名,其临床表现复杂多样,分属中医不同病名范畴,包括温病、虚劳、血证、癥瘕等。例如,表现高热、出血(皮肤紫癜、鼻衄、牙龈出血等)者,可按中医温病血热毒盛辨证论治;表现面色苍白、气短疲乏者,符合中医的血虚;有明显肝、脾和淋巴结肿大者,属于中医的癥瘕或痰核等。

近代名医秦伯未于 20 世纪 60 年代曾说:"白血病是一个虚证。它的症状多数属于中医所说的虚劳,牵涉一部分内伤杂症。"(《谦斋医学讲稿》上海科学技术出版社 1966 年版)同一时期贵阳中医学院名老中医许玉鸣则指出:"白血病乃由温毒内陷,伤及精髓,窜入营阴所致。"(贵阳医学院附属医院.治愈急性白血病一例报告.中医杂志,1958(11),773)(许玉鸣:慢性粒细胞白血病,老中医医案医话选,广州中医学院,新中医编辑室,1977)另一名医赵绍琴 20 世纪 90 年代撰文《对中医药治疗白血病的再认识》,认同了许玉鸣教授的观点。赵绍琴在文中说，"60年代，秦伯未先生和我共同发表了'中医治疗白血病的初步体会'（《中华内科杂志》1960年第5号，419页），当时的中心认识是'白血病是一个虚证'，立论的依据是白血病患者常见面色无华、眩晕、心悸、形瘦体倦、食少嗜卧、脉虚大等一派虚损之象，治疗总不离参、芪、归、芍之类，结果每与愿违。失败的教训迫使我对白血病作更加深入细致的观察与思考。通过多年的观察，发现白血病患者往往在起病时即见高热，且热不为汗解，常伴有斑疹出血、神志昏狂、舌质红绛；脉轻取虽虚弱无力，重按却常弦急细数等，一派血分热盛之象。因而我觉得白血病可从温病论治，白血病的病因是温热毒邪，但这种温热毒邪和一般的温病有所不同，它不是从外感受时令之温热毒邪，而是禀受自先天，是胎毒。"

我们认为，白血病的诊治，像其他癌病一样，应当中医辨证和西医辨病相结合。以白血病的贫血为例，如果仅仅从望闻问切所能收集的信息来作八纲辨证和脏腑辨证，这种血虚与其他原因如失血、营养不良等所致的血虚并无区别。但是，失血、营养不良等所致的血虚在去掉病因（止血、增强营养）的前提下用八珍汤或者十全大补汤等补益气血可逐步康复，而白血病的血虚仅仅用用八珍汤或者十全大补汤补益气血却无效。40多年前许玉鸣教授给学生上课时回顾他曾经受邀诊治一急性白血病患儿，当时患儿面色苍白，气短虚弱，舌淡苔白，脉象细弱，一派典型的气血虚弱表现，老中医予以补益气血，选方用药均很精当，患儿却在不久后去世。许老后来领悟到，患儿造血的骨髓已经被癌细胞占据挤压，失去造血功能。后来他再治疗急性白血病时，不再仅仅补益气血，而是加用清热解毒药攻伐恶性细胞，结果甚为成功，令西医惊奇，认为比当时单用化疗的效果好。这说明治疗癌病必须攻补兼施，扶正祛邪。

多年来，我们反复强调治癌四原则，即抗癌、调补、对症治疗和较长期治疗。其中，抗癌、调补、对症治疗这三原则更加明确具体地体现了中医的扶正祛邪，攻补兼施。扶正与祛邪是相辅相成的。单凭调补扶正，不足以使疯狂增殖的癌细胞消退，恶性增殖的癌细胞会发展、扩散，耗损气血，伤害脏腑，致使调补无功，所谓不破不立。另一方面，癌病是正虚邪实、本虚标实的疾病，防癌抗癌均须扶正。若正气虚弱，则难以祛邪，患者的生活质量也会较差。

要遵循治癌三原则，就必须中医辨证和西医辨病相结合，单是中医的辨证论治是不够的。要通过医学影像学、病理细胞学、血液化验等等检查明确西医诊断和分期。尽管如此，选方用药必须符合中医的辨证论治。假如只根据西医药理学方法对传统中药的研究结果来选用中药，是收不到疗效甚至会导致不适的。数十年来的临床实践使我们深感，中医治病的**阴阳平衡**、**扶正祛邪**、

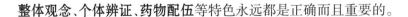

整体观念、个体辨证、药物配伍等特色永远都是正确而且重要的。

十八、淋巴瘤13例(病例154~166)

淋巴瘤的突出表现是无痛性、进行性淋巴结肿大和局部肿块,大多数显现于颈部或锁骨上淋巴结,其次为腋下淋巴结。肿大淋巴结可以活动,也可互相粘连,融合成凸凹不平的肿块。随着疾病进展,常见恶病质。这种情况符合中医的石疽、失荣、瘰疬等病证的表现。石疽出自《诸病源候论》卷三十三,是生于颈项、腰胯、腿股间或者全身其他部位的核块,《诸病源候论》指其"状如痤疖,坚如石,故谓之石疽也"。失荣出自《外科正宗》卷四,指"其患多生肩之以上,初起微肿,皮色不变,日久渐大,坚硬如石,推之不移,按之不动;半载一年,方生阴痛,气血渐衰,形容瘦削,破烂紫斑,渗流血水"。中医认为这类疾病是痰、瘀、寒湿或者热毒所致。瘰疬语出《灵枢·寒热》"寒热瘰疬,在于颈项者",以其形状累累如珠,历历可数,故名;中医古籍描述其皮色不变,按之坚硬。

有的淋巴瘤表现为腹部肿块,此时符合中医的症、积。

深部淋巴结肿大的淋巴瘤难以发现肿块,但可引起某些器官受压的症状,受累部位和范围不同使淋巴瘤的临床表现多样化,如纵隔淋巴结肿大可引起咳嗽、胸闷、气促、上腔静脉压迫综合征;腹部淋巴结肿大可引起腹痛、肠梗阻;压迫输尿管导致肾盂积水;压迫神经引起疼痛;阻塞肝内或肝外胆管引起黄疸等。因此中医病名亦随之不同。部分患者有发热、贫血、疲乏无力、盗汗、消瘦等全身症状,符合中医的虚劳发热。

总之,淋巴瘤的中医治疗视具体表现而有按痰、瘀、寒湿、热毒、虚劳等论治的不同情况,体现了中医的同病异治和异病同治。但人类发展到今天,我们可以对淋巴瘤有更简洁明确的认识,即它是一种虚实夹杂、本虚标实的疾病,治疗应当攻补兼施、扶正祛邪。正有气血阴阳和脏腑功能之分,邪有痰、瘀、寒湿、热毒等不同情况。更具体来说,应当按照抗癌、调补、对症治疗和长期治疗四原则处理。

适合于淋巴瘤的抗癌中药有白花蛇舌草、薏苡仁、蚤休、龙葵、半枝莲、三尖杉、白英、土茯苓、山慈菇、蒲公英、野菊花、夏枯草、莪术、三棱、浙贝母、天葵子、生南星、生半夏、黄药子、藤梨根、蜈蚣、丹参、蟾皮、蜂房等。

调补方面可根据辨证,针对不同情况,选用人参、黄芪、白术、山药、绞股蓝补气;当归、阿胶、白芍、熟地补血;黄精、枸杞、麦冬、二至丸、鳖甲、龟甲养阴;淫羊藿、冬虫夏草、肉苁蓉、鹿茸等温阳药可助生血。

病例 154（病案 0000697） 林先生，75 岁。2003 年 9 月因左眼睑下垂就诊，经医学影像学和活检诊断为弥漫性大细胞淋巴瘤并已累及脑、肝、骨髓，属于第 4 期。患者同时患有肺结核和高血压。化疗用 CEOP 方案加甲氨蝶呤（MTX），但化疗仅 2 次即因难以耐受剧烈副作用而停止，于 2004 年 2 月 26 日寻求中医治疗。来诊时已不能站立行走，由其子用轮椅推来，当时患者十分疲乏虚弱，右颊肿胀，口角明显斜向右下，饮水则呛咳，双下肢肿。经中医治疗后，诸症渐消，体质增强，次月加用头部姑息性放疗 10 余次，未再化疗，继续治疗仅服中药。4 月 29 日第 3 次来诊时已经可以由其子扶助步行，食欲和体重增加。7 月开始可自己行走来诊，声音洪亮。继续中医治疗，至今已存活超过 11 年。其初诊方是土茯苓 30g，蚤休 10g，仙鹤草 30g，败酱草 30g，白花蛇舌草 30g，莪术 10g，丹参 10g，蒲公英 30g，连翘 10g，人参 10g，生白术 10g，茯苓 10g，黄芪 30g，当归 6g，猪苓 15g，生薏苡仁 30g，夏枯草 10g，浙贝母 10g，生牡蛎 30g。此后仍然按照抗癌、调补和对症治疗三原则加减变化。

按语： 弥漫性大细胞淋巴瘤并已累及脑、肝、骨髓，属于第 4 期。同时患有肺结核和高血压。化疗仅 2 次即因难以耐受剧烈副作用而停止，来诊时已不能站立行走，由其子用轮椅推来，其后头部姑息性放疗 10 余次，未再化疗，中医治疗 5 个月后可自己独立行走来诊，声音洪亮。继续单纯中医治疗弥漫性大细胞淋巴瘤，至今已存活超过 11 年。

病例 155（病案 0000764） 林女士，34 岁。2004 年 5 月觉得"感冒"，就诊称是"鼻窦炎"，服抗生素等无效，检查发现鼻咽部新生物，疑为鼻咽癌，7 月活检后，病理细胞学报告是淋巴结外 NK/T 细胞淋巴瘤（extranodal NK/T cell lymphoma）。8 月初接受放化疗，并于同月 24 日寻求中医治疗。来诊时头发脱光，便秘，十分疲乏，头晕，肝功能差，手指麻痹，颈部痛，眠差，情绪低落。中医治疗后，诸症及肝功能逐渐改善，化疗较顺利。2005 年 1 月做自身骨髓移植，并继续中医治疗 6 年多。至 2015 年 6 月已存活逾 11 年，仍然身体健康。其初诊方有蚤休 10g，蒲公英 30g，土茯苓 30g，仙鹤草 30g，白花蛇舌草 30g，莪术 10g，丹参 10g，当归 6g，黄芪 30g，人参 6g，生白术 10g，茯苓 10g，浙贝母 10g，夏枯草 10g，生薏苡仁 30g，玄参 10g，枳实 10g，阿胶 10g，麦冬 10g。其后加减变化仍然遵循抗癌、调补和对症治疗三原则。

按语： 淋巴结外 NK/T 细胞淋巴瘤，中西医合作治疗，至 2015 年 6 月已存活逾 11 年，仍然身体健康。

病例 156（病案 0001415） 高先生，61 岁。2007 年 11 月因消瘦、疲乏约

1 年就诊,发现贫血(Hb9.56g/dl),血清白蛋白降低而球蛋白升高,而且主要是IgM 升高,IgG 也轻度升高。骨髓检查显示低度淋巴瘤,形态学上符合淋巴浆细胞性淋巴瘤(lymphoplasmacytic lymphoma),诊断为 Waldenström 巨球蛋白血症(Waldenström macroglobulinemia)。服苯丁酸氮芥(chlorambucil)2 个月后,患者于 2008 年 1 月 8 日开始中医治疗逾 4 年,体重一直维持在 63.5kg,食欲、精神如常,但仍有贫血,其后失去联系。其抗癌中药大多是仙鹤草、土茯苓、半枝莲、白花蛇舌草、姜黄等,补益药常有人参、白术、黄芪、当归、阿胶、枸杞、白芍、淫羊藿等。

按语:淋巴浆细胞性淋巴瘤,服苯丁酸氮芥 2 个月后,患者于 2008 年 1 月8 日开始中医治疗逾 4 年,体重稳定,食欲、精神如常,其后失去联系。

病例 157(病案 0001009) 谭先生,59 岁。2001 年右腰腹皮下出现蚕豆大肿块多个,2004 年双眼下方出现肿块,2006 年 5 月经活检诊断为小淋巴细胞型低度 B 细胞淋巴瘤(low grade B cell lymphoma of small lymphocyte type)。免疫组织化学染色显示 CD20、UCHL-1 和 CD5、CD43 异常表达,B 细胞有bcl-2 染色。追踪观察,未做西医治疗,患者于 2006 年 7 月 20 日寻求中医治疗时皮下肿块散布全身,大小不等(图 8-28),至今中医治疗已逾 9 年,精神、食欲、体重、血象均正常,皮下结节近 1 年稍有增大。此患者的中药常有土茯苓、蚤休、白花蛇舌草、莪术、浙贝母、生薏苡仁、夏枯草、生牡蛎、海藻、昆布、人参、白术、茯苓、黄芪、当归、连翘、大青叶等。

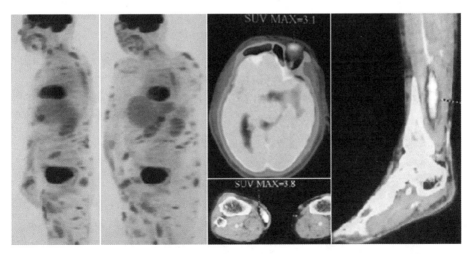

图 8-28 小淋巴细胞型低度 B 细胞淋巴瘤。皮下肿块散布全身,大小不等,眼眶也有淋巴瘤肿块。单纯中医治疗已逾 9 年

按语:小淋巴细胞型低度 B 细胞淋巴瘤,未做西医治疗,至今中医治疗已逾 9 年,精神、食欲、体重、血象均正常。

病例 158(**病案** 0001981) 袁女士,62 岁。2008 年 1 月因左半身无力就诊,MRI 发现小脑左侧肿瘤,手术切除,病理报告为高度 B 细胞淋巴瘤(high grade B-cell lymphoma)。术后用 MTX 化疗,7 月 MRI 全身检查未见肿瘤。12 月出现复视,MRI 显示左小脑肿瘤原位复发(图 8-29),大脑右半球也有肿瘤,左半身偏瘫。2009 年 1 月 14 日来诊寻求中医治疗,予土茯苓 30g,半枝莲 30g,石见穿 30g,仙鹤草 30g,白花蛇舌草 30g,连翘 10g,莪术 10g,浙贝母 10g,石菖蒲 10g,生牡蛎 30g,人参 6g,生白术 10g,云苓 10g,神曲 10g,生地 15g,生甘草 6g。同月 20 日开始放疗 26 次,继续服中药。目前中医治疗已逾 6 年,食欲、体重、精神等状况稳定。

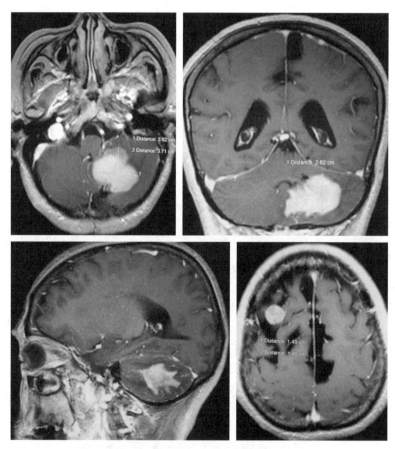

图 8-29　脑部高度 B 细胞淋巴瘤。中医治疗已逾 6 年

按语:小脑高度 B 细胞淋巴瘤切除术后原位复发,大脑右半球也有肿瘤,左半身偏瘫。单纯中医治疗已逾 6 年,食欲、体重、精神等状况稳定。

病例 159(病案 0001530) 王女士,75 岁。2006 年 5 月因左下腹肿块就诊,CT 发现肠系膜肿块群,最大者 6cm×6cm×6.6cm。PET 显示两肺下叶有 ^{18}FDG 浓聚的阴影。经腹部肿块活检,诊断为 3 级滤泡性淋巴瘤第 4 期(follicular lymphoma,grade 3,stage Ⅳ)。化疗用 CEOP-R 方案[CEOP 方案 + 利妥昔单抗(rituximab)]。2007 年 11 月结束化疗后,定期复查。2008 年 4 月 5 日因疲乏、胸闷、便秘、腰痛等不适寻求中医治疗逾 6 年,PET-CT 扫描复查未见复发,食欲、精神、体重均正常。其初诊方有土茯苓 30g,生薏苡仁 30g,仙鹤草 30g,白花蛇舌草 30g,连翘 10g,莪术 10g,丹参 10g,杏仁 10g,白蔻仁 10g,厚朴 10g,人参 6g,生白术 10g,茯苓 10g,百合 10g,女贞子 15g,墨旱莲 15g,续断。其后继续按抗癌、调补、对症治疗三原则加减变化。

按语:3 级滤泡性淋巴瘤第 4 期。化疗后服中药逾 6 年无复发。

病例 160(病案 0002007) 李先生,54 岁。2008 年 10 月因无痛性咽部肿块影响呼吸就诊,发现淋巴瘤。手术切除左扁桃体,病理报告为非霍奇金 B 细胞淋巴瘤(滤泡性淋巴瘤)。免疫组织化学染色显示 CD20、CD10 和 bcl-6 阳性,bcl-2 和 MT1 阴性,少数细胞 CD30 阳性而 cyclin D1 阴性。接受"标靶治疗"。患者 2009 年 1 月 24 日开始中医治疗逾 4 年,来诊时 Hb9.4g/dl,白细胞计数 $14.9×10^9$/L。5 个月后血象完全恢复正常,精神、食欲均佳,体重稳定。2014 年 8 月 29 日追访仍然健康,时已存活近 6 年。其初诊方是蚤休 10g,土茯苓 30g,仙鹤草 30g,白花蛇舌草 30g,连翘 10g,大青叶 30g,莪术 10g,丹参 10g,人参 6g,生白术 10g,茯苓 10g,黄芪 30g,当归 6g,浙贝母 10g,生牡蛎 30g。其后继续遵循抗癌、调补和对症治疗三原则加减变化。

按语:非霍奇金 B 细胞淋巴瘤。中西医合作治疗。近 6 年后追访仍然健康。

病例 161(病案 0003843) 潘小姐,女,15 岁。2007 年 1 月发现第 4 期 T 细胞淋巴母细胞瘤(stage Ⅳ T-cell lymphoblastic lymphoma),侵及骨髓。化疗缓解。2010 年 3 月复发,5 次化疗无效,用其父干细胞做骨髓移植,其后放疗。2010 年 12 月 PET 复查正常。2011 年 9 月检查怀疑复发,于 2011 年 10 月 13 日开始中医治疗,期间曾经发现颈部淋巴结肿大,中医治疗逾 3 年后未见异常。考上大学工程系。其初诊方是蚤休 10g,半枝莲 30g,土茯苓

30g,白花蛇舌草 30g,姜黄 8g,连翘 10g,大青叶 30g,人参 6g,白术 10g,茯苓 10g,山楂 10g,神曲 10g,炒麦芽 10g,蒲公英 30g,甘草 6g,黄芪 30g,当归 6g,生地 15g,枸杞 10g。此后也按照抗癌、调补、对症治疗三原则攻补兼施,扶正祛邪。

按语:第 4 期 T 细胞淋巴母细胞瘤,化疗无效,骨髓移植后放疗。其后怀疑复发,改用中医治疗逾 3 年未见异常,考上大学。

病例 162(病案 0002826) 陈先生,男,64 岁。2009 年 12 月发现第 4 期非霍奇金淋巴瘤,化疗,因毒副作用大和一般状况差而暂停。于 2010 年 4 月 17 日开始中医治疗。来时面色苍白,消瘦,咽痛,发热,腰痛剧烈,夜尿 4~6 次,便秘。初诊方是蚤休 10g,土茯苓 30g,石见穿 30g,白花蛇舌草 30g,大青叶 30g,连翘 10g,虎杖 10g,莪术 10g,生薏苡仁 30g,浙贝母 10g,生牡蛎 30g,人参 6g,白术 10g,茯苓 10g,神曲 10g,百合 10g,麦冬 10g,沙参 15g,女贞子 15g,墨旱莲 15g,续断 15g,甘草 6g。此后也按照抗癌、调补、对症治疗三原则攻补兼施,扶正祛邪。情况逐渐改善,11 月恢复化疗,并继续中医治疗逾 4 年,状况稳定。2014 年 6 月复查称复发,再次化疗约 8 个月后缓解,2015 年 8 月 4 日追访时已存活逾 5 年半。

按语:末期非霍奇金淋巴瘤,因毒副作用大和一般状况差而中断化疗逾半年,改用中医治疗后状况改善而恢复化疗。中西医合作治疗逾 4 年,状况稳定。其后追访时存活期已逾 5 年半。

病例 163(病案 0002805) 欧女士,34 岁。2008 年 11 月出现右下腹痛,大便有黏液和血,按肠炎治疗无效,次月出现肠套叠而手术。手术时发现肿瘤,切除送检为大 B 细胞淋巴瘤。2009 年 1 月开始化疗,用 CEOP 方案 6 个疗程。2010 年 4 月 8 日开始中医治疗逾 5 年无复发。其初诊方是蚤休 10g,土茯苓 30g,仙鹤草 30g,生薏苡仁 30g,白花蛇舌草 30g,大青叶 30g,连翘 10g,莪术 10g,元胡 15g,人参 6g,白术 10g,茯苓 10g,神曲 10g,黄芪 30g,当归 6g,白芍 10g,炙甘草 6g,益智仁 6g。此后也按照抗癌、调补、对症治疗三原则攻补兼施,扶正祛邪。

按语:大 B 细胞淋巴瘤,中西医合作治疗,逾 5 年无复发。

病例 164(病案 0002581) 许先生,男,46 岁。2008 年出现全身牛皮癣,2009 年 2 月出现腰酸痛,诊为腰肌劳损,予理疗。同月出现左下肢肿,乃做 CT 和 PET,发现肿瘤。左腹股沟淋巴结活检为霍奇金淋巴瘤。接受放化疗。2009 年 11 月 10 日开始中医治疗逾 5 年未复发。牛皮癣也明显改善。其初诊方是蚤休 10g，土茯苓 30g，白花蛇舌草 30g，大青叶 30g，连翘 10g，浙贝母 10g，生牡蛎 30g，人参 6g，白术 10g，茯苓 10g，甘草 6g，黄芪 30g，当归 6g。此后也按照抗癌、调补、对症治疗三原则攻补兼施，扶正祛邪。

按语：霍奇金淋巴瘤，放化疗后中医治疗逾 5 年无复发。

病例 165（病案 0002656）　李先生，男，84 岁。2009 年 1 月年因发热就诊，经验血、PET 和活检发现霍奇金淋巴瘤，予放化疗。因骨髓抑制等严重副作用未完成化疗。复查显示肿瘤缩小，但未消失。双下肢无力、疲劳、膝关节疼痛，2009 年 12 月 29 日开始单纯中医治疗，期间数次发热，血象异常，逐渐趋于正常。中医治疗逾 5 年，复查无异常，食欲、睡眠、精神如常，体重稳定。其初诊方是蚤休 10g，土茯苓 30g，石见穿 30g，白花蛇舌草 30g，大青叶 30g，连翘 10g，莪术 10g，浙贝母 10g，生薏苡仁 30g，生牡蛎 30g，法夏 10g，陈皮 10g，茯苓 10g，人参 6g，白术 10g，女贞子 15g，墨旱莲 15g，续断 15g，黄芪 30g，当归 6g，丹参 10g，钩藤 10g。此后也按照抗癌、调补、对症治疗三原则攻补兼施，扶正祛邪。

按语：霍奇金淋巴瘤，因骨髓抑制等严重副作用未完成化疗，肿瘤亦未消失，其后单纯中医治疗逾 5 年，复查无异常。

病例 166（病案 0003449）　黎先生，男，35 岁。2011 年 3 月 18 日因右颈部发现无痛性肿块并增大约 2 个月来诊，希望中药"化掉"肿块。我们检查发现系肿大淋巴结，已经约鸽蛋大，并有粘连，无潮热、盗汗、咳嗽等，提醒患者有恶性肿瘤或结核病的可能，恶性肿瘤的可能性较大，须做淋巴结活检和 PET-CT 扫描，暂时未开药方。3 月 26 日 PET-CT 显示多处 ^{18}FDG 积聚的肿块，SUV_{max}5.8~13.2。考虑淋巴瘤或胸腺瘤或结核病，建议淋巴结活检。3 月 29 日二诊开始给予中药治疗，并再次建议患者抓紧活检。2011 年 7 月 14 日 ~9 月 8 日三次来诊仍未活检，颈部肿块缩小，我们再三建议患者抓紧活检明确诊断，10 月患者终于接受活检，证实为结节硬化型霍奇金淋巴瘤，称系Ⅳ期。其后化疗并继续中医治疗。现在中医治疗已逾 4 年，患者状况良好（无症状，食欲精神佳，体重稳定，影像学复查无复发）。其初诊方用蚤休 10g，土茯苓 30g，仙鹤草 30g，白花蛇舌草 30g，莪术 10g，生牡蛎 30g，夏枯草 10g，浙贝母 10g，生薏苡仁 30g，连翘 10g，蒲公英 30g，黄芪 30g，当归 6g，百合 10g，人参 6g，炒白术 10g，茯苓 10g，炙甘草 6g。其后继续按照抗癌、调补和对症治疗三原则加减变化。

按语：Ⅳ期结节硬化型霍奇金淋巴瘤，中西医合作治疗逾 4 年未复发。

十九、食管癌 5 例（病例 167~171）

病例 167（病案 0000629） 郑陈氏，女，65 岁。后死于原发性肺癌。2002年 10 月因进行性吞咽困难、消瘦疲劳就诊，发现食管癌，2003 年 1 月手术切除并在颈部甲状腺下方造口进行呼吸，病理学诊断鳞状细胞癌，有淋巴结扩散（N_1）。术后放疗 4 周。因反酸、胃脘痞满、疲劳、大便困难、眠差于 2003 年 7 月 2 日寻求中医治疗 6 年未复发，停用中药。其初诊方是黄连 6g，吴萸 10g，黄芩 10g，法夏 10g，郁金 10g，延胡索 10g，石斛 15g，百合 10g，麦冬 10g，玉竹 10g，沙参 15g，天花粉 15g，党参 10g，生白术 10g，黄芪 30g，当归 6g，丹参 10g，酸枣仁 15g。其后按抗癌、调补、对症治疗三原则加减。2010 年 3 月发现原发性肺癌，不能手术，放疗，并服用厄洛替尼，并再度服用中药，但情况逐渐恶化，于 2011 年 2 月 7 日去世。

按语：此例患者食管癌淋巴结扩散，经中西医合作治疗后，复查 6 年未复发。患者最终死于另一癌病肺癌，甚为令人惋惜。估计可能与两个因素有关，一是放疗后的迟发性致癌作用，二是数年来用颈部甲状腺下方造口进行呼吸，无法过滤空气中的有害尘埃。

病例 168（病案 0002066） 林女士，55 岁。2007 年 7 月手术切除食管癌，术前曾经放化疗。术后定期复查。2008 年 12 月气促，检查发现左锁骨上淋巴结肿大和双侧胸水，诊断为食管癌复发扩散。患者被告知不能手术，化疗也无效，患者乃寻求中医治疗，于 2009 年 2 月 27 日开始单纯服中药治疗至 2011 年 12 月 7 日去世，存活近 2 年又 10 个月。其中首 2 年半情况稳定，生活质量近正常。其初诊方是蚤休 10g，土茯苓 30g，仙鹤草 30g，白花蛇舌草 30g，蒲公英 30g，大青叶 30g，莪术 10g，丹参 10g，浙贝母 10g，生牡蛎 30g，酸枣仁 15g，柏子仁 10g，延胡索 10g，黄芪 30g，当归 6g，人参 6g，生白术 10g，茯苓 10g。其后按抗癌、调补、对症治疗三原则加减。

按语：食管癌复发扩散，左锁骨上淋巴结肿大和双侧胸水，患者被告知不能手术，化疗也无效，单纯中医治疗存活近 2 年又 10 个月。

病例 169（病案 0003018） 邓先生，48 岁。2007 年 11 月发现食管癌，次月手术切除。2010 年 2 月左颈部淋巴结肿大，PET-CT 显示原位复发，内镜活检为食管鳞状细胞癌，未再手术，放化疗后，经西医师建议，于 2010 年 7 月 30 日来我处中医治疗。来时咽痛口干，反酸，大便 2 日 1 次，体重 54kg，舌多瘀斑，苔薄白，脉稍弱。至今中医治疗已逾 5 年，无复发，无症状，体重升至 61kg。其初诊方为龙葵 30g,石见穿 30g,土茯苓 30g,绞股蓝 30g,白花蛇舌草 30g,知母 20g,生石膏 30g,怀牛膝 15g,麦冬 10g,生地 15g,石斛 15g,莪术 10g,人参 6g,生白术 10g,茯苓 10g,神曲 10g,生甘草 6g。此后,按抗癌、调补、对症治疗三原则加减。

按语:食管鳞状细胞癌术后原位复发,左颈部淋巴结扩散,未再手术,放化疗后中医治疗逾 5 年,无复发,无症状,体重升至 61kg。

病例 170(病案 0003810) 梁先生,59 岁。2011 年 8 月发现食管鳞状细胞癌多发性肝和淋巴扩散,不能手术切除,化疗用氟尿嘧啶和顺铂,仅一次即出现头晕,恶心,食欲差,发热,盗汗,气短,疲乏,干咳等。随即于 2011 年 9 月 21 日开始加用中医治疗。当时吞咽困难,体重 62kg,口舌溃疡。11 月 17 日 PET-CT 显示肿瘤明显缩小。次年结束化疗,继续中医治疗。2012 年 5 月 10 日来诊时称吞咽正常,无其他症状,体重增至 70kg。10 月再度出现吞咽困难,体重减轻,再度化疗和中医治疗,情况仍渐差,次年 9 月 15 日去世。存活 2 年。其初诊方为威灵仙 15g,急性子 6g,肿节风 30g,守宫 3g,土茯苓 30g,白花蛇舌草 30g,仙鹤草 30g,莪术 10g,连翘 10g,黄芪 30g,当归 6g,人参 6g,炒白术 10g,茯苓 10g,山楂 10g,神曲 10g,炒麦芽 10g,蒲公英 30g,泽兰 10g,制鳖甲 10g,法夏 10g,浮小麦 30g,炙甘草 6g。此后,按抗癌、调补、对症治疗三原则加减。

按语:食管鳞状细胞癌多发性肝和淋巴扩散,不能手术切除,中西医合作治疗存活 2 年。

病例 171(病案 0003183) 何先生,80 岁。2007 年 5 月发现食管癌,PET-CT 显示颈淋巴结扩散。未能切除,接受放化疗。2010 年 10 月 29 日因消瘦、疲劳、食欲差、口干、便秘等寻求中医治疗。初诊方是龙葵 30g,土茯苓 30g,绞股蓝 30g,仙鹤草 30g,八月札 30g,白花蛇舌草 30g,莪术 10g,连翘 10g,丹参 10g,百合 10g,黄芪 30g,当归 6g,白芍 10g,酸枣仁 15g,人参 6g,生白术 10g,茯苓 10g,神曲 10g,山楂 10g,炒麦芽 10g,炙甘草 6g。此后,按抗癌、调补、对症治疗三原则加减。中医治疗 5 年仍然存活。

按语:食管癌颈淋巴结扩散。未能切除,放化疗后中医治疗 5 年仍然存活。

食管癌主要表现是进行性的吞咽困难,中医称为噎膈,与"风""痨""臌"并列为四大顽症。吞咽困难不仅见于食管癌,也见于食管狭窄、贲门痉挛等,但食管癌的严重性和预后显然与其他食管狭窄以及食管痉挛都不同。所以食管癌属于中医噎膈范畴,而噎膈并不都是食管癌。

噎膈在《素问》中称为膈、隔塞、鬲咽。《素问·阴阳别论》指出:"三阳结,谓之膈。"《素问·阴阳别论》说:"隔塞闭绝,上下不通,则暴忧之病也。"宋代《严氏济生方》卷二始称为噎膈,并沿用至今。《景岳全书》指出:"噎膈者,隔塞不通,食不能下,故曰噎膈。"《医宗金鉴》认为:"三阳热结,谓胃、小肠、大肠三府热结不散,灼烁津液……贲门干枯,则纳入水谷之道狭隘,故食不能下,为噎塞也。"

噎膈在临床上有痰气交阻、瘀血内结、津亏热结、气虚阳微等不同证型。

食管癌的吞咽困难严重威胁生命,诚如《素问·平人气象论》所说"人以水谷为本,故人绝水谷则死"。以上5例食管癌的治疗均遵循中医辨证论治指导下的抗癌、调补和对症治疗三原则。抗癌方面每次用3~5味抗癌中药,每数月换一换抗癌中药。针对食管癌的抗癌中药有威灵仙、急性子、守宫、肿节风、白花蛇舌草、半枝莲、石见穿、龙葵、莪术、冬凌草、绞股蓝、仙鹤草、羊蹄根、薏苡仁、夏枯草、蒲公英、八月札、藤梨根、山慈菇等。调补方面多有人参、黄芪、白术、当归、枸杞、白芍等。对症治疗方面,治反酸选用黄连、吴茱萸、煅瓦楞、煅牡蛎,恶心呕吐视辨证选用姜黄、法夏、竹茹、代赭石、旋覆花等。健脾消导选用四君子汤、山楂、神曲、炒麦芽、蒲公英等。

文献指威灵仙是治疗噎膈的有效单方,冬凌草是河南民间治疗食管癌、贲门癌、肝癌的草药,《现代中药学大辞典》记载用冬凌草糖浆治疗食管、贲门癌80例,总有效率38.8%。壁虎又称为守宫,治食管癌、胃癌和肝癌,有小毒,用量不超过5g是安全的。

食管癌尤其是较晚期的患者,不少有气阴两虚表现,包括气短咽干、疲乏无力、舌红乏苔、大便干结等,须加强益气养阴,可选用人参、黄芪、黄精、山药、石斛、麦冬、沙参、玉竹等。

二十、胃癌6例(病例172~177)

胃癌常见症状有食欲减退,胃脘疼痛或不适,少许进食即上腹饱胀,消瘦,虚弱疲劳,恶心,呕吐,呕血或黑便。晚期患者可见腹部肿块,左锁骨上淋巴结肿大,腹水,下肢低蛋白性水肿等。中医认为脾胃乃后天之本,"胃者水谷之海"(《灵枢·海论》),而"人以水谷为本,故人绝水谷则死"《素问·平人气象论》。因此,胃癌严重威胁生命。中医古文献中并无胃癌一词,胃癌上述表现属于中医学"反胃""胃痛""癥""积""水肿"等范畴。胃癌在临床上有肝郁气滞、胃失和降、胃阴不足、痰瘀胶结、脾胃虚寒、气血亏虚等多种不同情况。

适用于胃癌的抗癌中药有龙葵、急性子、石见穿、白花蛇舌草、仙鹤草、生薏苡仁、败酱草、威灵仙、肿节风、海螵蛸、瓦楞子、牡蛎、虎杖、半枝莲、姜黄、莪术、三七、蚤休、山慈菇、白英、绞股蓝、王不留行、壁虎、八月札、冬凌草、羊蹄根、鬼箭羽、大黄、知母、延胡索、郁金、石斛、半夏等。

胃阴虚者,舌红乏苔,口干脉细,可加玉竹、石斛、麦冬、沙参等养阴。

有恶心、呕吐、嗳气者,选加旋覆花 10g、代赭石 30g、丁香 6g、刀豆子 9g、姜半夏 10g、竹茹 10g 等降逆。

幽门梗阻者,感胃脘痞塞闷胀,疼痛,上腹部有振水音,呕吐隔夜宿食,酸腐奇臭,属于中医痰饮(水走胃肠,沥沥有声,其人素盛今瘦),可合用苓桂术甘汤加半夏、生姜。

瘀血性疼痛可用失笑散(生蒲黄、五灵脂)。

胃癌的出血多为气虚不能统摄所致,除用人参、黄芪、白术等益气摄血外,止血药可选用三七粉、白及粉、仙鹤草、云南白药、海螵蛸粉等。

腹胀可用莱菔子 15g、台乌 10g,还可加厚朴 10g。

感胃脘痞塞者,多因痰气郁结,可用半夏厚朴汤(半夏、厚朴、茯苓、生姜、紫苏);亦可用丁香 6g、竹茹 9g、威灵仙 15g、刀豆子 9g,可通利食管。

病例 172(病案 0000846) 韩女士,78 岁。2005 年检查骨质疏松时发现"癌指数"升高,当时食欲差,消瘦,疲劳,PET-CT 扫描发现胃贲门肿瘤,[18]FDG浓聚,有局部侵润。诊断为胃癌。患者尚有高血压、帕金森病、轻度脑血栓形成,并带有 B 型肝炎病毒。患者拒绝手术和放化疗,于 2005 年 8 月 18 日开始中医治疗 8 年多,复查未见胃癌。2013 年 12 月死于衰老。此病例的初诊方是败酱草 30g,仙鹤草 30g,土茯苓 30g,白花蛇舌草 30g,大青叶 30g,莪术 10g,丹参 10g,当归 6g,黄芪 30g,白芍 10g,石斛 10g,麦冬 10g,沙参 15g,天花粉 15g,人参 6g,生白术 10g,云苓 10g,山楂 10g,神曲 10g,炒麦芽 10g,酸枣仁 10g。以后均按抗癌、扶正、对症的原则加减治疗。

按语: 胃癌,拒绝手术和放化疗,中医治疗 8 年多,复查未见胃癌。后死于衰老。

病例 173(病案 0003105) 林先生,84 岁。2010 年 4 月开始感胃不适,7月胃镜发现幽门腺癌,8 月 CT 检查见到多个淋巴结扩散,8 月 11 日手术切除一半胃。术后拒绝放化疗。于 2010 年 9 月 18 日开始中医治疗 2 年多,食欲精神良好,体重稳定。2012 年 7 月 CT 和胃镜复查未见复发。2013 年 1 月不明原因突然去世。其初诊方是龙葵 30g,石见穿 30g,土茯苓 30g,白花蛇舌草30g,绞股蓝 30g,莪术 10g,丹参 10g,党参 10g,生白术 10g,茯苓 10g,山楂 10g,

神曲 10g,炒麦芽 10g,蒲公英 30g,石斛 10g,炙甘草 6g。

按语:胃腺癌多个淋巴结扩散,手术切除一半胃后拒绝放化疗。中医治疗 2 年多,食欲精神良好,体重稳定。CT 和胃镜复查未见复发。

病例 174(病案 0000275)　潘先生,54 岁。2001 年 1 月因胃癌做胃大部分切除术,发现腹腔内多处淋巴结扩散,术后放化疗,体重从 70kg 减至 58.5kg,同年 5 月 7 日开始中医治疗,精神食欲改善,体重增加。2004 年 2 月西医复查"癌指数"正常。2004 年 10 月胃镜复查活检未见复发,当时中医治疗已 3 年多,停服中药。次年 5 月发现复发,未看中医,仅做化疗,约 10 个月后(2006 年 3 月)去世。其初诊方是败酱草 30g,仙鹤草 30g,白花蛇舌草 30g,土茯苓 30g,党参 10g,黄芪 30g,当归 6g,茯苓 10g,生薏苡仁 30g,法夏 10g,竹茹 10g,莪术 10g。其后也遵抗癌、调补和对症治疗三原则加减变化。

按语:胃癌,腹腔内多处淋巴结扩散,术后放化疗,体重从 70kg 减至 58.5kg,加用中医治疗后,精神食欲改善,体重增加。中医治疗 3 年多,复查"癌指数"正常,胃镜复查活检未见复发,停服中药 7 个月后复发,仅做化疗,约 10 个月后去世。

病例 175(病案 0000682)　陈女士,40 岁。2003 年 11 月因头晕约 2 个月就诊发现贫血,进一步检查发现Ⅲ期胃癌,系低分化腺癌,做全胃切除术,10 天后(2003 年 11 月 27 日)即开始中医治疗,其后(2003 年 12 月)化疗和放疗,继续服中药。5 个月放化疗于 2004 年 5 月顺利结束。复查称情况良好,中医治疗逾 5 年结束。追访时已经存活逾 12 年,身体健康。其初诊方是土茯苓 30g,仙鹤草 30g,八月札 30g,白花蛇舌草 30g,人参 6g,生白术 10g,云苓 10g,神曲 10g,炒麦芽 10g,黄芪 30g,当归 6g,阿胶 10g,丹参 10g,莪术 10g,生地 15g,麦冬 10g,石斛 10g。

按语:Ⅲ期低分化胃腺癌,中西医合作治疗,追访时已经存活逾 12 年,身体健康。

病例 176(病案 0003966)　关女士,76 岁。2011 年 9 月手术切除胃癌,病理报告为低分化腺癌。因发现多处淋巴扩散,属于Ⅲc 期,术后要求患者放化疗,患者拒绝放化疗,于 2011 年 12 月 10 日开始仅用中医治疗。2013 年 11 月复查报告称无异常,继续调补、抗癌和对症治疗。2014 年 5 月情况开始恶化,2014 年 9 月 5 日去世,从手术切除开始算起,这样一位多处淋巴扩散的Ⅲc 期胃癌患者单纯中医治疗存活 3 年,最初 2 年多,食欲精神良好,体重稳定,直到

2014 年初仍能冬泳。患者初次来诊时表现进食稍多即胃痛，其余无不适。舌红苔白，舌中心乏苔，脉细弱。初诊方为龙葵 30g，急性子 6g，威灵仙 15g，肿节风 30g，白花蛇舌草 30g，姜黄 8g，连翘 10g，延胡索 10g，党参 10g，炒白术 10g，茯苓 10g，神曲 10g，蒲公英 30g，黄芪 30g，当归 6g，炙甘草 6g。此后仍按抗癌、调补和对症治疗的原则治疗。

按语：Ⅲc 期低分化胃腺癌，多处淋巴扩散，手术切除后拒绝放化疗，单纯中医治疗存活 3 年，最初 2 年多，食欲精神良好，体重稳定，能冬泳。

病例 177（病案 0003630）　章女士，58 岁。2011 年 1 月开始无食欲，恶心，消瘦，觉饭菜臭。3 月胃镜活检发现低分化腺癌。手术切除 2/3 胃，并发现多个淋巴结扩散（N_2）。3 年前曾经有中风，并患有类风湿关节炎，西医未予化疗。2011 年 6 月 23 日来诊，开始中医治疗。来诊时面色苍白灰暗，疲乏，多关节痛及变形，胃痛，苔薄白，脉弱。予龙葵 30g，土茯苓 30g，白花蛇舌草 30g，仙鹤草 30g，败酱草 30g，姜黄 8g，延胡索 10g，蒲公英 30g，虎杖 10g，党参 10g，炒白术 10g，茯苓 10g，黄芪 30g，当归 6g，山楂 10g，神曲 10g，炒麦芽 10g，炙甘草 6g。其后继续按抗癌、调补和对症治疗三原则加减变化。至今切除术后单纯中医治疗已逾 4 年，食欲如常，体重稳定。CT 复查胃癌无复发扩散。

按语：低分化腺癌，多个淋巴结扩散（N_2）。因曾经中风和患有类风湿关节炎，身体虚弱，未予化疗，切除术后单纯中医治疗逾 4 年，食欲如常，体重稳定。CT 复查胃癌无复发扩散。

类似病例还有很多，限于篇幅，不一一介绍。这些病案已经显示中医治疗癌病很有价值，而且中西医合作治疗不冲突，并有益于患者。

二十一、脑瘤 5 例（病例 178~182）

中医古籍无脑瘤病名。根据前述脑瘤的临床表现，中医有关脑瘤的论述散见于"头痛""眩晕""中风""癫痫""呕吐"等病证中。临床上主要证型有痰瘀阻窍、肝胆湿热、肝肾阴虚和肝风内动等。

脑瘤的中医治疗仍然须遵循抗癌、调补身体提升免疫力、对症治疗和长期治疗这四个原则。抗癌中药宜数味联用，并且每 2~3 个月进行更换。适用于脑瘤的抗癌中药有土茯苓、莪术、半边莲、野菊花、绞股蓝、知母、丹参、桃仁、浙贝母、海蛤壳、蚤休、石见穿、半枝莲、石菖蒲、远志、半夏、三七、白英、全蝎、蜈蚣、地龙、牡蛎、淫羊藿。

痰瘀阻窍者,头晕头痛,项强,目眩,视物不清,呕吐,失眠健忘,肢体麻木,面唇黯红或紫黯,舌质紫黯或瘀点或有瘀斑,舌苔白腻或黄腻,脉涩。治宜化痰祛瘀通窍。可用通窍活血汤(桃仁、红花、赤芍、川芎、麝香、老葱、生姜、大枣、酒)合温胆汤(半夏、陈皮、茯苓、甘草、竹茹、枳实、生姜、大枣)加减。可选加土茯苓、绞股蓝、蚤休、石见穿、半枝莲抗癌;加三七活血化瘀;石菖蒲芳香开窍;白芥子、胆南星化痰散结。呕吐者,用竹茹、姜半夏可和胃止呕。

肝胆湿热者,头痛呕吐,面红目赤,烦躁口苦,震颤,或角弓反张,神昏谵语,舌红苔黄腻,脉弦滑数。治宜清肝泻火、燥湿化痰。可用黄连解毒汤(黄连、黄柏、黄芩、大黄)合温胆汤加减。可选加土茯苓、生薏苡仁、绞股蓝、白英、蚤休、石见穿、半枝莲抗癌;加白术等健脾以去生痰之源。大便干燥者,加番泻叶、火麻仁,通腑泄热。

肝肾阴虚和肝风内动者,头痛头晕,神疲乏力,虚烦不宁,肢体麻木,语言謇涩,颈项强直,手足蠕动或震颤,口眼歪斜,偏瘫,口干,小便短赤,大便干,舌质红,苔薄,脉弦细或细数。治宜滋阴潜阳息风。可用大定风珠(白芍、阿胶、生龟甲、生地、麦冬、五味子、鸡子黄、火麻仁、生牡蛎、生鳖甲、炙甘草)合天麻钩藤饮(天麻、钩藤、生石决、川牛膝、桑寄生、杜仲、山栀、黄芩、益母草、茯神、夜交藤)加减。可加全蝎、蜈蚣息风解痉抗癌;可选加土茯苓、绞股蓝、白英、蚤休、石见穿、半枝莲抗癌;失眠者,加酸枣仁、夜交藤养心安神;阳亢风动之势较著者,加代赭石、生龙骨、生牡蛎,重镇潜阳,镇息肝风。虚热之象著者,加青蒿、白薇清退虚热;大便秘结者,加火麻仁、郁李仁润肠通便。

病例 178(病案 0000864) 陆女士,46 岁。2005 年 6 月出现右枕部头痛,诊为偏头痛而治疗无效,次月出现呕吐,经 MRI 发现脑瘤(图 8-30),7 月 16 日手术,病理细胞学报告为 Ⅱ 级星形胶质细胞瘤。医师告知因周围脑组织侵润,未能全部切除。患者 2005 年 8 月 2 日开始中医治疗,并等待放疗。其后于 10 月开始放疗 30 次,继续服中药 3 年无症状,至 2008 年 9 月出现语言表达困难,

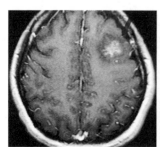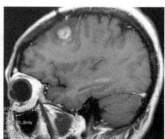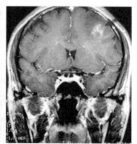

图 8-30 脑瘤。切除后病理细胞学报告为星形胶质细胞瘤。生存 5 年多

10 月 MRI 复查发现左侧大脑肿瘤,11 月 3 日再次手术切除脑瘤,术后化疗。患者继续服用中药至 2009 年 10 月,其后停用中药,仅仅断续做放化疗。约 8 个月后(2010 年 6 月 25 日)去世。生存 5 年多。其初诊方用土茯苓 45g,仙鹤草 30g,白花蛇舌草 30g,莪术 10g,丹参 10g,当归 6g,黄芪 30g,人参 6g,生白术 10g,茯苓 10g,生地 15g,麦冬 10g,酸枣仁 10g,连翘 10g。其后继续按照抗癌、调补和对症治疗三原则加减变化。

按语:脑星形胶质细胞瘤,因周围脑组织侵润,未能全部切除。中西医合作治疗,生存 5 年多。

病例 179(病案 0000758)　陈先生,28 岁。脑瘤。2003 年 6 月踢足球时摔倒昏迷,就诊发现脑瘤,次月手术,病理细胞学报告为脑瘤(high grade glioma)。术后放疗 30 次,11 月 6 日再次手术处理脑脊液外漏。2004 年 3 月 9 日开始中医治疗逾 2 年半,状况平稳,至 2006 年 10 月 11 日后失去联络。其初诊方有土茯苓 45g,仙鹤草 30g,白花蛇舌草 30g,莪术 10g,石菖蒲 10g,浙贝母 10g,丹参 10g,人参 6g,生白术 10g,黄芪 30g,当归 6g,生地 15g,麦冬 10g,百合 10g,山栀 6g。其后仍宗三原则加减变化。

按语:中西医合作治疗逾 2 年半,状况平稳。

病例 180(病案 0002576)　黎女士,47 岁。2009 年 5 月出现间歇性口鼻歪向左侧,视力正常。至 9 月口鼻歪变为持续性。10 月 21 日出现左眼复视,行走不平衡,轻微头痛,不伴呕吐。10 月 31 日 MRI 检查诊断为脑干胶质瘤(图 8-31),未能手术。2009 年 11 月 7 日开始中医治疗并等待放疗。2009 年 12 月中旬至 2010 年 1 月放疗 28 次,继续服中药,病情平稳逾 2 年。2012 年

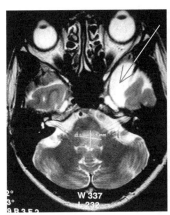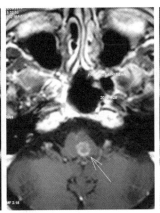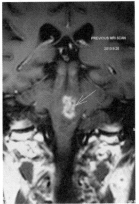

图 8-31　脑干胶质瘤

开始病情渐恶化,4月21日去世。存活期近3年。此病例的初诊方是土茯苓45g,仙鹤草30g,白花蛇舌草30g,莪术10g,丹参10g,黄芪30g,当归6g,人参6g,生白术10g,茯苓10g,生地15g,麦冬10g,酸枣仁10g,连翘10g。以后均按抗癌、扶正、对症的原则加减治疗。

按语:脑干胶质瘤不能手术。放疗28次,中医治疗逾2年病情平稳。存活近3年。

病例181(病案0002718) 方先生,20岁。2008年12月出现书写困难,跑步时步态不稳,次月检查发现小脑肿瘤(图8-32)。2009年1月手术2次。病理细胞学报告为高度胶质瘤(high grade glioma)。术后放疗30次,化疗因反应剧烈而未完成。因行走及书写仍然困难,于2010年2月9日开始中医治疗近2年,书写及行走均明显改善,其后失去联络。其初诊方用土茯苓45g,石见穿30g,白花蛇舌草30g,大青叶30g,虎杖10g,蚤休10g,川芎10g,莪术10g,

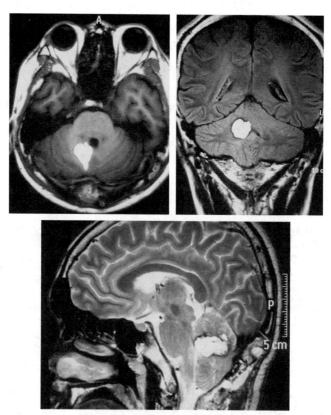

图8-32 小脑瘤。切除术后病理细胞学报告为高度胶质瘤

生白术 10g,人参 6g,茯苓 10g,神曲 10g,浙贝母 10g,生牡蛎 30g,石菖蒲 10g,枸杞 10g,黄芪 30g,当归 6g。其后也同样按三原则加减变化。

按语: 小脑高度胶质瘤。术后放疗 30 次,化疗因反应剧烈而未完成。行走及书写仍然困难,中医治疗近 2 年,书写及行走均明显改善,其后失去联络。

病例 182(病案 0001377)　陈姓男童,9 岁。2007 年 5 月因疲乏、呕吐约 2 个月就诊,CT 发现约鸽卵大的脑瘤,开颅减压,其后手术切除。病理细胞学报告为髓母细胞瘤(medulloblastoma)。术后放化疗,于 2007 年 12 月 11 日开始寻求中医治疗,来诊时仍在化疗,呕吐,无食欲,脱发,面色苍白,消瘦,左半身无力,左手指鼻试验差,舌淡苔白,脉细弱。血象显示骨髓抑制(全血细胞减少,白细胞计数降至 0.9×10^9/L),时有发热。服中药后,精神食欲和血象逐渐改善,发热减轻。化疗 1 年多,于 2008 年 7 月完成化疗。此后健康进一步改善。至今已逾 8 年,健康良好。其初诊方为土茯苓 20g,仙鹤草 15g,白花蛇舌草 15g,连翘 10g,莪术 6g,丹参 6g,法夏 6g,石菖蒲 6g,浙贝母 6g,生牡蛎 15g,人参 6g,生白术 6g,云苓 10g,山楂 6g,神曲 6g,炒麦芽 6g,黄芪 15g,当归 3g,枸杞 10g。此后仍按抗癌、调补和对症治疗三原则加减。髓母细胞瘤是一种未分化而恶性程度较大的高度侵犯性中枢神经系统肿瘤,此例中西医合作治疗,结局较佳,再次表明中西医合作治疗并无冲突。

按语: 小脑髓母细胞瘤,术后放化疗,寻求中医治疗时仍在化疗,呕吐,无食欲,脱发,面色苍白,消瘦,左半身无力,左手指鼻试验差,血象显示骨髓抑制(全血细胞减少,白细胞计数降至 0.9×10^9/L),时有发热。服中药后,精神食欲和血象逐渐改善,发热减轻。化疗 1 年多后继续中医治疗 4 年,健康进一步改善。追访 8 年,健康良好。

上述 5 例均属原发性中枢神经系统肿瘤。至于颅内转移性癌的中医治疗实例,肺癌等其他癌病已有介绍。

二十二、神经母细胞瘤 2 例(病例 183~184)

神经母细胞瘤(neuroblastoma)是儿童期最常见的颅外固体瘤,约占所有儿童癌病的 8%~10%。中医治疗也应遵循我们一直提倡的四原则,即抗癌、调补、对症治疗和长期治疗。

病例 183(病案号 0001520)　区姓男童,2 岁。患儿 10 个月大时发现第 4 期神经母细胞瘤,位于左肾上腺,扩散至肝和骨等。二次手术切除左肾上腺和部分肝脏和胆囊,做过放化疗和自体骨髓移植。2008 年 3 月 CT 复查见肝脏有 2 个低密度小病灶,性质不确定。2008 年 3 月 28 日开始中医治疗,当时患儿贫血(Hb10.9g/dl),白细胞计数 2.86 × 10⁹/L,食欲差,大便每日 3~4 次,舌淡苔白,指纹正常。予土茯苓 10g,白花蛇舌草 10g,连翘 3g,莪术 3g,人参 3g,生白术 3g,茯苓 3g,神曲 3g,山楂 3g,炒麦芽 3g。其后仍然按照抗癌、调补、对症治疗三原则加减变化,患儿精神和食欲改善,大便每日 1~2 次。贫血逐渐纠正,5 月 20 日 Hb12.1g/dl,白细胞计数 4.49 × 10⁹/L。2009 年 9 月 16 日末次就诊方为石见穿 10g,半枝莲 10g,土茯苓 10g,白花蛇舌草 10g,连翘 3g,莪术 3g,浙贝母 3g,人参 3g,生白术 3g,茯苓 3g,神曲 3g,炒麦芽 3g,黄芪 15g,当归 3g,枸杞子 3g,白芍 3g,生地 6g,怀山药 6g,山萸肉 3g。当时患儿中医治疗已 1 年半。其后追访 5 年至患儿 8 岁状况稳定,在加拿大上学。

按语: 左肾上腺第 4 期神经母细胞瘤,扩散至肝和骨等,手术切除左肾上腺和部分肝脏和胆囊,做过放化疗和自体骨髓移植。中医治疗 1 年半。其后追访 5 年至患儿 8 岁状况稳定,在加拿大上学。

病例 184(病案号 0004982) 男,5 岁。患儿 2012 年 3 月因倦怠无神,眼圈瘀紫就诊,发现第 4 期神经母细胞瘤,原发部位不明,但骨和骨髓广泛受累,全血细胞减少。其后多次化疗,2013 年 3 月 10 日开始中医治疗,初诊方是土茯苓 10g,石见穿 10g,半枝莲 10g,白花蛇舌草 10g,制龟甲 6g,连翘 6g,莪术 3g,熟地 6g,怀山药 6g,山萸肉 6g,泽泻 3g,人参 3g,炒白术 3g,云苓 3g,神曲 3g,黄芪 15g,当归 3g,淫羊藿 3g,炙甘草 3g。2013 年 6 月 4 日由美赴港来诊,当时食欲欠佳,入眠难,烦躁,手足心热,多汗,不主动饮水。大便每日 2 次。体重 17kg。舌红苔薄白,脉细弱。予蚤休 3g,土茯苓 10g,半枝莲 10g,白花蛇舌草 10g,莪术 3g,连翘 6g,龙胆草 3g,知母 6g,山栀 3g,生地 6g,麦冬 6g,怀山药 6g,山萸肉 6g,泽泻 3g,丹皮 3g,云苓 3g,人参 3g,生白术 6g,黄芪 15g,白芍 6g,枸杞 6g,浮小麦 15g,生甘草 3g,石见穿 10g。其后仍遵循抗癌、调补、对症治疗三原则加减变化。一般状况稳定。

按语: 第 4 期神经母细胞瘤,骨和骨髓广泛受累,全血细胞减少。多次化疗,后加用中医治疗 1 年多,一般状况稳定。

二十三、胸腺癌 3 例(病例 185~187)

病例 185(病案 0000748) 周女士,53 岁。2002 年手术切除左侧乳腺癌后放化疗。2003 年 11 月出现吞咽梗阻和呛咳,复视,身软无力,呼吸困难。就诊发现重症肌无力,经 CT 检查发现胸腺瘤。2004 年 2 月手术切除胸腺瘤,被告知因涉及血管状况,未能全部切除,诊断为胸腺癌,详细类型未见到报告。术后放疗 28 次。2004 年 6 月出现左锁骨上无痛性肿块,左手臂肿胀,于 2004 年 8 月 12 日开始中医治疗达 5 年多。于 2009 年 10 月 27 日最后一次就诊时身体健康,无明显不适。此例初诊方有蚤休 10g,败酱草 30g,土茯苓 30g,仙鹤草 30g,白花蛇舌草 30g,蒲公英 30g,莪术 10g,丹参 10g,当归 6g,黄芪 30g,人参 6g,生白术 10g,麦冬,酸枣仁 15g,夜交藤 15g,连翘 10g。此后仍按抗癌、调补和对症治疗三原则加减变化。

按语:胸腺癌术后放疗 28 次。其后中医治疗达 5 年多无复发,身体健康。

病例 186（病案 000S334）　刘先生,32 岁。2007 年 1 月因眼睑下垂,声音沙哑就诊,发现胸腺瘤。3 月手术,病理报告为恶性。术后放化疗,化疗用卡铂,但仅仅 1 次即因白细胞计数剧烈下降而停止化疗。患者 2007 年 5 月 29 日开始中医治疗,至今 8 年多,身体健康。其初诊方有绞股蓝 30g,败酱草 30g,土茯苓 30g,白花蛇舌草 30g,连翘 10g,莪术 10g,丹参 10g,人参 6g,生白术 10g,茯苓 10g,黄芪 30g,当归 6g,枸杞 10g,百合 10g,生地 15g,元参 10g,麦冬 10g,生甘草 6g,桔梗 10g,木蝴蝶 3g。此后仍按抗癌、调补和对症治疗三原则加减变化。

按语:胸腺癌,化疗仅 1 次即因白细胞计数剧烈下降而停止化疗。中医治疗 8 年多,身体健康。

病例 187（病案 0001008）　刘女士,74 岁。2001 年 6 月因跌伤就诊,发现胸腺瘤,同月手术切除,病理报告为恶性。术后放疗。2004 年 3 月发现复发,化疗,同年 8 月发现纵隔有 3 个肿块并有骨转移,于 2006 年 7 月 26 日开始来诊服中药。当时背痛,疲劳,胸闷,双下肢明显凹陷性肿。患者尚有糖尿病、高血压和心脏增大。中医治疗后食欲精神改善,水肿减轻,情况平稳约 3 年后再度恶化,2009 年 8 月去世。其初诊方是绞股蓝 30g,石见穿 30g,土茯苓 30g,半枝莲 30g,生薏苡仁 30g,知母 20g,百合 10g,生地 15g,麦冬 10g,枸杞 10g,石斛 15g,西洋参 6g,生白术 10g,莪术 10g,丹参 10g,白鲜皮 30g,浙贝母 10g,生牡蛎 30g。其后继续遵抗癌、调补和对症治疗三原则加减变化。

按语:胸腺癌手术切除及放化疗后复发,纵隔和骨转移,中医治疗后状况改善,情况平稳约 3 年后再度恶化去世。

二十四、舌癌 4 例（病例 188~191）

病例 188（病案 0000740）　邹女士,51 岁。1992 年 4 月因右侧舌底反复溃疡约 1 年,反复抗炎治疗无效,就诊发现舌癌。手术切除舌右侧及受累的右唾液腺。术后放化疗。2003 年 10 月舌中部溃疡,检查到癌细胞而再次手术,MRI 未见到扩散,未做放化疗。但患者仍然不放心而寻求中医治疗,2004 年 4 月 20 日开始服中药 1 年,后间断性服中药 4 年多。从服中药至 2012 年 2 月,8 年多身体健康。其初诊方有蚤休 10g,土茯苓 30g,败酱草 30g,白花蛇舌草 30g,莪术 10g,丹参 10g,当归 6g,黄芪 30g,人参 6g,炒白术 10g,茯苓 10g,生地 15g,玄参 10g,连翘 10g。其后续遵三原则加减变化。

按语:舌癌复发而再次手术后未放化疗,中医治疗以来 8 年多身体健康。

病例 189(病案 0000772) 徐女士,56 岁。2004 年 5 月发现舌右侧溃疡,治疗 1 周无效,活检诊断为舌癌。次月手术切除,术后放疗。2004 年 10 月 7 日开始中医治疗 5 年多(后 3 年间断性服药)。追访至 2014 年 5 月仍然身体健康,其时已存活 10 年。其初诊方用败酱草 30g,仙鹤草 30g,土茯苓 30g,白花蛇舌草 30g,莪术 10g,丹参 10g,当归 6g,黄芪 30g,人参 6g,炒白术 10g,茯苓 10g,山楂 10g,神曲 10g,炒麦芽 10g,麦冬 10g,酸枣仁 10g,百合 10g,夜交藤 10g,连翘 10g。其后续遵三原则加减变化。

按语:舌癌手术切除后放疗。中医治疗 5 年多。病后 10 年追访仍然身体健康。

病例 190(病案 0001126) 刘女士,73 岁。2006 年 10 月出现舌痛溃疡,治疗 1 周多无效,经过耳鼻喉专科检查发现舌癌,手术切除,称系 I 期,已彻底切除,未做其他治疗。2007 年 1 月发现扩散到颈部,放疗 30 次,并做标靶治疗(因皮肤溃疡而仅做 4 次即中止)。于 2007 年 6 月 7 日开始中医治疗 2 年多,其后间断性中医治疗 2 年多,身体健康。至 2013 年 1 月 31 日末次来诊未复发,时已存活逾 6 年。本例患者被认为是 I 期,已彻底切除,但仅仅 3 个月就发现扩散,此后中西医合作治疗,逾 6 年未复发,表明中西医治疗并无冲突。也表明对癌病不能轻言已经彻底切除,继续一段时期的抗癌、调补是有必要的。其初诊方用生地 15g,石斛 10g,百合 10g,沙参 15g,天花粉 15g,枸杞 10g,人参 6g,生白术 10g,茯苓 10g,神曲 10g,白花蛇舌草 30g,土茯苓 30g,绞股蓝 30g,钩藤 10g,莪术 10g。其后仍然遵抗癌、调补和对症治疗三原则加减变化。

按语:舌癌手术后扩散,中西医合作治疗逾 6 年未复发。

舌癌属于口腔癌,约占口腔癌的 25%,西医治疗首选手术,其次放疗,III 期以上则须综合治疗。按照 WHO 在诊治条件较好的欧洲所作的调查,整个口腔癌的 5 年生存率为 44%。以上 3 例坚持中医治疗的舌癌患者,全部存活超过 5 年。

病例 191（病案 0005159）　严先生,76 岁。约 2012 年夏季出现舌溃疡疼痛,反复治疗不愈,2013 年 8 月活检始知道是舌鳞状细胞癌。因高龄,有严重肺气肿,肺功能甚差,并有心脏病心房颤动,西医不予手术。于 2013 年 8 月开始单纯中医治疗 1 年多,于 2014 年 10 月 6 日因肺炎去世。从出现症状算起,存活 2 年。初诊方有败酱草 30g,土茯苓 30g,半枝莲 30g,白花蛇舌草 30g,连翘 10g,知母 20g,怀牛膝 15g,麦冬 10g,生地 15g,生石膏 30g,元胡 10g,西洋参 6g,生白术 10g,神曲 10g,蒲公英 30g,生甘草 6g。

按语:舌癌未能手术,单纯中医治疗存活 2 年。

二十五、十二指肠癌 1 例（病例 192）

病例 192（病案 0002009）　阮先生,55 岁。患全身牛皮癣及灰指甲约 8年,2008 年 11 月体检发现高血压及腹部肿块,经 PET 和 CT 扫描考虑为胰头或者十二指肠恶性肿瘤（图 8-33）,左腹股沟淋巴结有 ^{18}FDG 浓聚。12 月手术切除并且送病理检查后,诊断为十二指肠癌。术后未放化疗,于 2009 年 2 月 3日开始单纯中医治疗 2 年多,食欲、精神良好,体重增加,牛皮癣和灰指甲均有改善。2014 年 9 月 24 日即术后 5 年多追访状况仍然平稳,未化疗。其初诊方用败酱草 30g,土茯苓 30g,仙鹤草 30g,白花蛇舌草 30g,连翘 10g,莪术 10g,丹参 10g,法夏 10g,厚朴 10g,苏子 10g,茯苓 10g,人参 6g,生白术 10g,黄芩 10g。其后继续遵循抗癌、调补和对症治疗三原则加减变化。

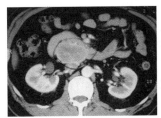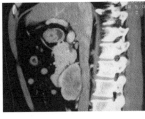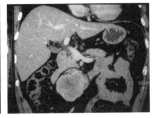

图 8-33　十二指肠癌

按语:十二指肠癌。术后仅接受中医治疗 2 年多,未放化疗,术后 5 年多追访状况仍然平稳。十二指肠癌属于小肠癌,十分罕见。在胃肠道肿瘤中,小肠癌所占比例不足 10%;在所有癌病中,小肠癌不足 1%,其中约 50%~60% 是十二指肠癌。约 45% 的小肠癌是腺癌,30% 是类癌（carcinoid）,15% 是淋巴瘤,10% 是肉瘤和胃肠基质瘤。西医治疗主要是手术切除。近年研究显示,标靶治疗能延长小肠癌生存期。按照 WHO 在诊治条件较好的欧洲所作的调查，小肠癌的 5 年生存率为 33%。

二十六、声带癌 1 例（病例 193）

病例 193（病案 0000691） 雷先生，38 岁。2003 年 12 月出现声音沙哑，就诊发现声带有赘生物，活检为鳞状细胞癌。手术切除后，未放化疗，寻求中医治疗。于 2004 年 2 月 12 日开始服中药 5 年。至 2012 年 8 年多来身体健壮，声音洪亮，内镜检查声带无异常。其初诊方有玄参 10g，麦冬 10g，生甘草 6g，桔梗 10g，板蓝根 15g，金银花 10g，连翘 10g，木蝴蝶 3g，绞股蓝 30g，仙鹤草 30g，白花蛇舌草 30g，百合 10g，人参 6g，生白术 10g，黄芪 30g，当归 6g，莪术 10g。此后仍按抗癌、调补和对症治疗三原则加减变化。

按语： 声带鳞状细胞癌。手术切除后未放化疗，中医治疗 5 年。至 2012 年 8 年多来身体健壮，声音洪亮，内镜检查声带无异常。

二十七、喉癌 1 例（病例 194）

病例 194（病案 0001567） 禤先生，63 岁。2008 年 1 月出现声音沙哑就诊，发现声带肿瘤，活检后诊断为声门上喉癌（carcinoma of supraglottic larynx）。未手术，放疗，出现咽痛，咽部梗塞感，疲乏无力，干咳，口干苦，失眠等，于 2008 年 5 月 2 日开始中医治疗，并继续放疗，2 周后咽痛消失。6 月结束放疗时，咽痛轻，声音仍然沙哑。继续中医治疗，咽痛迅速消失，咳嗽明显减轻，食欲和精神明显改善。中医治疗 5 年，复查无异常。2015 年 8 月 10 日即确诊后 7 年追访仍健康。其初诊方用玄参 10g，麦冬 10g，生甘草 6g，桔梗 10g，生地 15g，沙参 15g，百合 10g，绞股蓝 30g，仙鹤草 30g，白花蛇舌草 30g，虎杖 10g，杏仁 10g，百部 10g，川贝 6g，人参 6g，生白术 10g，制龟甲 10g，续断 15g，怀牛膝 15g，竹茹 10g，苏子 10g。其后也遵循抗癌、调补和对症治疗三原则加减变化。

按语： 喉癌。未手术，放疗 6 周及中医治疗 5 年，病后 7 年追访仍健康。

二十八、原发部位不明的癌病 1 例（病例 195）

病例 195（病案 0001077） 谭女士，46 岁。2006 年 11 月发现右颈部肿块，就诊做活检，诊断为低分化转移性腺癌，PET 显示颈部肿块 ^{18}FDG 浓聚，但全身未能找到原发部位。2007 年 3 月 8 日开始中医治疗，生活质量良好。

5 月 3 日开始化疗,继续中医治疗逾 5 年,健康良好,无癌病证据。其初诊方有蚤休 10g,土茯苓 30g,仙鹤草 30g,白花蛇舌草 30g,连翘 10g,莪术 10g,丹参 10g,当归 6g,黄芪 30g,生地 15g,人参 6g,生白术 10g,茯苓 10g,生薏苡仁 30g,浙贝母 10g,生牡蛎 30g。此后仍按抗癌、调补和对症治疗三原则加减变化。

按语:未能找到原发部位的转移性低分化腺癌,化疗和逾 5 年中医治疗后健康良好,无癌病证据。

二十九、上颌骨腺囊癌 1 例(病例 196)

病例 196(病案 0001613) 　傅先生,69 岁。2007 年 10 月出现左侧鼻塞,左上牙龈肿胀,2008 年 5 月看牙医,经 CT 发现左上颌肿瘤(图 8-34),活检后诊断为上颌骨腺囊癌Ⅳa 期。患者拒绝西医和我们的建议,不接受手术和放化疗,于 2008 年 6 月 4 日开始单纯中医治疗。此后病情稳定 3 年,生活质量良好,2011 年 5 月病情开始恶化,于 2011 年 10 月 7 日去世,存活 3 年多。其初诊方用败酱草 30g,土茯苓 30g,仙鹤草 30g,白花蛇舌草 30g,连翘 10g,莪术 10g,

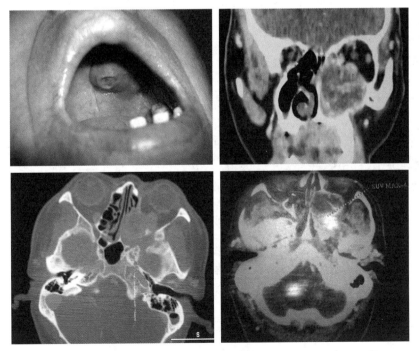

图 8-34　上颌骨腺囊癌

浙贝母 10g,生牡蛎 30g,生薏苡仁 30g,夏枯草 10g,人参 6g,生白术 10g,茯苓 10g。其后继续按抗癌、调补和对症治疗三原则加减变化。

按语: Ⅳa 期上颌骨腺囊癌(adenoid cystic carcinoma of maxilla)。拒绝手术和放化疗,单纯中医治疗存活 3 年多。首 3 年病情稳定,生活质量良好。

三十、上腭黏液表皮样癌 1 例(病例 197)

病例 197(病案 0003401) 林女士,41 岁。2010 年 12 月 24 日感觉上腭肿胀,不痛,就诊经活检发现黏液表皮样癌。放疗发生上腭穿孔。2011 年 2 月 24 日开始中医治疗逾 4 年,现无不适,健康良好。其初诊方有蚤休 10g,败酱草 30g,土茯苓 30g,白花蛇舌草 30g,连翘 10g,大青叶 30g,莪术 10g,八月札 30g,百合 10g,酸枣仁 15g,生牡蛎 30g,人参 6g,炒白术 10g,茯苓 10g,生甘草 6g,黄芪 30g,当归 6g。其后继续按抗癌、调补和对症治疗三原则加减变化。

按语: 上腭黏液表皮样癌。放疗后中医治疗逾 4 年无复发,健康良好。

三十一、扁桃体鳞状细胞癌 2 例(病例 198~199)

病例 198(病案 0001922) 黄先生,56 岁。2008 年 6 月出现咽痛,服抗生素无效,8 月再查疑及左扁桃体癌,同月手术切除,病理细胞学报告为鳞状细胞癌,有淋巴扩散。术后标靶治疗和放化疗。结束放化疗后,因咽痛,吞咽困难,口干,疲乏等,于 2008 年 12 月 4 日开始中医治疗。来诊时舌有瘀斑,舌苔甚为黄厚腻,脉搏细弱。初诊方用生地 15g,玄参 10g,麦冬 10g,生甘草 6g,桔梗 10g,板蓝根 15g,金银花 10g,连翘 10g,知母 20g,生石膏 30g,西洋参 6g,生白术 10g,云苓 10g,生薏苡仁 30g,杏仁 10g,土茯苓 30g,莪术 10g,丹参 10g,酸枣仁 10g 等,此后仍按抗癌、调补和对症治疗三原则加减变化。2 周后咽痛明显减轻,精神改善。2011 年 4 月喉镜和血液化验均正常。至 2014 年逾 5 年无复发,身体健康。

按语: 扁桃体鳞状细胞癌淋巴扩散。手术及标靶治疗和放化疗后咽痛,吞咽困难,口干,疲乏等,中医治疗逾 5 年无复发,身体健康无症状。喉镜和血液化验均正常。

病例 199(病案 0003163) 邱先生,51 岁。2010 年 4 月经 PET-CT 和活检诊断为左扁桃体鳞状细胞癌,左锁骨上淋巴结扩散。患者尚有肝脾肿大,高脂血症,痛风,糖尿病和肾功能衰退。患者未手术,仅做过放化疗。于

2010 年 10 月 19 日来诊,开始中医治疗。至今逾 5 年无复发。食欲如常,不疲劳,体重从 64kg 增至 72kg。其初诊方是蚤休 10g,土茯苓 30g,白花蛇舌草 30g,败酱草 30g,连翘 10g,莪术 10g,生地 15g,百合 10g,麦冬 10g,沙参 15g,天花粉 15g,枸杞 10g,当归尾 6g,丹参 10g,黄芪 30g,人参 6g,生白术 10g,茯苓 10g,桂枝 6g,生甘草 6g。其后继续按抗癌、调补和对症治疗三原则加减变化。

按语:扁桃体鳞状细胞癌锁骨上淋巴结扩散。尚有肝脾肿大,高脂血症,痛风,糖尿病和肾功能衰退。患者未手术,仅做过放化疗。中医治疗逾 5 年无复发。食欲如常,不疲劳,体重从 64kg 增至 72kg。

三十二、肉瘤 6 例(病例 200~205)

病例 200(病案 0000959)　陈先生,17 岁。2006 年 1 月因左面部出现肿块,就诊发现间充质软骨肉瘤(mesenchymal chondrosarcoma),手术切除。术后未化疗,因发音困难,头痛,头晕,于 2006 年 5 月 3 日开始中医治疗。2 周后头痛减轻,食欲和精神良好,开始放疗。放疗后上腭溃疡疼痛,6 月末结束放疗。中医治疗继续 2 年,精神、食欲、体重等状况良好,无复发证据和不适,改为间断性服中药 3 年。从手术至今 9 年多,身体健康,已大学毕业参加工作。其初诊方有土茯苓 30g,王不留行 20g,知母 20g,仙鹤草 30g,白花蛇舌草 30g,莪术 10g,生地 15g,连翘 10g,人参 6g,生白术 10g,茯苓 10g,丹参 10g,白芷 10g,百合 10g。此后仍按抗癌、调补和对症治疗三原则加减变化。

按语:软骨肉瘤约占恶性骨肿瘤的 20%,手术切除是主要治疗手段,而放化疗效果有限,不作为常用手段,仅仅用做晚期的姑息性治疗。本例间充质软骨肉瘤手术切除后未化疗,中医治疗逾 5 年无复发,身体健康。

病例 201(病案 0002109)　陈先生,21 岁。2008 年 4 月右胫骨中段出现肿块,逐渐增大。8 月就诊,经 X 线、MRI、CT、骨核子扫描、针穿刺活检,诊断为胫骨骨肉瘤,Ⅱb 期。10 月切除右下肢,安装义肢。术后化疗 5 个月。2009 年 3 月 19 日开始中医治疗 4 年半,健康良好。其后失去联络。其初诊方是石见穿 30g,制龟甲 10g,土茯苓 30g,白花蛇舌草 30g,莪术 10g,大青叶 30g,连翘 10g,女贞子 15g,墨旱莲 15g,续断 15g,人参 6g,生白术 10g,茯苓 10g,生薏苡仁 30g,黄芪 30g,当归 6g。其后继续按抗癌、调补和对症治疗三原则加减变化。

按语:骨肉瘤是最常见的恶性骨肿瘤。据 Ferrari S、Briccoli A 和 Mercuri M 等 2003 年分析约 10 年的资料,截肢治疗治愈率约 10%,未扩散的患者术后复发率高达 30%~40%。有报告指 26 个术后复发患者的 5 年生存率仅 19.2%。本例胫骨骨肉瘤,切除右下肢,安装义肢。术后化疗 5 个月。中医治疗 4 年半,健康良好无复发。

病例 202(病案 0002572) 余先生,64 岁。2003 年 5 月切除左大腿脂肪肉瘤(liposarcoma)。术后放疗 30 次。2009 年 5 月因胸痛和右肩痛就诊,经 PET-CT 扫描发现肺、左肾上腺和骨多发性转移,等待放化疗。2009 年 11 月 6 日开始中医治疗,其后开始化疗,继续中医治疗至 2011 年 2 月,状况仍稳定。后来获悉患者于 2012 年 8 月去世。从肺、左肾上腺和骨广泛扩散算起,存活逾 2 年。其初诊方是石见穿 30g,半枝莲 30g,绞股蓝 30g,土茯苓 30g,白花蛇舌草 30g,莪术 10g,丹参 10g,桃仁 10g,郁金 10g,延胡索 10g,百部 10g,白前 10g,紫菀 10g,款冬 10g,杏仁 10g,川贝 6g,人参 6g,生白术 10g,黄芪 30g,当归 6g。其后也遵循抗癌、调补和对症治疗三原则加减变化。

按语: 左大腿脂肪肉瘤肺、左肾上腺和骨多发性转移,中西医合作治疗存活逾 2 年。

病例 203(病案 0003000) 戴女士,74 岁。2010 年 1 月跌伤右下肢,手术时发现右下肢多发性肉瘤,进一步检查发现已扩散至肺。手术切除肉瘤,病理报告为梭状细胞肉瘤(spindle cell sarcoma)。西医担心其年纪大,难以承受化疗,预计只能存活数月,患者也拒绝化疗,于 2010 年 7 月 17 日开始单纯中医治疗近 1 年半,2011 年 11 月 13 日去世。其初诊方是石见穿 30g,土茯苓 30g,白花蛇舌草 30g,连翘 10g,莪术 10g,丹参 10g,制鳖甲 10g,制龟甲 10g,人参 6g,生白术 10g,茯苓 10g,神曲 10g,黄芪 30g,当归 6g,百合 10g,生地 15g,麦冬 10g,酸枣仁 10g,柏子仁 10g,生牡蛎 30g,生甘草 6g。其后继续按抗癌、调补和对症治疗三原则加减变化。

按语: 右下肢多发性梭状细胞肉瘤扩散至肺。手术切除肉瘤后未放化疗,单纯中医治疗存活近 1 年半。

病例 204(病案 0001502) 罗姓女孩,2 岁半。2007 年 1 月因不停流脓涕约 2 个月,右面部出现肿块约 2 周就诊,经活检诊为横纹肌肉瘤,4 月 19 日手术。术后放疗 28 次,用 VAC 方案化疗 13 次。2008 年 3 月 19 日开始中医治疗,初诊方用土茯苓 10g,白花蛇舌草 10g,浙贝母 5g,连翘 3g,党参 3g,生白术 3g,黄芪 10g,当归 2g,枸杞 3g,生地 3g。此后仍然按照抗癌、调补、对症治疗三原则加减治疗 10 个月。其后观察 6 年多无复发。身体健康。

按语: 面部横纹肌肉瘤,术后放化疗。中医治疗 10 个月。其后观察 6 年多无复发。身体健康。

病例 205（病案 0004435）　冯女士,57 岁。1995 年手术切除子宫肉瘤,1997 年发现肉瘤转移至肺,再次手术切除,术后化疗。2012 年 7 月因右侧坐骨神经痛就诊,发现肉瘤扩散至腰椎,等待放疗。于 2012 年 7 月 31 日开始中医治疗,其后放疗 8 次,继以化疗,至今中西医合作治疗已 3 年,体重稳定,食欲和精神如常,疼痛轻微,PET-CT 显示骨转移灶明显改善。其初诊方用石见穿 30g,制龟甲 10g,枸杞 10g,生地 15g,骨碎补 15g,山萸肉 10g,续断 15g,土茯苓 30g,仙鹤草 30g,白花蛇舌草 30g,白芍 10g,防风 10g,车前子 10g,黄芪30g,人参 6g,党参 10g,炒白术 10g,茯苓 10g,炙甘草 6g。其后继续按抗癌、调补和对症治疗三原则加减变化。

按语:子宫肉瘤转移至肺,中西医合作治疗 3 年,体重稳定,食欲和精神如常,疼痛轻微,PET-CT 显示骨转移灶明显改善。

三十三、原发性腹膜癌 1 例（病例 206）

病例 206（病案 0003196）　林女士,68 岁。2010 年 9 月因腹胀、大便困难、厌食和消瘦就诊,经 PET-CT 和活检发现原发性腹膜腺癌。化疗后出现腹水,疲乏无力等,于 2010 年 11 月 6 日开始加入中医治疗。其后患者中医治疗和反复化疗近 3 年,病情时好时差,2013 年 10 月 2 日去世。存活 3 年多。其初诊方用蚤休 10g,土茯苓 30g,绞股蓝 30g,石见穿 30g,半枝莲 30g,白花蛇舌草30g,姜黄 6g,元胡 10g,白芍 10g,炙甘草 6g,桃仁 10g,郁金 10g,虎杖 10g,蒲公英 30g,生大黄 6g,枳实 10g,猪苓 15g,云苓 10g,泽泻 15g,人参 6g,炒白术10g,山楂 10g,神曲 10g,炒麦芽 10g。

按语:原发性腹膜腺癌出现腹水,中西医合作治疗存活 3 年多。不少癌病可有腹膜扩散,引致腹水。但原发性腹膜癌并不多见。我们诊治的 5000 多例癌病中,只见过 4 例。2 例未坚持中医治疗,上例中西医合作治疗存活近 3 年,另有 1 例中医治疗已 1 年多,目前状况良好。

三十四、畸胎癌 1 例（病例 207）

病例 207（病案 0002947）　方先生,32 岁。2009 年 10 月出现气喘,面部紫红肿胀,12 月就诊见到颈静脉怒张,X 线检查发现右肺上部和纵隔巨大肿瘤,穿刺活检有恶性细胞浸润。化疗 4 次后肿瘤明显缩小。2010 年 5 月手术切除,病理细胞学检查确诊为畸胎癌。2010 年 6 月 15 日开始中医治疗 5 年未复发。其初诊方是石见穿 30g,土茯苓 30g,蚤休 10g,白花蛇舌草 30g,王不留行 20g,连翘 10g,莪术 10g,桃仁 10g,郁金 10g,延胡索 10g,人参 6g,生白术 10g,茯苓 10g,神曲 10g,黄芪 30g,当归 6g,百合 10g,沙参 15g,生甘草 6g。其后仍然按照抗癌、调补和对症治疗三原则加减。

按语:右肺上部和纵隔巨大畸胎癌。化疗 4 次后手术切除,其后中医治疗 5 年未复发。

三十五、黑色素瘤 1 例(病例 208)

病例 208(病案 0003142) 邓女士,71 岁。黑色素瘤。2010 年 8 月因右颞部"生疮"就诊,经检查和手术切除确诊为黑色素瘤。2010 年 10 月 8 日开始中医治疗,并局部放疗 5 次。至今 5 年未复发,食欲精神良好,体重稳定。其初诊方有绞股蓝 30g,土茯苓 30g,败酱草 30g,石见穿 30g,白花蛇舌草 30g,莪术 10g,丹参 10g,连翘 10g,大青叶 30g,蒲公英 30g,人参 6g,炒白术 10g,云苓 10g,山楂 10g,神曲 10g,酸枣仁 10g,柏子仁 10g,生牡蛎 30g。其后仍然按照抗癌、调补和对症治疗三原则加减。

按语:局部放疗 5 次及中医治疗 5 年未复发,健康良好。

三十六、睾丸癌 2 例(病例 209~210)

病例 209(病案 0003442) 高先生,26 岁。2010 年 10 月发现左侧睾丸癌,手术切除。同时发现腹腔内巨大肿瘤(10.3cm×9.8cm×9.4cm)和多个淋巴结肿大,暂未手术,先化疗。2011 年 3 月西医指出化疗耐药,2011 年 3 月 23 日开始中医治疗。当时贫血,血小板计数低(32×10⁹/L),食欲差,便秘,发热,舌多紫斑,脉数而弱。初诊方予败酱草 30g,土茯苓 30g,绞股蓝 30g,白花蛇舌草 30g,半枝莲 30g,石见穿 30g,莪术 10g,虎杖 10g,连翘 10g,蒲公英 30g,龙胆草 10g,生大黄 6g,人参 6g,炒白术 10g,茯苓 10g,山楂 10g,神曲 10g,炒麦芽 10g。1 周后,血象、食欲和大便改善,其后仍然按照抗癌、调补和对症治疗三原则加减。2011 年 5 月手术切除腹腔内巨大肿瘤,病理学报告是畸胎瘤淋巴扩散。术后继续中医治疗 4 年多,食欲、精神良好,体重增加,AFP 正常。2015 年 4 月 15 日 PET-CT 复查未见癌灶。

按语:睾丸癌和腹腔内巨大畸胎瘤淋巴扩散。术后化疗耐药,中医治疗逾 4 年食欲、精神良好,体重增加,AFP 正常,PET-CT 复查未见癌瘤。

病例 210(0004620) 戴先生,30 岁。2011 年手术切除右睾丸肿瘤,病理学报告为胚胎性癌(embryonal carcinoma)。术后仅化疗 2 次即于 2012 年 11 月 12 日改为寻求中医治疗。初诊方是龙葵 30g,半枝莲 30g,土茯苓 30g,白花蛇舌草 30g,连翘 10g,莪术 10g,丹参 10g,黄芪 30g,当归 6g,枸杞 10g,山萸肉 10g,党参 10g,炒白术 10g,云苓 10g,炙甘草 6g。其后仍然按照抗癌、调补和对症治疗三原则加减。至今中医治疗已近 3 年,无复发。AFP、人绒毛膜促性腺激素(HCG)、血象、肝肾功能和肺片均正常。食欲精神良好,体重增加。

按语:睾丸胚胎性癌,仅化疗 2 次即改为寻求中医治疗。中医治疗已近 3 年,无复发。AFP、HCG、血象、肝肾功能和肺片均正常。食欲精神良好,体重增加。

三十七、唾液腺癌 2 例(病例 211~212)

病例 211(0004154)　女性,55 岁,美国人。2003 年发现唾液腺癌,切除下颌下腺。术后放化疗。2009 年发现肺扩散,再次放化疗,但肺转移癌继续增大,于 2012 年 3 月 23 日其丈夫来港呈交医疗检查报告和医学影像学检查图像及舌象照片,叙述病情,寻求中医治疗。初诊予王不留行 20g,绞股蓝 30g,蚤休 10g,土茯苓 30g,白花蛇舌草 30g,连翘 10g,莪术 10g,浙贝母 10g,夏枯草 10g,人参 6g,炒白术 10g,茯苓 10g,黄芪 30g,当归 6g,枸杞 10g,丹参 10g,炙甘草 6g。此后仍然按抗癌、调补和对症治疗三原则加减变化。至今中医治疗已逾 3 年,状况稳定,仍在治疗中。

按语:唾液腺癌手术切除和放化疗后发现肺扩散,再次放化疗,但肺转移癌继续增大,中医治疗逾 3 年,状况稳定。

病例 212(0003175)　钟女士,35 岁。2010 年 6 月因口腔分泌物有血和吞咽不适就诊,经 CT、MRI 和 PET 诊断为右侧唾液腺癌(图 8-35)。10 月手术切除,病理学报告为唾液腺透明细胞癌。2010 年 10 月 26 日来诊开始中医治疗。初诊方予蚤休 10g,土茯苓 30g,石见穿 30g,绞股蓝 30g,白花蛇舌草 30g,莪术 10g,败酱草 30g,知母 20g,麦冬 10g,生地 15g,黄芪 30g,当归 6g,人参 6g,生白术 10g,茯苓 10g,生甘草 6g。次月开始放化疗 1 个月。放化疗期间及放化疗后均继续中医治疗。中医治疗 5 年无复发,健康良好,全面系统体检化验和 MRI 复查正常。

按语:唾液腺透明细胞癌。手术切除及放化疗后中医治疗 5 年无复发,健康良好。

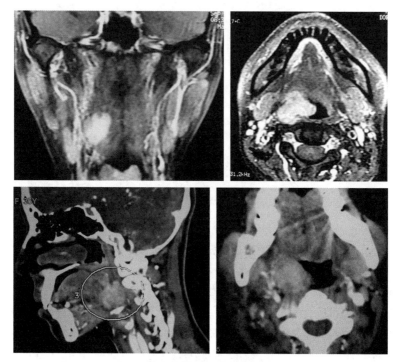

图 8-35　右侧唾液腺癌

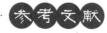

1. Martin D. Abeloff, James O. Armitage, John E. Niederhuber, et al. Abeloff's Clinical Oncology [M]. 4th ed. Philadelphia: Churchill Livingstone, 2008: 1585-1587.

2. Brian R. Walker, Nicki R. Colledge, Stuart H. Ralston, et al. Davidson's Principles and Practice of Medicine[M]. 22th ed. Edinburgh: Churchill Livingstone, 2014: 986.

3. Lee Goldman, Dennis Ausiello. Cecil Medicine[M]. 23rd ed. Philadelphia: Saunders Elsevter, 2008: 1493-1494.

4. Dennis L. Kasper, Anthony S. Fauci, Stephen L. Hauser, et al. Harrison's Principles of Internal Medicine[M]. 19th ed. New York: McGraw-Hill, 2015: 553.

5. Takahisa Fujikawa, Akira Tanaka. Successful multidisciplinary treatment of hilar cholangiocarcinoma in a patient with complicated new-onset coronary artery disease[J]. BMJ Case Rep, 2014. pii: bcr2014203941. doi: 10. 1136/bcr-2014-203941.

6. Aoki S, Mizuma M, Oyauchi M, et al. A Patient with Three-Year Relapse-Free Survival after Surgical Resection for Lung and Liver Metastases of Cholangiocarcinoma[J]. Gan To Kagaku Ryoho, 2015, 42(12): 1573-1575.

7. Kanomata H, Seyama Y, Tani K, et al. Long Term Survival in a Case of Hilar Cholangiocarcinoma Treated with Chemotherapy and Surgery[J]. Gan To Kagaku Ryoho, 2015, 42(12):1479-1481.

8. Philip PA, Mahoney MR, Allmer C, et al. Phase Ⅱ study of erlotinib in patients with advanced biliary cancer[J]. J Clin Oncol, 2006, 24(19):3069-3074.

9. 孟琳升. 中医治癌大成[M]. 北京:北京科学技术出版社, 2000.

10. 李济仁. 中医名家肿瘤证治精析[M]. 北京:人民军医出版社, 2011.

11. 孙秉严. 治癌秘方——我治癌 34 年医案[M]. 北京:华龄出版社, 1992.

12. 孙秉严. 孙秉严治疗肿瘤临床经验[M]. 北京:科学出版社, 1992.

13. 卢祥之, 张年顺. 著名中医治疗癌症方药及实例[M]. 北京:科学技术文献出版社, 1994.

14. 凌耀星. 中医治疗疑难病 130 例纪实[M]. 上海:上海三联书店, 2001.

15. 王三虎. 中医抗癌临证新识[M]. 北京:人民卫生出版社, 2009.

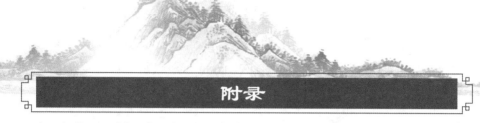

西医常用抗癌治疗药物作用机制和毒副作用

临床实践中,癌病患者既做西医治疗又做中医治疗的情况非常普遍。常遇到化疗的毒副作用被说成中药引起的。因此,中医师应当注意并且熟悉西医常用抗癌治疗药物的副作用,以便作出正确的分析判断,避免将西药抗癌治疗的毒副作用误以为是中药所致。为此,笔者作为获得西医的硕士和医学博士学位并从事过西医工作多年的临床工作者,将西医常用抗癌治疗包括化疗、标靶治疗和免疫治疗的药物作用原理和毒副作用列于附录供查阅。

附录一 常用化疗药作用机制和毒副作用

药名	作用机制和作用于哪一细胞周期	毒副作用	用于何种肿瘤
甲氨蝶呤（methotrexate，MTX）	化学结构与叶酸相似,竞争性抑制二氢叶酸还原酶,使四氢叶酸生成不足,dUMP 转化为 dTMP 时缺乏甲基供体,因而 DNA 合成受阻,从而抑制肿瘤细胞增殖。主要作用于 S 期	口腔炎,胃炎,腹泻,便血,骨髓抑制,肝功能损伤,肾小管坏死,肺炎,皮疹,脱发	急性白血病、绒毛膜上皮癌、恶性葡萄胎、头颈部肿瘤、消化道癌、卵巢癌
氟尿嘧啶（fluorouracil，5-FU）	结构与尿嘧啶相似,竞争性抑制胸苷酸合成酶,使 DNA 合成受阻。还可在体内转换成氟尿嘧啶核苷酸,以伪代谢物渗入 RNA,破坏 RNA 的结构,阻碍蛋白合成,故对各期肿瘤细胞均有作用	恶心,口腔炎,吞咽困难,血性腹泻,脱发,骨髓抑制,皮肤色素沉着,肝肾损害	消化道癌、乳腺癌、宫颈癌、卵巢癌、绒毛膜上皮癌、膀胱癌

续表

药名	作用机制和作用于哪一细胞周期	毒副作用	用于何种肿瘤
培美曲塞〔pemetrexed(alimta)〕	化学结构类似叶酸,可与三种参与嘌呤和嘧啶核苷酸合成的酶结合,抑制细胞 DNA 和 RNA 的合成	骨髓抑制,疲劳嗜睡,恶心,呕吐,腹泻,无食欲,口腔溃疡,皮疹,肝肾功能损害,发热	非小细胞肺癌、间皮瘤
巯基嘌呤(mercaptopurine,6-MP)	结构与腺嘌呤相似,干扰嘌呤代谢,阻碍嘌呤核苷酸合成,对 S 期细胞作用最显著	消化道黏膜损害,肝损害,骨髓抑制,高尿酸血症,发热	急性淋巴细胞白血病、绒毛膜上皮癌
硫鸟嘌呤〔thioguanine(tabloid,6-FG)〕	硫鸟嘌呤的作用机制同巯基嘌呤	类似巯基嘌呤	急性非淋巴细胞白血病
氟达拉滨(fludarabine,fludara,FAMP)	嘌呤类似物。抑制 DNA 聚合酶和核糖核苷酸还原酶	骨髓抑制,胃肠道反应,肝肾功能损害,脱发,皮疹,头痛,水肿,中枢神经毒性反应,四肢麻木等	慢性淋巴细胞白血病
克拉屈滨(cladribine)2-氯脱氧腺苷(leustatin)	脱氧腺苷类似物,抑制腺苷脱氨酶,抑制 DNA 修复及 RNA 合成	骨髓抑制,胃肠道反应,皮疹,发热,头痛,水肿,心悸,咳嗽	毛细胞白血病
双氟胞苷,吉西他滨〔gemcitabine(gemzar)〕	吉西他滨是胞嘧啶核苷酸类似物,在 DNA 复制时以伪代谢物渗入 DNA,导致 DNA 结构破坏,细胞凋亡	畏寒发热,头痛,肌肉痛,疲劳,恶心呕吐,无食欲,腹泻,骨髓抑制,肝功能损害,蛋白尿和血尿,溶血性尿毒症,虚弱,脱发,口腔溃疡,失眠,气短,神经毒性作用	肺癌、胰腺癌、膀胱癌、乳腺癌、食管癌、淋巴瘤

续表

药名	作用机制和作用于哪一细胞周期	毒副作用	用于何种肿瘤
羟基脲 （hydroxycarbamide，hydroxyurea，HU）	为核苷酸还原酶抑制剂，阻止胞苷酸还原为脱氧胞苷酸，从而抑制 DNA 合成，选择性地作用于 S 期细胞。还可用于细胞同步化，使细胞集中于 G_1 期，然后用 G_1 期敏感的药物治疗	骨髓抑制，恶心呕吐，腹泻，肝损害	慢性粒细胞白血病、黑色素瘤、细胞同步化
阿糖胞苷 （cytarabine，Ara-C）	可抑制 DNA 聚合酶。其结构与胞嘧啶核苷相似，还可渗入 DNA，干扰复制。它还阻断胞嘧啶核苷酸还原成脱氧胞嘧啶核苷酸，属 S 期特异性药物	骨髓抑制，消化道反应	急性粒细胞白血病、急性单核细胞白血病
阿扎胞苷 （azacitidine，vidaza）	属于胞嘧啶类之嘧啶核苷酸类似物，干扰核酸代谢。阿扎胞苷可与 DNA 甲基转移酶 1（DNA methyltransferase 1，DNMT-1）结合，进而抑制 DNA 复制时的甲基化作用，导致 DNA 低甲基化作用，此结果可重建造血干细胞的正常生长与分化。研究指出基因序列的 CpG 区块（CpG islands）之高度甲化（Hypermethylation）与骨髓增生异常综合征（MDS）、急性粒细胞白血病（AML）及其他肿瘤等疾病有关	骨髓抑制（白细胞减少、血小板减少等），恶心、呕吐、腹泻、便秘、厌食、发热、关节痛、咳嗽、呼吸困难、头痛、虚弱、头晕及失眠等	骨髓增生异常综合征

续表

药名	作用机制和作用于哪一细胞周期	毒副作用	用于何种肿瘤
氮芥（nitrogen mustard,mustargen,HN2）	烷化剂。烷化基团容易与 DNA 和蛋白分子中的氨基、巯基、羧基、羟基和磷酸基起烷化反应,以烷基取代上述基团中的氢原子,破坏 DNA 和蛋白质的正常结构与功能,使细胞死亡。属周期非特异性药物	因氮芥局部刺激性强,抑制骨髓持久,现已少用	
苯丁酸氮芥（瘤可宁）[chlorambucil (leukeran)]	烷化剂	骨髓抑制,消化道反应,皮疹,肝功能损害,闭经,肺纤维化,中枢神经系统毒性	慢性白血病、低度恶性非霍奇金淋巴瘤
环磷酰胺（cyclophosphamide Cytoxan,CTX）	烷化剂。周期非特异性药物	骨髓抑制,消化道反应,脱发,皮肤和指甲变黑,膀胱炎,致命性心脏毒性,闭经,第二肿瘤,黄疸	恶性淋巴瘤、急性淋巴细胞白血病、神经母细胞瘤、肺癌、乳腺癌、卵巢癌、多发性骨髓瘤
异环磷酰胺[ifosfamide(ifex)]	同环磷酰胺。由肝脏微粒酶作用下转化为有活性的代谢物	骨髓抑制,消化道反应,脱发,膀胱炎,肝肾功能损害	睾丸癌、肺癌、肉瘤、淋巴瘤
塞替派（thiotepa）	烷化剂。周期非特异性药物	骨髓抑制	乳腺癌、卵巢癌、膀胱癌、肝癌
丝裂霉素（mitomycin）	烷化剂。周期非特异性药物	骨髓抑制,消化道反应,心肝肾毒性,间质性肺炎等	抗瘤谱广
白消安（busulfan）马里兰（myleran）	烷化剂。周期非特异性药物	骨髓抑制,肺纤维化,闭经,睾丸萎缩	慢性粒细胞白血病

续表

药名	作用机制和作用于哪一细胞周期	毒副作用	用于何种肿瘤
顺铂（cisplatin）	也被认为是烷化剂。周期非特异性药物。	严重消化道反应,肾毒性,骨髓抑制,听力减退,周围神经炎,电解质紊乱(血钠、钾、钙、镁低),心脏毒性	抗瘤谱广,包括肺癌、胃肠道癌、睾丸癌、卵巢癌、子宫内膜癌、宫颈癌、膀胱癌、头颈部癌、骨肉瘤、非霍奇金淋巴瘤
卡铂（carboplatin）	作用机制同顺铂	类似顺铂。肝功能损害常见	卵巢癌、子宫内膜癌、肺癌,其他顺铂治疗的癌病
奥沙利铂（oxaliplatin）	作用机制同顺铂	骨髓抑制,胃肠道反应,口舌溃疡,脱发,外周神经毒性,喉痉挛,肝肾毒性,耳毒性等	结直肠癌
亚硝脲类:卡莫司汀（carmustine,卡氮芥 BCNU）、洛莫司汀（lomustine,CCNU）、司莫司汀（semustine,methyl-CCUN）	烷化剂。周期非特异性药物。本类药物脂溶性强,易透过血脑屏障	骨髓抑制,消化道反应,肝肾毒性	脑瘤、黑色素瘤、胃肠道瘤
链佐星（streptozocin）	烷化剂,破坏 DNA 正常结构与功能	肝肾功能损害,低磷酸盐血症,血小板减少等	胰腺癌
丙卡巴肼（procarbazine）,又名甲基苄肼（matulane）	烷化剂,破坏 DNA 正常结构与功能。周期非特异性药物	骨髓抑制,恶心,呕吐,皮疹,光敏感,厌食,腹泻,胃炎,低血压,心动过速,癫痫等	淋巴瘤、多发性骨髓瘤、脑瘤、黑色素瘤、肺癌

续表

药名	作用机制和作用于哪一细胞周期	毒副作用	用于何种肿瘤
达喀尔巴嗪（Dacarbazine）	烷化剂,抑制 DNA 及 RNA 的合成,细胞周期非特异性药物	骨髓抑制,胃肠道反应,流感样综合征,面部麻木、脱发,全身不适,肌肉酸痛,高热,肝肾功能损害等	黑色素瘤、软组织肿瘤、恶性淋巴瘤等
替莫唑胺［temozolomide（temodar）］	进入体内转化为烷化剂 MTIC（monomethyl triazeno imidazole carboxamide）,使 DNA 烷基化(主要作用于嘌呤的 O6 和 N7)而被破坏	骨髓抑制,胃肠道反应,皮疹,头痛,发热,虚弱,眩晕,健忘,意识障碍等	胶质瘤、转移性脑瘤
三尖杉酯碱（harringtonine）	抑制蛋白合成,使核蛋白体分裂,释出新生肽链,抑制有丝分裂。属周期非特异性药物	骨髓抑制,胃肠道反应,心肌损害,心率加快	急性粒细胞白血病、急性单核细胞白血病
喜树碱（camptothecine）	能干扰 DNA 拓扑异构酶,抑制 DNA 复制,为周期特异性药物,主要作用于 S 期,推迟 G_2 期向 M 期转变	严重胃肠道反应,骨髓抑制,血尿,脱发,肝功能损害,头痛,腰背痛,水肿,呼吸困难,咳嗽,失眠	胃癌、肠癌、绒毛膜上皮癌、急慢性粒细胞白血病
伊立替康［camptosar（CPT-11）,irinotecan］	CPT-11 是喜树碱的半合成衍生物,作用机制与喜树碱同	类似喜树碱	结肠癌、直肠癌
托泊替康［topotecan（hycamptin）］	拓扑异构酶抑制剂	骨髓抑制,恶心呕吐,腹痛腹泻,脱发,发热等	卵巢癌、小细胞肺癌
三氧化二砷［arsenic trioxide（trisenox）］	三氧化二砷引起细胞 DNA 断裂和细胞凋亡,机制不完全清楚	呕吐,腹痛,腹泻,出血,惊厥,心脏损害,肝炎,肾炎,脱发等。	急性早幼粒细胞白血病、淋巴癌和多发性骨髓瘤

续表

药名	作用机制和作用于哪一细胞周期	毒副作用	用于何种肿瘤
博来霉素（bleomycin,BLM）	是一类糖肽抗生素,能在腺嘌呤与胸腺嘧啶配对处与DNA结合,引起DNA链断裂,阻止DNA合成。为周期非特异性药物,主要作用于G_2和M期	发热,恶心呕吐,手足指趾肿胀,肺间质纤维化	多种鳞状上皮癌、淋巴瘤、睾丸癌
放线菌素D（dactinomycin）	放线菌素D能插入到G-C碱基对,与双链DNA牢固结合,抑制所有形式的DNA依赖性的RNA转录,从而妨碍蛋白合成,抑制肿瘤生长。属于周期非特异性药物	骨髓抑制,恶心呕吐,脱发,皮炎,口腔炎	肾母细胞瘤、横纹肌肉瘤、神经母细胞瘤、霍奇金病
柔红霉素（daunorubicin,DAUN）	作用机制类似放线菌素D。属于周期非特异性药物	骨髓抑制,心脏毒性等	急性淋巴细胞白血病、急性粒细胞白血病
表柔比星［epirubicin（ellence）]	细胞毒性药物。干扰细胞DNA复制和RNA合成,作用类似放线菌素D	骨髓抑制,心律不齐,气短,咳嗽,恶心呕吐腹泻,脱发,指甲和皮肤损害,口腔炎等	乳腺癌、鼻咽癌
伊达比星（idamy-cin,IDA）去甲氧柔红霉素（4-demethoxydauno-rubicin）	作用于拓扑异构酶Ⅱ;插入DNA;抑制DNA聚合酶	骨髓抑制;恶心呕吐,厌食,腹泻;脱发;肝肾功能损害;心脏毒性;神经毒性	急性白血病、慢性粒细胞白血病
多柔比星(阿霉素)（doxorubicin,adriamycin）	作用机制类似放线菌素D。属于周期非特异性药物	同柔红霉素	急性白血病、恶性淋巴瘤、乳腺癌、肺癌、肝癌、骨肉瘤

续表

药名	作用机制和作用于哪一细胞周期	毒副作用	用于何种肿瘤
普卡霉素（plicamycin）	作用机制类似放线菌素D。属于周期非特异性药物	骨髓抑制，恶心呕吐，肝肾毒性	睾丸胚胎瘤
长春碱[vinblastine（VLB）]	长春碱、长春新碱和鬼臼毒素能与微管蛋白相结合，抑制微管聚合而阻碍纺锤丝的形成，抑制细胞分裂，是作用于M期的周期特异性药物	骨髓抑制，神经毒性（指、趾麻木，肌无力，外周神经炎），脱发，恶心呕吐	急性白血病、恶性淋巴瘤、绒毛膜上皮癌
长春新碱[vincristine（VCR），Oncovin（商品名）]		神经毒性（指、趾麻木，肌无力，外周神经炎），骨髓抑制不明显	急性淋巴细胞白血病
长春瑞滨[vinorelbine（navelbine）]		骨髓抑制，恶心呕吐腹泻，脱发，口腔炎，神经毒性	非小细胞肺癌、乳腺癌转移
鬼臼毒素（podophyllotoxin）		骨髓抑制，胃肠道反应，肝毒性	
依托泊苷（etoposide，VP-16）替尼泊苷（teniposide，VM-26）	二者都是鬼臼毒素的半合成衍生物，但作用机制却是抑制DNA拓扑异构酶Ⅱ的活性，属于周期非特异性药物	骨髓抑制，胃肠道反应，肝毒性	肺癌、睾丸肿瘤、淋巴瘤
紫杉醇（paclitaxel，taxol）	促进微管蛋白聚合而抑制其解聚，从而影响纺锤体的功能，抑制瘤细胞分裂，作用于M期	骨髓抑制，肌肉痛，周围神经病变，胃肠道反应，脱发，皮疹，支气管痉挛，肝功能损害	转移性卵巢癌和乳腺癌、食管癌、肺癌
多西他赛（docetaxel，taxotere）	同紫杉醇	类似紫杉醇	乳腺癌、非小细胞肺癌
L-门冬酰胺酶（asparaginase）	肿瘤细胞合成门冬酰胺水平低，需外源性门冬酰胺，而门冬酰胺酶将门冬氨酸降解为天冬氨	胃肠道反应，精神症状，低蛋白血症，出血。肝功能损害，胰腺炎	急性淋巴细胞白血病

药名	作用机制和作用于哪一细胞周期	毒副作用	用于何种肿瘤
L-门冬酰胺酶（asparaginase）	酸和氨，使肿瘤蛋白合成障碍，细胞生长增殖受抑制		
TAS102（商品名 Lonsurf）	它是美国食品药品监督管理局于 2015 年 9 月 22 日批准的，是三氟尿苷（trifluridine）和 tipiracil 两种药物的组合。前者是核苷类似物，掺入 DNA 可抑制肿瘤细胞生长，属细胞毒性药物。后者是胸苷磷酸化酶抑制剂（thymidine phosphorylase inhibitor, TPI），可防止三氟尿苷的快速代谢，提高三氟尿苷的生物利用度	虚弱/疲乏，恶心，食欲减退，腹泻，呕吐，腹痛，发热。可致严重骨髓抑制	用做转移性结直肠癌的三线或四线治疗
糖皮质激素（glucocorticoids）（dexamethasone 和 prednisolone 较常用）	溶解淋巴细胞。抗炎，抗过敏，退热，刺激骨髓血细胞释放到外周血液，控制脑水肿	抑制免疫功能，增加受感染风险，医源性库欣综合征，溃疡病，高血压，糖尿病，骨质疏松，失眠	急性淋巴细胞白血病和淋巴瘤。还用于肿瘤引起的发热。重病情况下用应激剂量的糖皮质激素改善症状
雌激素	对抗雄激素。腺垂体释放黄体生成素（luteinizing hormone, LH）。LH 促进睾丸 Leydig 细胞产生睾酮。雌激素和孕激素可反馈抑制垂体产生 LH	女性化，体液潴留	前列腺癌
雄激素	抑制垂体促卵泡激素（follicle-stimulating hormone, FSH）的分泌，减少雌激素的产生	男性化	乳腺癌

化疗不仅效果不理想,而且毒副作用常常较严重。这与化疗的机制有关。上述化疗药干扰细胞 DNA 或 RNA 以及蛋白质合成的作用机制并无特异性,即对癌细胞和正常细胞均有较峻猛的杀灭或抑制作用,故常使免疫系统功能和其他器官功能严重受损,使患者的生活质量严重下降。而且不少联合化疗方案中均使用糖皮质激素,使免疫功能进一步受到抑制,不少抗癌药往往引起严重脱发,恶心呕吐,无食欲,虚弱,肝肾功能损害,而更为严重的是骨髓抑制,当白细胞减少到一定程度,化疗常被迫中止,否则患者可因粒细胞缺乏而发生严重感染,导致死亡。也有可能因骨髓抑制,血小板计数严重下降而发生严重内出血如颅内出血而导致死亡。

有些化疗药还有致癌作用,可以造成新的癌病。例如,烷化剂(alkylating agent)如环磷酰胺能引起膀胱癌(Durkee C,Benson R,1980;Fuchs EF,Kay R 等,1981)或骨肉瘤(Tucker MA,D'Angio GJ 等,1987)。拓扑异构酶Ⅱ(DNA topoisomerase Ⅱ)抑制剂阿霉素增加患白血病的风险。化疗和放疗联合更加增大患癌的危险。

化疗存在的另一问题是,即使化疗有效,癌细胞也常常可以通过多种机制对化疗药物逐渐形成耐药性,缩小的癌块再度增大、扩散。

近年出现了标靶治疗,是以癌细胞的生长和分裂增殖所需的一些生物分子作为特定靶点,用化学药物封锁之,阻断癌细胞生长和分裂增殖的信号转导通路,从而抑制癌细胞生长和增殖。它与传统化疗的区别是后者较为直接地干扰细胞的 DNA 或 RNA 或蛋白合成,在杀灭或抑制快速增殖的癌细胞的同时,对正常细胞的伤害也很大,而标靶治疗被认为可能更有效而对正常细胞伤害较小。但是标靶药不仅价格昂贵,而且其效果和副作用仍然不少。例如治疗大肠直肠癌的标靶治疗药西妥昔单抗(cetuximab)是一种针对表皮生长因子受体(EGFR)以阻断细胞信号转导而导致肿瘤细胞凋亡的单克隆抗体。疗效并不优于5-FU,仍然有不少副作用如引起痤疮样皮疹、皮肤干裂、肢端肿痛、心悸、失眠、无食欲、咳嗽咯血、肌肉抽搐等等。沙利度胺(thalidomide)曾经作为止痛药,因发现副作用严重,特别是引起胎儿畸形,曾被称为全球最大医疗悲剧而停用。后来又作为抗血管新生药用于治疗多发性骨髓骨髓瘤、肾癌、转移性黑色素瘤、胶质瘤等,但副作用仍然是严重的。

吉非替尼(iressa)在日本和欧洲负责的实验组中,210 名患者总有效率为18.7%,换言之,约 80% 的患者无效。

标靶治疗的另一个问题是耐药性形成。例如,厄洛替尼、吉非替尼等以EGFR 为靶点的药物通常在使用 8~12 个月后癌细胞就形成耐药性(Jones H 等,2004)。

附录二 癌病常用标靶治疗药物的作用机制和副作用

药名	作用机制和临床应用	副作用
吉非替尼（Gefitinib）（商品名iressa）	吉非替尼的作用靶点是 EGFR 的酪氨酸激酶部分。通过与激酶的 ATP 结合位点结合而抑制 EGFR 的酪氨酸激酶活性，从而阻断 Ras/Raf/MEK/MAPK 信号通路，抑制癌细胞的形成、增殖和转移。主要用于非小细胞肺癌，也用于其他 EGFR 过度表达的癌病。吉非替尼的有效率在 20% 左右，有效者也在约 10 个月即形成耐药性	常见副作用有痤疮样皮疹、脓疱疹、腹泻，甚至脱水；恶心、呕吐、厌食、胃炎、甲沟炎、肝脏转氨酶升高、虚弱、脱发、结膜炎、睑角炎较少见副作用有间质性肺病、角膜溃疡、骨髓抑制、头痛、失眠、胰腺炎等
厄洛替尼［erlotinib（商品名tarceva）］	同吉非替尼。主要用于非小细胞肺癌，也试用于胰腺癌	皮疹、瘙痒、恶心、呕吐、腹泻、胃炎、腹痛、无食欲、胃肠道出血、血胆红素和转氨酶升高、疲劳、咳嗽、呼吸困难、间质性肺炎、倒睫、部分脱发、听力损害偶尔可发生致命性肠穿孔、烧灼性和剥脱性皮肤大疱，有时可致命
Crizotinib（Xalkori）	抑制 ALK（anaplastic lymphoma kinase）酪氨酸激酶，主要用于非小细胞肺癌。ALK 突变激活下游众多底物分子，活化 PI3K/AKT、MAPK、JAK/STAT 等信号通路，最终使正常细胞向癌细胞转化。约 5%~8% 的非小细胞肺癌主要是腺癌，与 ALK 突变有关	麻木、失眠、头痛、腹泻或便秘、胃痛、口舌溃疡、味觉异常、恶心呕吐、黄疸、咳嗽、气促、发热、胸痛、肢体肿胀、出血、视力模糊
Ceritinib（商品名 Zykadia）	新一代 ALK 酪氨酸激酶抑制剂，用于对第一代 ALK 酪氨酸激酶抑制剂 crizotinib 产生抗药性的肿瘤	胃肠道症状如腹泻、恶心呕吐和腹痛，食欲不振、肝酶、胰酶增加、黄疸、血糖水平升高等、皮疹、视力模糊、疲劳、气短、发热、胸痛

药名	作用机制和临床应用	副作用
Alectinib	同 Ceritinib	疲劳,肌肉痛,水肿,恶心,皮疹,头痛,白细胞减少,肝酶升高,血磷低,便秘,光敏感等
依维莫司[everolimus(afinitor/RAD-001)]	磷脂酰肌醇 3 激酶(phosphoinositide 3-kinase, PI3K)催化亚单位 p110 与癌基因 ras 编码的蛋白 RAS 结合可使 PI3K 活化,PI3K 活化使磷脂酰肌醇 3 激酶依赖性蛋白激酶 1(phosphoinositide dependent protein kinase 1,PDPK1)活化,然后 PDPK1 使蛋白激酶 B(protein kinase B,aka Akt)活化,活化的 Akt 使一种称为雷帕霉素的哺乳动物靶子的激酶 mTOR(mammalian target of rapamycin)活化,刺激转录因子的活动。一些癌病存在这一 PI3K/AKT/mTOR 信号路径的过度活跃而上调细胞增殖,同时抑制细胞凋亡。依维莫司的作用机制是抑制 mTOR。它本来是用来防止肾移植后的排斥反应的免疫抑制剂	骨髓抑制,肝功能损害,肌酐、胆固醇和血糖升高,皮疹,口腔溃疡,恶心呕吐,腹泻腹痛,头痛,食欲不振,高血压等
Axitinib(inlyta)	针对血管内皮生长因子受体(vascular endothelial growth factor receptor,VEGFR)酪氨酸激酶的抑制剂,抑制血管增生,用于肾细胞癌	皮肤变黄,潮红,痤疮,皮疹,剥脱等;脱发,恶心呕吐,食欲不振,腹泻或便秘;疲劳,骨髓抑制,口腔溃疡,水肿,高血压,心律不齐,心功能损害,偶有肠道穿孔,可逆性后脑白质脑病综合征(头痛、神志错乱、癫痫、视力障碍)
沙利度胺(thalidomide)	抑制 INF-α;抑制 VEGF 和基本成纤维细胞生长因子(basic fibroblast growth factor,bFGF)而抑制血管生成;直接抑制 G_1 期细胞生长;促进细胞凋亡;促进 NK 细胞作用。用于多发性骨髓瘤	胎儿畸形(海豹肢症);骨髓抑制,恶心,呕吐,便秘;皮疹;嗜睡,眩晕;外周神经病变;肌痛,头痛;甲状腺功能减退症;水肿;高凝状态和静脉血栓形成

续表

药名	作用机制和临床应用	副作用
Lapatinib（商品名 tykerb）	也是酪氨酸激酶抑制剂，主要用于乳腺癌	可能引起致命的肝功能损害。恶心，呕吐，无食欲，口唇咽喉痛，肢体或背痛，失眠，咳嗽咯血，气短，心律失常，水肿，皮疹
伊马替尼 [imatinib（glivic，gleevec）]	伊马替尼与原癌基因 *abl* 和 c-kit 编码的生长因子及血小板源生长因子受体 β（PDGF-Rβ）的酪氨酸激酶部分结合而抑制酶活性，阻断细胞生长的信号转导。用于慢性髓细胞白血病、胃肠道肿瘤等	水肿，胸水腹水，皮疹，瘙痒，恶心呕吐，腹痛，腹泻，肌肉痛，肌肉痉挛，关节痛，头痛，贫血，白细胞减少，血小板减少，畏寒发热，呼吸困难，咳嗽，肝功能损害
Sunitinib（sutent，SU22348）	抑制 PDGF-Rα、PDGF-Rβ、VEGFR1-3 等多种受体的酪氨酸激酶部分，用于肾细胞癌、胃肠道肿瘤	恶心，呕吐，腹泻，皮肤痒，红肿，出血，口腔溃疡痛，牙龈出血，疲劳，高血压，肝功能损害，骨髓抑制
Dasatinib（sprycel）	抑制多种酪氨酸激酶，针对靶点为 BCR-Abl，SRC 家族激酶，c-kit，EPHA2 和 PDGFR-beta。用于慢性粒细胞白血病	头痛，肌肉痛，疲劳，虚弱，头晕，关节痛，皮疹，腹泻，恶心呕吐，便秘，无食欲，发热，咳嗽咯血，心律失常，便血，手足麻木
Sorafenib（nexavar）	抑制多种酪氨酸激酶，针对靶点为 Raf，肿瘤信号通路及肿瘤血管生长，主要用于肾癌和肝细胞癌	疲劳，脱发，无食欲，腹泻或便秘，关节痛，手足麻木，体重减轻，头痛，呕血便血，发热，气短，呕吐，胸痛，出汗等

药名	作用机制和临床应用	副作用
Pazopanib（votrient）	酪氨酸激酶抑制剂。用于肾细胞癌,甲状腺癌	腹泻,便秘,胃灼热疼痛,味觉异常,关节肌肉痛,面部肿胀,手足发红和触痛,脱发,指甲薄脆,皮肤部分区域褪色,皮疹,虚弱,抑郁,心律失常,胸痛,气短,头痛,头晕,语言困难,手足麻木,胃肠道出血,血尿,鼻衄,咯血
Vandetanib	选择性抑制酪氨酸激酶和血管内皮生长因子受体2(VEGFR2)。用于髓样甲状腺癌	常见副作用有腹泻,皮疹,恶心,高血压,头痛,疲劳,食欲减退,腹痛。罕见的副作用有致命性心律失常和感染
西妥昔单抗[cetuximab（erbitux）]	标靶治疗药西妥昔单抗是一种针对EGFR以阻断细胞信号转导而导致肿瘤细胞凋亡的单克隆抗体。用于结肠直肠癌、头颈部癌、肺癌	痤疮样皮疹,荨麻疹,皮肤干裂,肢端肿痛,低血压,心悸,失眠,恶心,呕吐,无食欲,腹泻,咳嗽咯血,呼吸困难,骨髓抑制,肌肉抽搐,寒战,发热,甲沟炎,结膜炎
曲妥珠单抗[trastuzumab（herceptin）]	曲妥珠单抗是一种单克隆抗体,特异性地与细胞膜蛋白HER2的细胞外部分(Ⅳ区)结合,阻断细胞信号转导通路MAPK和PI3K,抑制癌细胞生长和分裂增殖,抑制血管增生,促进癌细胞凋亡。曲妥珠单抗主要用于乳腺癌。但癌细胞往往逐渐形成对曲妥珠单抗的耐受性。对于没有HER2过度表达的乳腺癌,曲妥珠单抗无效而且导致正常细胞伤害。仅有15%~20%的乳腺癌有HER2过度表达(即评分在3以上)	身痛,头痛,虚弱,寒战、发热;呼吸困难,咳嗽;心动过速,心力衰竭;恶心、呕吐、腹泻,厌食等胃肠道反应;贫血,白细胞减少;皮疹,皮肤瘙痒;腰背痛,关节痛,失眠,头晕,抑郁,水肿

续表

药名	作用机制和临床应用	副作用
贝伐珠单抗 [bevacizumab (avastin)]	贝伐珠单抗是封锁血管内皮生长因子 A(VEGF-A) 从而阻断新生血管生长,以此抑制肿瘤的单克隆抗体。用于肺癌、乳腺癌、脑的成胶质细胞瘤等	骨髓抑制,高血压,鼻衄,血管栓塞,肺栓塞,便秘,肠穿孔,鼻中隔穿孔,蛋白尿,过敏,影响伤口愈合。因阻碍侧支循环形成而使冠心病或周围血管病恶化
Temsirolimus (CCI-779)	与免疫亲和蛋白 FKBP(FK506-binding protein) 形成的复合物可抑制 mTOR 激酶(mTOR 是 mammalian target of rapamycin 即钠巴霉素的哺乳动物靶子的缩写),而活化的 mTOR 增加低氧诱导性因子(hypoxia-inducible factor, HIF) 基因表达,故抑制 mTOR 可防止细胞向肿瘤细胞转化及肿瘤血管生成。用于肾癌等	皮疹,水肿,高血糖,高脂血症,虚弱,头痛,味觉异常,无食欲,恶心呕吐,腹痛腹泻,消瘦,便秘,尿频尿痛,血尿,衄血,肌肉关节痛,手足甲床改变,手足麻痹,皮肤干燥,疲乏,心悸,失眠,抑郁,呼吸困难,发热
利妥昔单抗 [rituximab (rituxan)]	利妥昔单抗是直接针对 B-细胞表面抗原 CD20 的单克隆抗体,用于 B-细胞淋巴瘤	疲劳,畏寒,发热,恶心,胸痛,潮热,白细胞减少,血小板减少,过敏,呼吸困难等
卡培他滨 [capecitabine (商品名 xeloda)]	卡培他滨在胃肠道吸收后,先在肝脏被羧酸酯酶(carboxylesterase)和胞嘧啶脱氨酶(cytidine deaminase)转化为 5-FU,然后在外周组织和肿瘤细胞内继续被胸嘧啶核苷酸磷酸化酶转化为 5-FU 而发挥抗癌作用。由于癌细胞内的胸嘧啶核苷酸磷酸化酶表达较高,因此在癌瘤中转化成的 FU 较多,而对正常细胞的伤害较小,故有专家将其也列为标靶治疗药物。卡培他滨主要用于乳腺癌、结肠癌和头颈部鳞状细胞癌	骨髓抑制,腹泻,恶心,呕吐,胃炎,腹痛,消化不良;黄疸,皮炎,皮疹,瘙痒,甲沟炎;疲劳,虚弱,发热,肢体痛,嗜睡;头痛,头晕,味觉异常,皮肤感觉异常,失眠;厌食,脱水,体重减轻;结膜炎;心脏毒性,呼吸困难,咳嗽;背痛,关节痛;水肿;贫血,抑郁

药名	作用机制和临床应用	副作用
他莫昔芬 （tamoxifen）	在体内由细胞色素 P450 2D6（cytochrome P450 2D6，CYP2D6）转化为有活性的 endoxifen，化学结构与雌激素类似，有较弱的雌激素样作用，可与雌激素受体结合，从而竞争性抑制雌激素的作用。用于乳腺癌。因基因变异或服用抑制剂而导致 CYP2D6 活性降低的患者，用他莫昔芬的效果较差，宜改用来曲唑	潮热，出汗，情绪变化，体液潴留，发胖或消瘦，骨痛，皮疹，恶心，呕吐，腹泻或便秘，月经不调，阴道出血，静脉血栓形成，肌肉无力，视网膜病。骨髓抑制，肝功能损害，诱发子宫内膜癌
来曲唑 ［letrozole（商品名 femara）］	通过抑制合成雌激素所需的外周组织芳香化酶而减少雌激素合成。用于绝经后的乳腺癌患者	潮热，恶心，疲乏虚弱，骨髓抑制，血栓形成，皮疹，头痛，肌肉痛，水肿，呼吸困难，咳嗽，高钙血症，抑郁，焦虑，紧张，烦躁，失眠，记忆力减退，视力模糊，心动过速，高血压，尿频，关节痛，阴道流血
Arimidex （anastrozole）	同来曲唑	烘热，头发稀少，皮疹，恶心，呕吐，无食欲，腹泻，头痛，阴道流血，GGT 和 ALP 升高
Aromasin （exemestane）	同来曲唑	白细胞计数降低，骨质疏松，胸闷胸痛，心律不齐，咳嗽，哮喘，发热，抑郁，四肢肿胀，咽痛，头痛，尿痛，腹痛，腹泻或便秘，呕吐，头晕，失眠，肝酶升高和陶土色大便，皮疹
Fulvestrant	雌激素受体拮抗剂，用于乳腺癌	恶心呕吐，便秘或腹泻，胃痛，头痛，无食欲，烘热，出汗，失眠，抑郁，手足肿胀，头晕，胸痛，气促等

续表

药名	作用机制和临床应用	副作用
维A酸 (tretinoin, ATRA)	与细胞质的视黄酸结合蛋白结合,移入细胞核,与视黄酸受体(RARs)相互作用,限制细胞生长分化的基因的表达,用于急性髓细胞白血病中的M3型,即有t(15;17)染色体易位的急性早幼粒细胞白血病(APL)	骨髓抑制,胃肠道反应,皮肤瘙痒、脱屑、疱疹、结膜炎、角膜溃疡,肝损害(转氨酶升高),肌肉痛、关节痛、心律不齐,维A酸综合征(高热、白细胞计数升高、呼吸抑制、胸水、心包积液等)
Vemurafenib	BRAF抑制剂。抑制蛋白激酶BRAF。主要用于治疗黑色素瘤 原癌基因 *Raf* 是 Rapidly Accelerated Fibrosarcoma(迅速促进纤维肉瘤)的缩写,*Raf* 家族有A、B、C三个成员。*B-Raf* 编码的B-Raf蛋白激酶参与丝裂原启动蛋白激酶(MAPK)信号通路,调节细胞的分裂、分化和分泌功能。*Raf* 突变与多种癌病有关	腹泻,便秘,呕吐,黄疸,无食欲,视力模糊,呼吸困难,心律失常,皮肤干燥瘙痒,脱皮,脱发,头痛,味觉异常,疲劳,关节肌肉躯干四肢痛,四肢关节肿胀,发热
Dabrafenib	也是BRAF抑制剂,主要用于治疗黑色素瘤	血肿,尿频尿少,头晕,咳嗽,流涕,咽痛,胃痛,便秘,视力模糊,呼吸困难,心律失常,皮肤干燥瘙痒,脱皮,脱发,头痛,味觉异常,疲劳,关节肌肉躯干四肢痛,四肢关节肿胀,发热
Nilotinib	类似伊马替尼的酪氨酸激酶抑制剂,用于治疗慢性髓细胞白血病(CML)	恶心呕吐,腹泻或便秘,胃痛,头痛头晕,无食欲,失眠或疲乏嗜睡,盗汗,肌肉痉挛,脱发,皮疹,血尿,发热,气促,黄疸等。最严重的是心律失常,特别是QT间期延长,可致晕厥,癫痫发作,甚至猝死

药名	作用机制和临床应用	副作用
Atafinib	作用机制同吉非替尼。用于治疗非小细胞肺癌	尚待美国 FDA 批准使用,其副作用数据尚未列入美国国家网 https://www. nlm. nih. gov/medlineplus/ druginfo/

附录三　免疫治疗和西医其他癌病治疗常用药物的作用机制与毒副作用

癌病的免疫治疗(immunotherapy)近年有较多的新发展。2014 年 9 月,免疫疗法新药 Keytruda 获美国 FDA 核准。健全的机体免疫系统能识别癌细胞与正常人体细胞,在正常细胞不受损失的情况下,将癌细胞清除。但是癌细胞则设法躲避免疫系统的识别和攻击,免疫 T 细胞表面有与细胞程序性死亡即凋亡相关的受体,称为 PD-1(programmed cell death-1),癌细胞表面则有相应的配体 PD-L1(PD ligand 1)。当癌细胞表面的 PD-L1 与 T 细胞表面的 PD-1 相结合时,免疫 T- 细胞的活化被抑制从而停止对癌细胞的攻击。Keytruda(pembrolizumab)是专门针对 PD-1 的单克隆抗体,其作用机制是与 T 细胞 PD-1 结合而阻止癌细胞 PD-L1 与 T 细胞 PD-1 的结合,从而强化免疫 T 细胞对癌细胞的识别和攻击,又称为 PD-1 抑制剂。Keytruda 最初用于治疗黑色素瘤,后来扩大到治疗非小细胞肺癌、肾癌等其他癌病。发表的以 Keytruda 治疗末期非小细胞性肺癌,总数 495 位患者的研究结果,其中有 20% 的患者对药物有反应,患者平均存活 1 年,其中癌症无恶化存活期为 4 个月,平均存活期已经超过各种已知疗法。但是 Keytruda 可能引起机体免疫系统攻击正常组织器官,导致严重甚至致命的副作用包括肾衰竭、肺炎。其他副作用还有疲劳(47%),恶心呕吐(30%),食欲差(26%),咳嗽(30%),腹泻(20%)或者便秘(21%),关节痛(20%),皮疹(29%),瘙痒(30%)。

癌病免疫治疗较新的药物还有 Opdivo(nivolumab)和 Yervoy(ipilimumab)。Opdivo(nivolumab)与 keytruda 一样也是 PD-1 抑制剂。而 Yervoy(ipilimumab)则是细胞毒性 T 细胞相关蛋白 4(cytotoxic T-lymphocyte-associated protein 4, CTLA4)抑制剂。CTLA-4 又称为 CD152,是存在于辅助性 T 细胞表面的受体,

具有免疫检查站功能,当它与抗原呈递细胞表面的 CD80(B7-1)或 CD86(B7-2)结合时,就向 T 细胞发出抑制信号,下调免疫反应。

XGEVA(Denosumab)是近几年出现的西药,用于治疗癌病骨转移时的骨损害。

破骨细胞(osteoclast)前体细胞或成熟破骨细胞膜上有核因子 κB 受体启动因子(receptor activator of nuclear factor-kappa B,RANK),而成骨细胞(osteoblast)、骨髓基质细胞、活化的 T 淋巴细胞表达其配体 RANKL(receptor activator of nuclear factor-kappa B ligand)。

当 RANKL 与 RANK 结合后,就会促进破骨细胞的分化及骨吸收活性,这是发生骨骼病变的主要因素。但成骨细胞及骨髓基质细胞又分泌表达护骨因子(osteoprotegerin,OPG),可与 RANKL 竞争性结合,从而阻断 RANK 与 RANKL 之间的相互作用。

XGEVA(denosumab,prolia)是一种单克隆抗体,可与成骨细胞膜上的 RANKL 结合,阻止 RANKL 活化其接受体即破骨细胞膜上的 RANK,阻止骨损害。Denosumab 可能引起的副作用包括:低血钙症(症状有肌肉痉挛、抽筋,手指、脚趾或嘴巴周围感觉麻木或刺痛);严重感染(可能会在皮肤、下腹部、膀胱或耳朵等部位发生严重感染。患者可因感染而发生心内膜炎);严重腹痛,尿频、尿急,或排尿时有烧灼感;皮肤发炎、瘙痒、红疹及湿疹。皮肤干燥或出现皮革感,脱皮;严重副作用有下颚骨坏死。

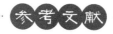

参考文献

1. Dennis L. Kasper, Anthony S. Fauci, Stephen L. Hauser, et al. Harrison's Principles of Internal Medicine[M]. 19th ed. New York:McGraw-Hill,2015.

2. Brian R. Walker, Nicki R. Colledge, Stuart H. Ralston, et al. Davidson's Principles and Practice of Medicine[M]. 22th ed. Edinburgh:Churchill Livingstone,2014.

3. Martin D. Abeloff, James O. Armitage, John E. Niederhuber, et al. Abeloff's Clinical Oncology[M]. 4th ed. Philadelphia:Churchill Livingstone,2008.

4. Lee Goldman, Dennis Ausiello. Cecil Medicine[M]. 23th ed. Philadelphia:Saunders Elsevier, 2008.

5. C. R. W. Edwards, I. A. D. Bouchier, et al. Davidson's Principles and Practice of Medicine[M]. 17th ed. Edinburgh:Churchill Livingstone,1995.

6. Roland T. Skeel. Handbook of cancer chemotherapy[M]. 6th ed. Lippincott Williams & Wilkins,2003.

7. W. Modell, A. Lansing. Drugs[M]. 2nd ed. New York:Times-Life Books Inc,1980.

8. B. G. Katzung. Basic & Clinical Pharmacology[M]. 8th ed. New York：Lange Medical Books/ McGraw-Hill，2001.

9. Hardman. Goodman & Gilman's the pharmacological basis of therapeutics[M]. 10th ed. New York：Lange Medical Books/McGraw-Hill，2001.